Dr. Anne-Sophie Fleckenstein & Dr. Antje Mainka

ENDLICH SCHWANGER!

Alles über den Kinderwunsch und die Empfängnis

Illustrationen
von
Luisa Stömer & Eva Wünsch

Dr. Anne-Sophie Fleckenstein & Dr. Antje Mainka

ENDLICH

Alles über den Kinderwunsch und die Empfängnis

SCHWANGER!

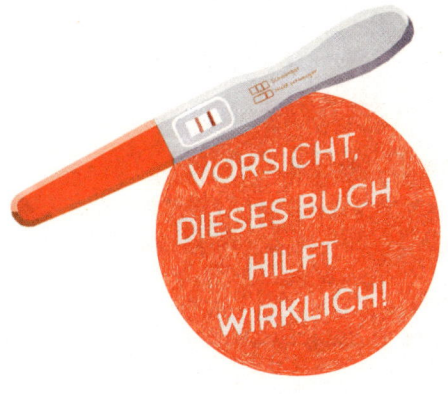

VORSICHT, DIESES BUCH HILFT WIRKLICH!

INHALT

VORWORT

Liebe Leserinnen und Leser, liebe dem Partner Vorlesende, liebe Schwangerschaftherbeisehnende, liebe Storchenfreunde, liebe kommende Eltern,

warum ist der Himmel blau? Warum ist die Banane krumm? Warum nehme ich nicht ab? Warum werde ich nicht schwanger? Warum ist scharfes Anfahren zu vermeiden?

Wussten Sie, dass dies die fünf am meisten gegoogelten Warum-Fragen der Deutschen sind? Vielleicht gehören ja auch Sie zu einer der Personen, die eine solche schon mal eingetippt haben? Also, mit dem scharfen Anfahren ist das so: Weil der entstehende Lärm andere belästigt und stärkerer Reifenverschleiß entsteht, sollte man scharfes Anfahren vermeiden. Das ist eine Frage bei der theoretischen Führerscheinprüfung und deshalb so häufig gesucht.

Warum ist der Himmel blau und die Banane krumm? Wissen Sie das nicht? Dann können Sie es mal nachlesen. Genauso, warum man nicht abnimmt. Google wird's schon wissen. Aber Sie wollen ja zumindest übergangsweise dick werden und haben deswegen vielleicht eingegeben: Warum werde ich nicht schwanger? Die viertmeistgestellte Warum-Frage aller Deutschen – Frauen und Männer übrigens. Ist das nicht verrückt? Aber das große Fragezeichen stimmt mit unseren Beobachtungen überein. Nicht nur in unserem Berufsalltag, sondern auch im privaten Umfeld begegnet uns diese Frage so gut wie täglich. Dabei treffen wir teilweise auf wahnwitzige Ideen, wie das mit dem Schwangerwerden funktionieren soll. Es ist uns also sowohl ein berufliches als auch ein persönliches Anliegen, ein wenig zur allgemeinen Aufklärung beizutragen und damit etwas Licht ins Dunkel zu bringen.

Wie kam es überhaupt dazu, dass ausgerechnet wir ein Buch schreiben? Ein bisschen war das so wie beim Google-Ranking: Wir saßen mit Freunden in geselliger Runde zusammen und sprachen über Themen, die uns aktuell am meisten interessieren. Und, wer hätte es gedacht? Das Thema Kinderwunsch stand ganz oben auf der Liste. Jeder in der Runde hatte zu diesem brisanten Thema das ein oder andere beizutragen, irgendeine verrückte Frage oder eine Erfahrung gemacht. Darunter waren viele Erfolgsgeschichten, aber auch einige weniger erfolgreiche Verläufe. Einige berichteten von den absurdesten Dingen, die angeblich beim Kindermachen helfen sollten, was uns beide immer wieder zum Schmunzeln brachte …

Ein Freund am Tisch meinte zum Beispiel, bei ihnen könne man überhaupt nicht mehr von Kinderwunsch sprechen, es sei mehr ein Kinderwunschwahn oder eine Obsession. Alles drehe sich nur noch um das eine. Termine würden danach gelegt, wann man wie und wo Verkehr haben sollte, Urlaub, Freunde, Familie, Beruf – alles träte in den Hintergrund. Auch der Gang ins Kinderwunschzentrum sei zumindest am Anfang nicht leicht gewesen. Und während der Behandlung schleiche sich doch immer mal wieder der Gedanke ein, dass fruchtbar und furchtbar nur einen Buchstabendreher auseinanderliegen. Allgemeines verständnisvolles Kopfnicken in der Runde war die Folge. Selbst das eingeschworene „Wir wollen niemals Nachwuchs"-Paar am Ende des Tisches hatte einiges zur Diskussion beizutragen. In der Runde blieben viele Fragen offen. Eine Freundin sagte dann irgendwann: „Ihr seid doch Frauenärzte, erklärt doch mal, wie das eigentlich geht mit dem Kindermachen."

Vielleicht lag es an der gelösten Stimmung, aber vor allem an den großen Fragezeichen in den Augen der ein oder anderen Person am Tisch, dass wir beide uns gegenseitig die Bälle zuspielten, um das zu erklären, was uns an diesem Abend so beschäftigte: Wie funktioniert das alles mit dem Kindermachen? Wie sieht es in unserem Innersten eigentlich aus? Was kann man tun, um schwanger zu werden? Was lässt sich beeinflussen – und was eben nicht? Was ist normal, und wann braucht man medizinische Unterstützung? Was stimmt denn von dem, was man so vermutet und im „allwissenden" Internet liest?

Wie im Rausch sprachen wir über alles, was unsere Freunde so wissen wollten, und es kamen uns plastische Bilder und skurrile Beispiele in den Sinn: Vom mühsamen Hindernisparcours des Spermiums zur Eizelle bis hin zu Winzergenossenschaften im Körper einer jeden Frau war alles dabei. Vorstellungen zur Fruchtbarkeit aus dem alten Ägypten verglichen wir mit heutigen Fakten und konnten so in unserem Freundeskreis mit einigen Mythen aufräumen. Nach und nach verschwanden die Fragezeichen aus den Augen und wurden durch Lachfalten ersetzt, nicht zuletzt durch einige erheiternde Beispiele aus unserem Arbeitsalltag.

Nach vielerlei Erklärungen endete die Diskussion frei nach dem Motto: „Wer nicht wagt, der nicht gewinnt, wer keinen Sex hat, kriegt kein Kind!" Denn das ist immer noch das Wichtigste ... Die Freundin sagte dann noch: „So gut hat mir das noch niemand erklärt, warum schreibt ihr beide nicht mal ein Buch darüber?" Das hat sie nun davon.

Und Sie, was war Ihre Motivation, das Buch zu kaufen? Haben auch Sie einen Kinderwunsch, der sich nicht einfach so erfüllen will? Oder möchten Sie sich nur ein komplexes und hochsensibles Thema verständlich zusammengefasst erklären lassen – mit dem nötigen Sachverstand, aber auch mit einem kleinen Augenzwinkern? Vielleicht ist Ihnen ein Buch ja lieber, als zigtausende Internetseiten durchzuklicken. Ein Buch können Sie einfach überallhin mitnehmen und darin schmökern: in Ihrer Pause, im Bus, im Café, am Strand … Ein bisschen Ihre Freizeit nutzen, um sich entspannt und mit einem Lächeln diesem wichtigen Thema zu nähern.

Wie ist es denn überhaupt zu Ihnen gekommen? Haben Sie es ganz selbstverständlich über die Ladentheke gehen oder zur Tarnung als Geschenk für eine gute Freundin verpacken lassen? Oder haben Sie sich das Buch selbst geschenkt – und es sich schön verpacken lassen? Dann freut man sich manchmal viel mehr darüber … Oder es vielleicht anonym einfach im Internet bestellt, um keinen Verdacht zu erregen? Wie auch immer das Buch zu Ihnen gekommen ist, schön dass Sie es in Händen halten. Denn eines ist sicher: Mit dem Kinderwunsch und der nicht sofortigen Erfüllung desselben sind Sie nicht allein. Das muss Ihnen nicht unangenehm sein, ganz im Gegenteil. Informieren Sie sich, dann sehen Sie bald klarer.

Dabei möchten wir Sie unterstützen und dieses ernste Thema ein wenig augenzwinkernd beleuchten. Lassen Sie sich entführen in unglaublich unendliche Geschichten der menschlichen Reproduktion. Lassen Sie sich erzählen von den Wundern, die es braucht, damit aus einer Eizelle und einem Spermium ein Mensch werden kann. Wir versuchen, den Bogen zu spannen zwischen medizinischem Fachwissen und ein wenig Unterhaltung. Und vielleicht können wir so einen Beitrag leisten, dass der Klapperstorch nicht immer nur zu den anderen fliegt, sondern bald auch bei Ihnen vorbeikommt.

Viel Spaß und danke für Ihr Vertrauen.

Ihre

Anne-Sophie Flectenstein   Antje Mainka

1 WIR MÖCHTEN EIN KIND!
Was tun, um nicht wunschvoll unglücklich zu werden?

Was ist eigentlich so verdammt schwer am Kinderkriegen? Wo wir Normalsterblichen den Akt, der das Kinderkriegen erst möglich macht, doch eigentlich für eine ganz klasse Angelegenheit halten. Natürlich neben einem ausgedehnten Shopping-Tag mit gefülltem Bankkonto oder einem Sieg des angebeteten Lieblingsfußballvereins. Wieso ist die Erfüllung des Kinderwunsches nicht so einfach wie das Wunschzettelschreiben zu Weihnachten? Irgendwas von der langen Liste lag ja schließlich immer unterm Baum. Und wo wir schon verklärt in die Vergangenheit blicken: Wieso konnten unsere Urgroßeltern noch mir nichts, dir nichts neun bis 12 Kinder bekommen, obwohl das Gerede über Sex damals doch ein viel größeres Tabu war? Ist vielleicht die Welt, in der wir leben, schuld? Oder was ist passiert? War früher alles – auch die menschliche Fortpflanzung – besser? Und woher holt der Storch des frühen 21. Jahrhunderts denn jetzt die Kinder?

Bevor es ans Eingemachte beim Kinderzeugen und -kriegen geht, erst ein paar Basics und Fragen, weil wir aus unserer Erfahrung wissen, dass Sie sich diese auch stellen. Und verzweifeln Sie nicht, es hört sich in einigen Teilen nur philosophischer an, als es ist.

Zunächst sollte sich jede(r) Betroffene erst einmal überlegen, ob er/sie denn wirklich bereit für ein Kind ist. Wer die oder der Betroffene ist, war für unsere Urgroßeltern natürlich auch einfacher zu lösen – aber dazu später mehr. Und entschuldigen Sie hier bitte das

Wort Betroffene(r), es geht natürlich nicht um eine Person in einer Krankenstatistik, vielmehr ist es im Wortsinn zu verstehen. Gehen wir also wie anno dazumal der Einfachheit halber zuerst mal von einem Paar aus. Unterschiedlich geschlechtlich und in Beziehung lebend. Bestenfalls miteinander.

Wann ist also der richtige Zeitpunkt?

Haben Sie gedacht, da gäbe es eine schlüssige Antwort drauf? Leider nein, denn das Leben bietet ja so viel Aufregendes: Zuerst will man (einer von beiden oder gar beide) noch seine Ausbildung fertig machen, die Schule oder das Studium beenden, vielleicht sogar nochmal vor dem Ernst des (Berufs-)Lebens ins Ausland gehen. Dann lockt die erste Stelle mit dem ersten Gehalt, und wenn man dort etwas weitergekommen ist, will man eben mal noch aufsteigen, und weil alles so schön und perfekt in unserer Welt läuft, bietet einem der Chef dies und das oder jenes – und dann ... Ehe man sichs versieht, ist man aus den besten Jahren fürs Kindermachen raus, und die Zeit beginnt womöglich knapp zu werden. Mit „den besten Jahren" sind die fruchtbaren Jahre der Frauen und Männer gemeint. Bei Frauen können wir das recht deutlich bestimmen: Eine Frau ist zwischen der ersten und der letzten Periode fruchtbar, theoretisch zumindest. Sie beginnt zumindest heutzutage zwischen elf und 13 Jahren und endet zwischen 40 und 50 Jahren. Und lassen Sie sich nicht blenden von Medienberichten über Urgroßmütter, die im 60. Lebensjahr für ihre Enkelinnen die Kinder austragen. Das gibt's natürlich, aber halt „äußerst selten" ... Beim Mann ist es etwas anders. Der Mann kann theoretisch bis ins hohe Alter Kinder zeugen – das sind jedoch standhaft nachgewiesene Ausnahmen.

Ist doch super, da hat man ja ewig Zeit, oder? Nein, denn wir sollten hier nicht alles romantisieren: Je weiter die Zeit fortschreitet, desto schwieriger wird es. Auch wenn wir alle es nicht hören wollen: Es zeigen sich erste Abnutzungserscheinungen, der Zahn der Zeit nagt an allen. Auch an Ihnen.

So, und nun müssen wir ein paar Zeilen zurückspringen in unserer „Heile-Welt-Schilderung". Es sollte nämlich nicht ganz unerwähnt bleiben, dass wir noch gar nicht davon gesprochen haben, ob es überhaupt einen Partner gibt. Denn eines ist klar: Auch wenn es vielleicht keine Partnerschaft braucht, rein biologisch kann man ein Kind ausschließlich mithilfe eines Mannes und einer Frau kriegen. Noch! Und wenn einer davon fehlt, dann wird es tatsächlich kompliziert, aber dazu kommen wir später.

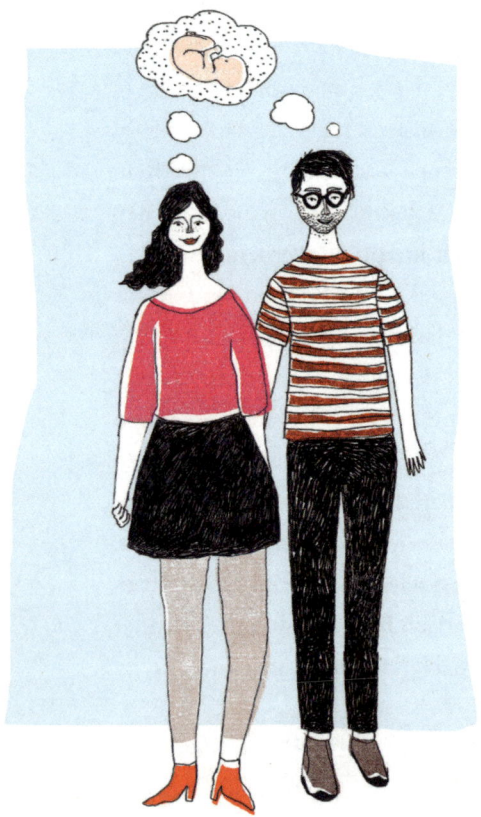

Und wo wir gerade beim Problemsammeln sind: Im Normalfall reicht es ja auch nicht, dass irgendein Partner vorhanden ist. Nein, es sollte ja schon auch der beziehungsweise die Richtige sein. Aber selbst wenn Sie jetzt sagen: Egal wie glücklich ich mit meinem Partner bin, vielleicht macht mich ein Kind glücklicher in der möglicherweise unglücklichen Partnerschaft. Weiß man das denn bitteschön immer so genau, wer die oder der Richtige ist? Natürlich nicht.

Summa summarum ist also nie der richtige Zeitpunkt, um

Kinder zu zeugen – aber lassen Sie sich nicht abschrecken. Für die Optimisten könnte man sagen: Dann also irgendwie auch immer…

Aber zurück zu unseren Urgroßeltern. Früher war natürlich nicht alles besser, aber aus Sicht der Evolution war es zumindest einfacher, den Bestand der Menschheit zu sichern. Die Frauen wurden sehr jung verheiratet und die Reproduktion deutlich früher gestartet. Die Jahre bis zum 30. Lebensjahr wurden einfach besser – aus Fortpflanzungssicht effektiver – genutzt. Allerdings darf man dabei keineswegs vergessen, wie früh Mädchen Kinder bekamen und wie viele Kinder und Frauen während der Schwangerschaft beziehungsweise Geburt leider gestorben sind. Besser war das nun wirklich auch nicht.

Doch halt. Jetzt nicht das Buch wutentbrannt zuklappen, Sie sehen ja, dass die nächsten 240 Seiten nicht leer geblieben sind. Wir können Sie also trotz dieser fatalistischen Aussichten beruhigen – im Übrigen schon mit einem ganz simplen, aber aus unserer praktischen Erfahrung definitiven Fakt: So kompliziert das alles ist, so sehr es den einen für alle Parteien passenden, perfekten Zeitpunkt nicht gibt, so sehr man die- oder denjenigen finden muss, mit dem man ein Kind will (oder auch zwei oder drei), kann an dieser Stelle ganz klar gesagt werden, dass 80 Prozent aller Paare im besten Alter, die über ein Jahr ernsthaft und regelmäßig versuchen, ein Kind zu zeugen, das auch schaffen. Also, das sieht doch erst einmal gar nicht so schlecht aus, und welcher Weg hierfür der Beste ist, verraten wir Ihnen. Versprochen.

Dann legen wir mal los…

2 WIR SIND ALLE INDIVIDUEN!
Warum wir die Familienplanung trotzdem gemeinsam angehen müssen

Der Wunsch nach einem Kind ist nicht neu. Für Sie persönlich vielleicht nicht neu, weil Sie ihn schon eine Weile verfolgen, aber auch in Bezug auf die Menschheit nicht neu – zumindest in den Überlieferungen. Ein in diesem Zusammenhang ganz interessantes Buch sei an dieser Stelle erwähnt. Auch wenn Sie nicht religiös sind oder einen anderen Glauben als den christlichen haben, so nehmen Sie es als Beleg einer vor ein paar tausend Jahren stattgefundenen Chronik: die Bibel. Im Alten Testament ist bereits beschrieben, dass bei einer gewissen Hanna ein Kinderwunsch bestand und wie unglücklich sie darüber war, keine Kinder bekommen zu können. Dies besprach sie mit ihrem Partner Elkana: Ihrer Meinung nach gehörten Kinder dazu, auch um eine Partnerschaft zu vervollständigen und die Liebe, die in ihr und Elkana existierte, weiterzugeben. Heute würde man sagen, das entsprach dem damaligen Zeitgeist.

Und natürlich wäre es keine anständige biblische Geschichte, wenn es nicht durch Gottes Hilfe zur Lösung des Problems gekommen wäre. Damals, man geht davon aus, dass diese Beschreibung auf etwas über tausend Jahre vor Christus Geburt zu datieren ist, konnte nicht viel getan werden, außer zu beten. Die Frauenarztpraxis um die Ecke oder das Kinderwunschzentrum im nächstgrößeren Ort: Pustekuchen! Und zur Bibelgeschichte gehört auch, dass Elkana (der seine Hanna wirklich liebte) erst einmal Kinder mit einer Ersatzfrau bekam – wie gesagt, dem Zeitgeist entsprechend.

Heute ist das anders: Dank der modernen Medizin bieten sich geradezu geniale Ansätze und Chancen, vielen Paaren ein Kind zu ermöglichen, die sonst keinen eigenen Nachwuchs bekommen hätten. Vielleicht denken Paare, die es betrifft, sie wären ziemlich allein mit ihrem unerfüllten Kinderwunsch. So ist es aber nicht, denn immerhin benötigt jedes sechste bis siebte Paar ärztliche Hilfe bei der Erfüllung seines Kinderwunsches. Denken Sie auch an die Google-Suchhitliste. Die Betonung liegt auf „Hilfe bei der Erfüllung", denn wir dürfen die Grenzen des Machbaren auch nicht überschätzen, es geht hier immer um das maximale Ausschöpfen von Chancen, nie um eine Garantie.

An früherer Stelle haben wir es ja schon thematisiert, und obwohl es sich so selbstverständlich anhört, sei es hier noch einmal aufgegriffen: Es müssen sich immer beide mit dem Thema Kinderwunsch auseinandersetzen. Und darin steckt natürlich auch die Crux. Meistens ist der Kinderwunsch bei einem der womöglich zukünftigen Elternteile stärker als beim anderen. Interessant, dass gar nicht so selten die Männer den Wunsch nach einem neuen Erdenbürger hegen. Und trotzdem kommt in der Mehrheit der mütterliche Instinkt zu tragen. Ein typischer Punkt, sich über die Familienplanung uneins zu sein, hängt mit der Frage nach dem Wann zusammen. Manchmal will eine(r) der beiden vielleicht noch gar kein Kind, aber dann wird die Beziehung mit der Zeit enger, und im Freundeskreis laufen die Störche auf einmal zur Höchstform auf und liefern ein Kind nach dem anderen aus. Und ein Baby ist auch noch süßer als das andere. Oder umgekehrt: anstrengender als das andere. Da fängt man dann ganz automatisch an zu grübeln. Zumindest eine(r) von beiden.

Das ist ja auch kein Thema, das mal eben schnell besprochen werden kann. So wie die Frage nach dem „Was essen wir eigentlich heute?". Damit sind viele Fragen verbunden: die Partnerschaft, seine Gefühle füreinander, sein gemeinsames Leben auf eine nächste, na ja, zumindest auf eine andere Stufe zu stellen. Darum ist es so wichtig, diese Thematik gemeinsam und gleichberechtigt zu klären. Und erfahrungsgemäß gibt es so einige typische Fragen rund um die Familienplanung, für die man sich ruhig einmal Zeit nehmen sollte.

Will er/sie überhaupt ein Kind? Hat er/sie bereits Kinder aus der vorhergehenden Beziehung? Oder der davor. Was bedeutet es für unsere zweisame Beziehung, wenn da noch ein Mensch hinzukommt – oder auch zwei oder drei? Wie stellen wir uns das Leben dann vor? Was glorifizieren oder zumindest romantisieren wir in diesem Zusammenhang vielleicht? Oder umgekehrt: Was für ein Schreckensszenario existiert in unseren Köpfen? Wer von beiden kann sich um das Kind kümmern? Und wer sind die, die beim Kümmern helfen? Was ist, wenn es nicht so einfach klappt? Wenn die Partnerschaft womöglich auf eine Belastungsprobe gestellt wird? Und welche Wege wollen wir gemeinsam beschreiten, wenn das alles nicht so mir nichts, dir nichts funktioniert? Gibt es eine Grenze für uns, in dem, was wir unternehmen wollen? Und ganz wichtig: Haben wir überhaupt einen Plan B?

Die meisten dieser Fragen muss man gemeinsam als Paar klären, es wäre vermessen, darauf überhaupt Antworten geben zu wollen. Menschen sind Individuen, und in einer Partnerschaft sind diese Individuen schon zu zweit. Was sich ja fast schon wie ein Widerspruch anhört. Vielleicht ein kleiner Hinweis, wieso das mit der Partnerschaft zweier Menschen grundsätzlich kein Selbstläufer ist. Wieso sollte es also bei so einem elementaren Thema wie Nachwuchs leicht sein, immer eine Meinung zu haben?

Es sei auch in aller Deutlichkeit gesagt: Es ist ein Thema mit weitreichenden Folgen. Eben nicht nur für die nächsten 14 Tage, 20 Monate oder drei Jahre, sondern für die nächsten 15 bis 20 Jahre – mindestens. Wenn man ehrlich ist, bedeutet so ein Kind eher lebenslänglich. Man sollte sich also schon einig sein mit dem Kinderwunsch. Es bringt rein gar nichts, wenn einer der Partner quasi überrumpelt wird und am Ende womöglich die Beziehung daran scheitert. Ein Kind kann keine Beziehung retten, so viel ist sicher. Es ist aber durchaus in der Lage, das Gegenteil zu bewirken. Diese kleinen großartigen Wesen stellen täglich die Geduld, Kraft und Nerven ihrer Eltern auf die Probe, und damit umzugehen ist nicht immer ganz einfach. Übrigens weder für den Elternteil, der zeitlich mehr in die Erziehung eingebunden ist, noch für denjenigen, der als staatlich nicht anerkanntes Feierabend- und Wochenendelternteil alles komprimiert angehen muss, was schon in einer kompletten Woche nicht zu leisten wäre. Auch wenn einen natürlich die allermeiste Zeit das bezaubernde Lächeln der Kleinen, das erste Drehen aus dem Liegen auf den Bauch, die ersten Wörter, die ersten Schritte und das erste Ganzkörperbad im Babybrei in euphorisierende Zustände versetzt.

Deshalb muss gemeinsam entschieden und nicht einfach mal die Pille oder das Kondom weggelassen werden – frei nach dem Motto „Es klappt ja sowieso nicht sofort". Vorsicht! Denn meistens klappt es wie gesagt im ersten Jahr schon. Und bei Paaren, bei denen es nicht funktioniert und die deswegen Rat beim Fachpersonal suchen, gehen 70 Prozent am Ende der Behandlung mit einem Baby nach Hause. Das heißt also: Insgesamt bleiben nur sechs Prozent der Kinderwünschenden überhaupt kinderlos.

Obwohl die Natur unter Zuhilfenahme der Evolution Frauen und Männern ziemlich perfekte Fortpflanzungsorgane mit auf den Weg gegeben hat (die, bei richtigem Gebrauch, zu einem recht hohen Fortpflanzungserfolg führen), ist es kein Kinderspiel, aus jedweder Art von Sex sofort Nachwuchskräfte für die Familienfirma auszubilden. Ein hilfloses Unterfangen ist es aber auch nicht... Und an all die Paare, die sagen: Was soll der Mist, wir haben auf natürlichem Wege fast alles versucht. Haben Temperaturen gemessen, wie es sonst nur Meteorologen tun, und, ach ja, Kopfstand nach dem Sex, bis der Dame des Hauses schwindlig wurde… Also bei denen es auf dem ersten Befruchtungsweg nicht funktioniert, sei noch einmal gesagt: Das Kinderwunschzentrum ist eine weitere Möglichkeit, die man ausschöpfen kann, und die meisten gehen am Ende der Behandlungen mit einem Baby nach Hause.

Wenn man sich mal anschaut, wie viele Kinder in Deutschland geboren werden, die meisten von ihnen übrigens im Juli, dann scheinen die Störche mit der Auslieferung immer fauler zu werden – allerdings nicht in letzter Zeit: 1991 wurden laut Statistischem Bundesamt in Gesamtdeutschland 830.000 Kinder geboren. Dem gegenüber stehen aber nur noch 673.000 im Jahr des bundesdeutschen Sommermärchens 2006. 150.000 weniger. Das Statistische Bundesamt rechnete lange damit, dass 2050 nur noch 75 Millionen Menschen in Deutschland leben statt 82,2 Millionen wie 2006. „Wie gut für die, die eine bezahlbare Wohnung suchen", sagen Sie? Also bitte.

Jahrzehntelang waren es durchschnittlich ungefähr 1,4 Kinder pro Frau. Seit über 30 Jahren sind es 2015 erstmals wieder über 1,5. Das ist rekordverdächtig. Der Trend geht nach oben, im Osten des Landes mehr als im Westen. Da hat sich das Statistische Bundesamt wohl getäuscht mit seinen Prognosen. Verantwortlich dafür sind auch, aber nicht ausschließlich, die hierzulande lebenden internationalen Familien. Das ist zwar deutlich weniger als in den 1970ern, da waren es noch 2,1 Kinder pro Frau, aber schon mal gar nicht mehr so schlecht. Und kommen Sie uns jetzt nicht damit, dass wir Deutsche nicht nur beim Fußball immer und überall ganz oben auf dem Podest stehen wollen. Selbst wenn uns dieser Wert im weltweiten Vergleich zum Vorreiter macht…

Schon deswegen: Worauf warten Sie noch? Auf geht's mit vereinten Kräften…

3 SCHAUEN WIR DOCH MAL REIN!
Wie sieht es eigentlich in unserem tiefsten Inneren aus?

So sind wir Menschen. Ist die gemeinsame Entscheidung für ein Kind gefallen, kann es den meisten Paaren oft nicht nicht schnell genug gehen. Jahre- oder sogar jahrzehntelang hat die weibliche Fraktion die kleine Hormonbombe namens Antibabypille – von uns allen gerne Pille genannt – eingeworfen und geschwitzt, wenn sie mal vergessen wurde. Oder die Männer sich mit der Handhabung von Kondomen abgemüht oder sich womöglich sogar auf den interruptierenden Koitus eingelassen … Und nun darf das alles vorbei sein. Endlich (wieder) frei! Yippie. Los geht's.

Uns Menschen kann man es aber auch nicht recht machen. Was jahrelang oberste Maxime beim Sex war, soll nun gefälligst wie auf Knopfdruck komplett anders funktionieren. Nachdem man eine gefühlte Ewigkeit alles drangesetzt hat, eine ungewollte Schwangerschaft zu verhindern, wird besonders Frau nach der ersten, nicht ausgebliebenen Regelblutung nervös. „Verdammt, ich habe die Pille doch abgesetzt und nun schon zum zweiten Mal meine Periode?! Da stimmt doch was nicht …" Vergessen Sie das erst mal. Wie so oft liegt die Tücke im Detail: Dass das richtige Timing unverzichtbarer Bestandteil einer eintretenden Schwangerschaft ist, weiß meist jeder. Dass daneben aber auch die richtige Anatomie eine entscheidende Rolle spielt, meist keiner. Um zu verstehen, wie wichtig die Anatomie für das Kindermachen ist, beginnen wir mit einem kleinen Exkurs in den Aufbau der Geschlechtsteile. Schauen wir also mal rein in die gute Stube …

Ladys first

Die Scheide – wir setzen einen hohen Bekanntheitsgrad voraus – führt an ihrem Ende zur Gebärmutter, die sich in Gebärmutterhals und Gebärmutterkörper aufteilt. Nach einem Samenerguss schwimmen die Spermien im Schwarm von der Scheide durch den Gebärmutterhals, durchqueren den Gebärmutterkörper und suchen ihr Ziel weiter im Eileiter. Der Eileiter ist als Paar angelegt, es gibt also zwei davon. Die beiden Eileiter, jeweils circa zehn bis

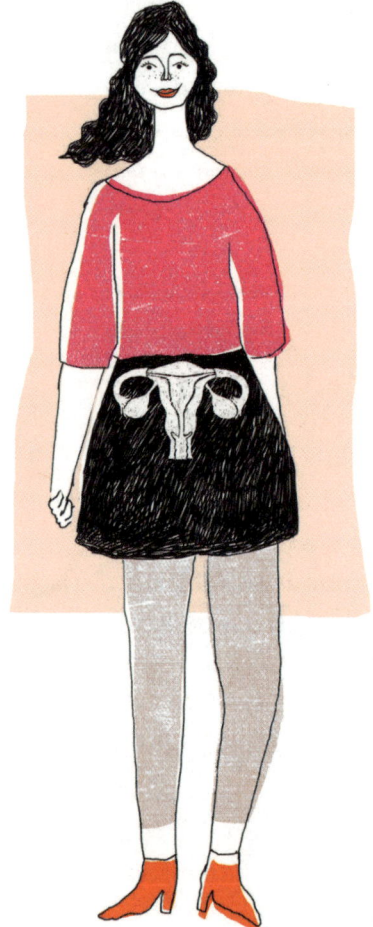

15 Zentimeter lang, gehen rechts und links an den oberen äußeren Winkeln des Gebärmutterkörpers ab und enden im sogenannten Fimbrientrichter.

Es interessiert Sie bestimmt, was eine Fimbrie ist und wieso um alles in der Welt sie in einem Trichter so gut an- und untergebracht ist. Wenn wir Ihnen sagen, dass Fimbrie in Wikipedia mit dem überaus treffenden Wort „Schleimhautfranse" erklärt wird, dann wissen Sie vielleicht, wieso wir weiter von Fimbrie sprechen. Der Fimbrientrichter setzt sich aus circa 30 solcher Fimbrien zusammen und misst ungefähr zwei Zentimeter. Dieser Trichter hat nun die Aufgabe, die gesprungene Eizelle aus dem Eierstock einzusammeln. Man kann sich den Fimbrientrichter samt Eileiter tatsächlich wie einen Fangarm vorstellen, der sehr bewegungsfreudig im Becken die Eierstöcke aufsucht und dort die springende

Eizelle abfängt. Wie ein Baseballspieler. Nur zum Wettbewerbsvorteil halt mit einer extrem beweglichen und gut bestückten Fanghand ausgestattet.

Die Eierstöcke wiederum, klar, auch doppelt vorhanden, sind durch bindegewebsartige Strukturen zum einen mit der Beckenwand und zum anderen mit der Gebärmutter verbunden. Das Bindegewebe, der Name ist ebenfalls treffend, hat in der Hauptsache die Funktion, dies und das und jenes im Körper zusammenzuhalten, also zu verbinden. Die Eierstöcke beherbergen die Eizellen, von denen normalerweise einmal im Monat eine heranreift und sich zur Befruchtung bereithält. Die Befruchtung zwischen Eizelle und Spermium findet im Eileiter statt, von wo aus die befruchtete Eizelle weiter in die Gebärmutter wandert und sich idealerweise dort einnistet.

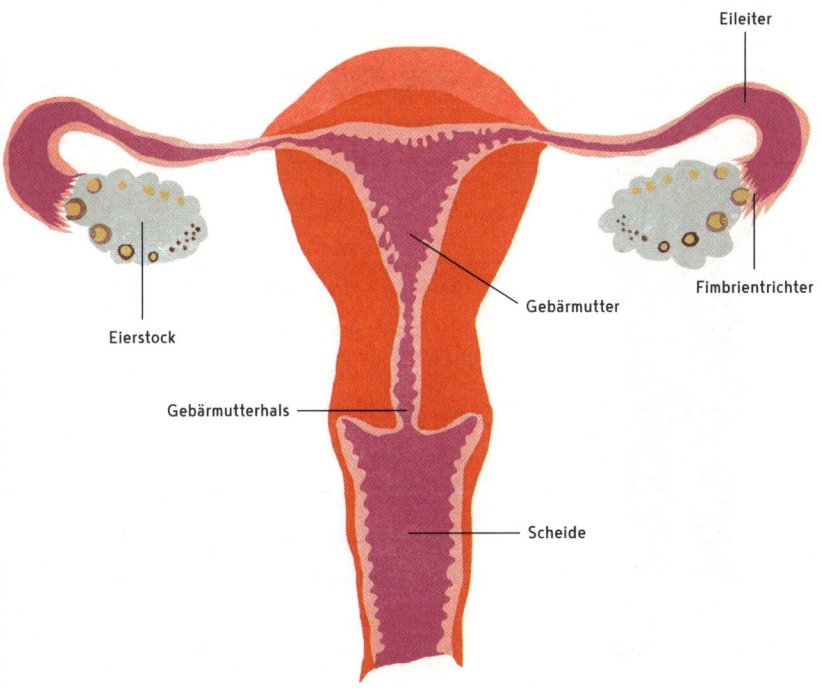

Eileiter

Fimbrientrichter

Gebärmutter

Eierstock

Gebärmutterhals

Scheide

Gebärmutter, was für ein Wort, besonders wenn man sie wörtlich nimmt. Der Vorgang selbst ist so spannend, dass wir Ihnen dieses Wettrennen der Spermien zum Ei im nächsten Kapitel genauer vorstellen. Aber nicht einfach jetzt schon weiterspringen, wir sind noch nicht fertig! Der Eileiter ist ein hochkomplex aufgebautes und sensibles Organ, das für den Transport der Eizelle zuständig ist. Durch feine Härchen in ihrem Inneren wird die Eizelle in die richtige Richtung, sprich die Gebärmutter, transportiert. Gelingt keine Einnistung der befruchteten Eizelle, blutet alles mit der Periodenblutung ab. Ansonsten ist schon mal der Anfang einer Schwangerschaft geschafft.

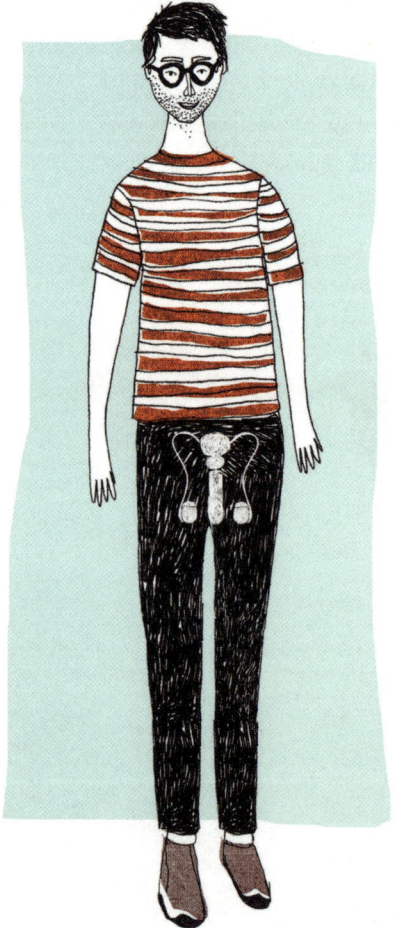

Mann, oh Mann

Es gibt den Penis (von Kult-Comiczeichner Walter Moers als der „Mercedes unter den Geschlechtsteilen" bezeichnet, wie visionär, damals bauten die noch gar keine Kleinwagen), der sich aus Peniswurzel, Schaft und Eichel zusammensetzt. Die Eichel wird von der elastischen Vorhaut bedeckt. Es sei denn, sie ist einer Beschneidung zum Opfer gefallen. Der Penis beinhaltet die Harnröhre, die sowohl für den Harntransport als auch für den Transport des Ejakulats samt Spermien, also des Samenergusses, verantwortlich ist. Außerdem mehrere Schwellkörper, die bei der Erektion (aus dem Lateinischen für Aufrichten), also dem Steifwerden des Penis, zum Einsatz kommen. Darüber hinaus gehören zu den männlichen Geschlechtsorganen die paarig angelegten Hoden und die Nebenhoden, die Samenleiter und verschiedene Drüsen. Letztgenannte produzieren, vereinfacht zusammengefasst, verschiedene Drüsensekrete, die der Beweglichkeit und dem Transport der Spermien dienen. Wieso hat jeder Hoden ein Recht auf einen Nebenhoden? Recht einfach erklärt: Die Spermien werden im Hoden gebildet und in den Nebenhoden gespeichert. Im Rahmen einer Erektion und eines damit möglicherweise verbundenen Samenergusses wagen sich die Spermien im Ejakulat nach draußen, um dann im besten Fall ihren Weg zur Eizelle aufnehmen zu können. (Wie gesagt, das ist spannend und uns das kommende Kapitel wert!) Dabei haben pro Ejakulat ungefähr 40 bis 250 Millionen Spermien die Chance, eine Eizelle zu befruchten.

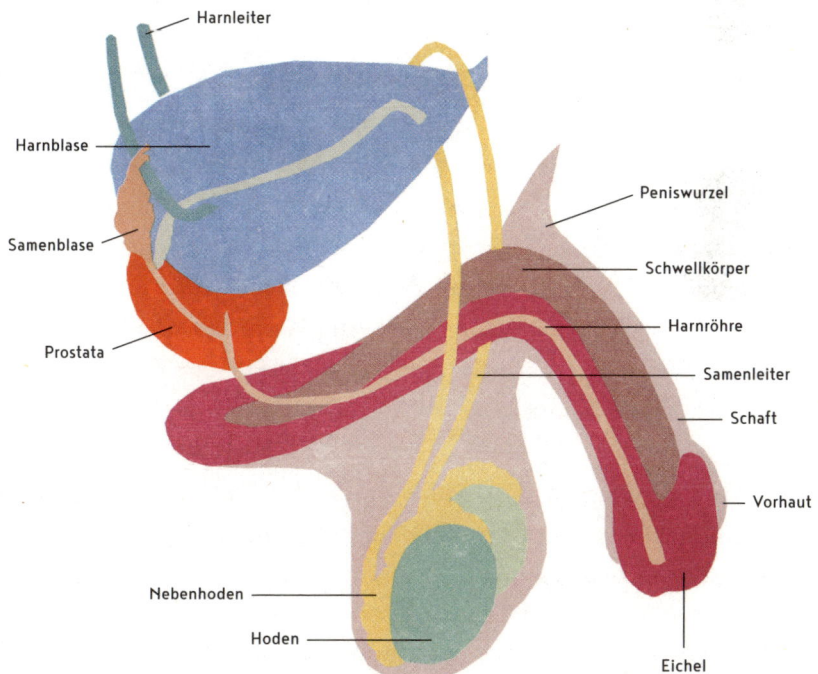

Somit dürfte geklärt sein, dass bei einem Schwangerschafts-wunsch die vaginale Variante des Geschlechtsverkehrs eine ziem-lich zielführende ist, um den Spermien den Weg in die Scheide zu weisen. Sie lachen über diese banal logisch anmutende Erkenntnis? Lassen Sie sich aus der täglichen Arbeit zweier Frauenärztinnen sa-gen: Es gibt rein gar nichts, von dem man denken sollte, das gebe es nicht. Es hört sich geradezu nach einer erfundenen Geschichte à la „Spinne in der Yuccapalme" an... Aber ja, eine von uns hatte eines Tages dieses verzweifelte Paar im Untersuchungsraum, das sooo lange Zeit versucht hatte, Nachwuchs zu bekommen. Ohne jeden Erfolg. Da passierte ein-fach ganz und gar nichts. Monate über Monate hinweg. Kein Er-folg. Es stellte sich heraus, dass das Paar ausschließlich Analverkehr miteinander ausübte. Getreu dem Motto: Vorn kommt das Baby raus, dann muss hinten auch der Samen rein. Noch Fragen?

Aber den Bastelbausatz Geschlechtsteile zu beherrschen reicht leider nicht ganz. Darüber hinaus ist der Zeitpunkt des Geschlechts-verkehrs von entscheidender Bedeutung, denn nur in einem klei-nen Zeitfenster pro Zyklus ist das Eintreten einer Schwangerschaft überhaupt möglich. Natürlich wäre es praktisch, wenn dieses deut-lich und perfekt bestimmbare Zeitfenster beiden Partnern weithin sichtbar ist. Ach, das würde sehr vieles vereinfachen. Aber da es diese grüne Ampel so nicht gibt, sollte die Frau am besten ihren eigenen Zyklus kennen.

Vom typischen Monatszyklus spricht man vom ersten Tag der Periode bis zum Einsetzen der nächsten Blutung. Die Zykluslän-ge ist unterschiedlich und kann – so viel zur exakten Bestimmbar-keit – bei 23 bis 35 Tagen liegen. Tatsächlich liegt die Dauer bei den meisten Frauen mit einem regelmäßigen Zyklus bei 27 oder

28 Tagen. Das Zeitfenster, um schwanger zu werden, beträgt dabei in jedem Zyklus nur wenige Tage. Nämlich die Tage vor dem Eisprung bis einen Tag nach dem Eisprung, da sich eine Eizelle 12 bis 24 Stunden befruchten lässt, Spermien dagegen bis zu fünf Tage überlebensfähig sind. Der Eisprung erfolgt normalerweise ungefähr 12 bis 16 Tage vor der nächsten Periodenblutung. Verschiedene hormonelle Einflüsse ermöglichen ihn und bereiten außerdem das Scheidenmilieu (was das bedeutet, erklären wir später noch genau) für eine gute Spermienpassierbarkeit vor.

In der ersten Zyklushälfte, also der Zeit bis zum Eisprung, sorgt das follikelstimulierende Hormon aus der Hirnanhangsdrüse, kurz FSH, für die Reifung mehrerer Follikel im Eierstock und die Östrogenproduktion. Was aber ist nun ein Follikel? Mehr oder minder die Umhüllung einer reifenden Eizelle. Das Hormon Östrogen, welches man nicht so gern im Fleisch hat, das auf den Teller kommt, aber im weiblichen Körper sehr wohl, ist das vielleicht wichtigste weibliche Sexualhormon. Es sorgt dafür, dass sich aus all den Follikeln, die heranreifen, überhaupt einer zum wichtigsten, dominantesten entwickeln kann. Ein Follikel, der die Chance hat, eine Eizelle bereitzustellen und heranreifen zu lassen, bis diese sprungbereit ist.

Der Östrogenspiegel steigt stetig an und führt schließlich zum Anstieg des luteinisierenden Hormons (LH), das wie das FSH in der Hirnanhangsdrüse produziert wird. Dieses ist wichtig, um den Startschuss für den Eisprung des mittlerweile dominanten Follikels zu geben. Das LH hat seine Aufgabe dann auch prima erfüllt – der LH-Hormonspiegel fällt wieder ab. Ab dem Eisprung, also in der zweiten Zyklushälfte, wird nun vermehrt Progesteron gebildet. Das Progesteron bereitet den Körper optimal auf eine mögliche Schwangerschaft vor, indem es für eine Verdickung der Gebärmutterschleimhaut und gute Durchblutung der Gebärmutter sorgt und so eine potentielle Einnistung ermöglicht. Kommt es zu keiner Befruchtung, blutet alles im Rahmen der wieder einsetzenden Periode ab – und die ganze Arbeit war umsonst …

Selbst wenn das nicht alles bis ins Detail verständlich erscheinen mag, so wird doch ersichtlich, dass erfolgreicher Geschlechtsverkehr zwischen Mann und Frau im Sinne der Fortpflanzung nur in einem kleinen Zeitfenster möglich ist. Und diesen perfekt zu bestimmen fällt wirklich schwer. Aber keine Sorge, wir verraten Ihnen nachher noch ein paar Tricks. Hauptsächlich kommt es darauf an, seinen Körper und dessen Timing ein kleines bisschen zu kennen. Das hilft, um ans „erfolgreiche Kindermachen" ein wenig selbstbewusster heranzugehen.

4

DER WEG IST DAS ZIEL!
Was für ein Stress Spermium und Ei auf sich nehmen, um zusammenkommen

Hört sich blöd an, weil es uns allen klar ist, aber vor wirklich jeder Schwangerschaft müssen einige grundlegende Voraussetzungen erfüllt sein. Im Zeitalter vor der künstlichen Befruchtung war Geschlechtsverkehr unabdingbar, weshalb es ganz gut gelöst ist, dass den meisten von uns Sex ziemlich gut gefällt. Aber so schön das alles ist, es reicht leider nicht aus, um mal eben nach dem Geschlechtsakt beseelt aus den Federn zu springen und zu sagen: „Schatz, das war total klasse, wie soll es denn heißen?"

Nehmen wir die künstliche Befruchtung erst einmal aus, dann ist der Geschlechtsverkehr „lebensnotwendig". Und nicht nur das, er muss auch noch zum optimalen Zeitpunkt stattfinden und – jetzt wird es mystisch – auf die richtige Art und Weise. Ach ja, und die richtigen anatomischen Gegebenheiten sind auch zwingend erforderlich. Denn es kann viel passieren, bevor Eizelle und Spermium zusammenfinden. Vom weiteren Verlauf nach stattgefundener Befruchtung ganz zu schweigen. Und damit wir mit ebenjener Eizelle und dem Spermium etwas mitfühlender umgehen, sei das hier näher erläutert.

Alles beginnt mit der Eizelle
Die Eizellen schlummern zahlreich als sogenannte Primordialfollikel in den Eierstöcken der Frau. Schwierig zu verstehen? Dann lassen Sie uns ein Bild finden, das es gut erklärt:

Das Procedere kann man sich ein wenig so vorstellen wie in einem gut sortierten Weinkeller. Es gibt Eizellen verschiedenen Jahrgangs in verschiedenen Regalen, also Follikeln. Manche Flaschen sind bereit, getrunken zu werden, andere noch nicht. Die trinkfertigen, es sind einige wenige, sind die, die nach dem Entkorken zum erfolgreichsten Geschmacksgenuss führen. Übersetzt: Einige wenige Eizellen nähern sich dem Punkt an, für die Befruchtung bereit zu sein. Die Eizelle, die am allerweitesten ist, wird vom Körper ausgewählt, befruchtet zu werden – die Flasche, die sich am besten eignet, getrunken zu werden, muss es natürlich sein. Und dieser beste Wein ist in der Welt der Eizellen der sogenannte graafsche Follikel. Für die Besserverdienenden unter den Weinkennern ist es vielleicht eine Flasche Romanée-Conti aus dem Burgund, der 2008er sollte eine perfekte Trinkreife haben. Warum ist nun der graafsche Follikel der Romanée-Conti unter den Eiern? Weil er der größte Follikel ist und damit für den Eisprung der aussichtsreichste. Es ist wie mit einer perfekten Auslese: Das Beste ist rar gesät.

Und damit der beste Tropfen bei Ihnen überhaupt erst so sagenhaft schmackhaft und trinkfertig auf den Tisch kommen kann, muss einige Vorarbeit geleistet werden. Wie bei einem guten Winzer sind an einem Ausleseprozess zum perfekten Wein verschiedene überaus wichtige Mitarbeiter wie Winzer, Erntehelfer und Kellermeister beteiligt. Diese extrem bedeutsamen Mitarbeiter gibt es natürlich auch im weiblichen Körper, sie heißen dort nur anders. Es sind zum Beispiel Hormone und andere Substanzen, die zwischen den jeweiligen Zellen und Prozessen im Körper vermitteln.

Ist der Wein wirklich trinkbereit, also die Eizelle gereift, kommt es zum Eisprung. Dieser findet bei der Frau in der Regel einmal im Monat statt. Wie wir bereits wissen: alle 23 bis 35 Tage. So, wie ein guter Sommelier im Restaurant sehr präzise sagen kann, welchen Wein er zu Ihrem Essen für perfekt hält, so kann der Frauenarzt in diesem Zeitraum – kurz vor dem Eisprung – per Ultraschall die Follikel wachsen sehen und genau erkennen, wie gut sie reifen, wann sie sozusagen sprungbereit sind. Denn auf ebendiesen Sprung kommt es an. Man nennt diese Untersuchung durch den Frauenarzt auch Zyklusmonitoring. Woran erkennt nun der Arzt die Bereitschaft, den Sprung ins neue Leben überhaupt zu wagen? Auf die Größe kommt es an. Ein sprungreifer Follikel ist etwa 2,5 Zentimeter groß. Gar nicht mal so klein, oder?

Jeden Monat schafft es also genau eine einzige Zelle, heranzureifen, die anderen gehen zugrunde. Ein wenig wie bei dem Domaine Romanée-Conti aus dem Burgund: Die Weine, die in den Verkauf gehen, sind deswegen perfekt, weil nur die allerbesten Flaschen ausgeliefert werden. 8000 Stück im Jahr. Alle anderen werden unter dem Aspekt, dass nur die beste Ware die Produktion verlässt, als nicht trinkbereit eingestuft und gelangen nicht in den Verkauf, werden vielleicht zur Ausschussware.

Und wieso springt das Ei nun? Es ist ja dummerweise um die Eizellen noch etwas knapper bestellt als beim vielleicht besten Rotwein der Welt. Statt 8000 Flaschen im Jahr verlässt im Normalfall nur ein einziges Ei pro Monat ihre Produktionsstätte, den Eierstock. Ausgelöst durch Hormonveränderungen, der Kellermeister hat grünes Licht gegeben, „springt" das Ei aus dem Eierstock ab. Die Hülle des größten Follikels reißt und entlässt die Eizelle, die in ihrem Follikel, also dem Weinkeller, gereift ist, und geht in den Verkauf.

Was zeitgleich zur besten und sichersten Auslieferung des Spitzenweins vonstattengeht, ist ein kompliziertes Zusammenspiel. Mechanismen im Körper sorgen dafür, dass die gesprungene Eizelle von einem Eileiter aufgenommen wird. Der im Eierstock herangereifte Follikel signalisiert an der Eierstockoberfläche, dass hier eine sprungbereite Eizelle heranreift. Als würde eine Signallampe über dem Regal mit den auslieferbereiten Flaschen aufleuchten, damit die Gabelstaplerfahrer auch die richtige Flasche aufpicken und somit das kostbare Gut wohlbehütet weiterbefördern. Das hört sich alles so einfach an, ist aber eine Meisterleistung: Die Eizelle wird punktgenau vom Fimbrientrichter des Eileiters umhüllt und aufgenommen. Der Eisprung findet nach dem Zufallsprinzip in einem der beiden Eierstöcke statt, nicht abwechselnd. Je nach Gusto des Kellermeisters wird also der Wein aus dem rechten oder linken Kellerregal geholt. Spannenderweise können beide Eileiter die Eizelle fangen, also nicht nur der rechte das rechte Ei, sondern auch über Kreuz. Der geniale Weinlager-Gabelstapler in unserem Körper, der eigentlich vor dem rechten Regal parkt, fängt auch die Flasche, die links herauspurzelt.

Hat die Eizelle den Eileiter erreicht, kann sie hier auf ein Spermium treffen. Nehmen wir an, dass es ganz viele Weinliebhaber gibt, die alle scharf drauf sind, den Supertropfen zu kosten. Hat eine Eizelle den Weg über den Fimbrientrichter in den Eileiter gefunden, findet auch dort gleich die Befruchtung statt. Hier hat das schnellste Spermium seinen großen Auftritt!

Werfen wir einen genaueren Blick auf die ganzen Weinkenner, die das kostbare Gut ganz allein für sich gewinnen wollen. Nur der, der die idealen Voraussetzungen mitbringt (beispielsweise einen Korkenzieher), wird wirklich an die Flasche kommen. Schnell muss er sein, um Erster zu werden. Spermien sehen aus wie kleine Kaulquappen, kleiner Kopf mit Hütchen und, war ja klar, Schwänzchen. Sie werden in den männlichen Hoden produziert und sind die Transporter der männlichen Erbanlagen. Der gesamte Entstehungsprozess dauert circa drei Monate und ist hormonabhängig – genauer gesagt: testosteronabhängig.

„Ach, du Schreck!", sagen Sie, das braucht drei Monate, bis die Weinkenner komplett ausgestattet sind mit Korkenzieher und schnellen Beinen, um an die Flasche zu kommen? Nein, keine Angst: Sie müssen nicht nach jedem Sex drei Monate warten, bis wieder genügend Spermien da sind. Es sind vielmehr immer ausreichend viele vorhanden, die innerhalb von zwei bis drei Tagen einsatzbereit sind, sich auf die Jagd nach dem edlen Tropfen zu begeben.

Das kleine Weinkenner-Spermium ist im Vergleich zur Eizelle ein winziges Ding: Es misst gerade einmal 60 Mikrometer oder besser 0,006 Zentimeter. Aber während die Weinproduktion so unglaublich verknappt auf wenige Flaschen im Jahr ist, reißen sich mindestens so viele wie die Gesamtbevölkerung Polens um diese eine Flasche. Und da so ein Weinkenner-Trainingscamp unberechenbar ist, kann es auch schon mal sein, dass ganz Brasilien auf den Beinen ist, die Pulle zu ergattern. Mit anderen Worten: Es werden circa 40 bis 250 Millionen pro Samenerguss in ungefähr 1,5 bis sechs Milliliter Flüssigkeit ausgestoßen. Davon sind allerdings schon mal ungefähr 20 Prozent unreif, oder andersherum gesagt, es gehen sowieso nur 80 Prozent ins Rennen.

Aber bevor Sie sich Sorgen machen um die so wohlproduzierte, aufs Intensivste gehegte, mit besten Noten durch die Qualitätskontrolle gekommene Romanée-Conti-Flasche und sich fragen: Warum sind es denn dann immer noch so viele? Wird die Flasche nicht Schaden nehmen? Wenn nahezu jeder Pole oder Brasilianer oder, weil es irgendwo dazwischen ist, jeder Deutsche nur ein Ziel hat: die Flasche zu bekommen? Oder anders gefragt: Ist das nicht so, als versuchten alle existierenden Bienenvölker eines Landkreises, eine einzige Blume zu bestäuben?

Nein, denn leider wird es weder den ausgedürsteten Weinkennern noch den Bienen so leicht gemacht auf dem Weg zum Hochgenuss. Die Spermien gelangen ja aus dem Hoden durch den Penis in die weibliche Scheide. Wäre die Streckenführung nicht schon kompliziert genug, müssen wir bedenken, dass sie wegen ihrer verschwindend kleinen Größe sehr fragil sind und dieser Teil des Hindernisparcours gar nicht den kompliziertesten Teil der Reise darstellt. Sie müssen bei ihrem Wettlauf nämlich noch einige weitere Herausforderungen überwinden.

Das nächste Hindernis ist dann auch gleich die Vagina – nicht sie direkt, vielmehr ihr pH-Wert. Denn die Vagina ist im Allgemeinen sauer. Und zu sauer mag es weder der Weinkenner noch die Spermien. Doch dafür ist vorgesorgt, dem Weinkenner wurde ein Schutzschirm mitgegeben, um im sauren Regen zu bestehen. 50 Minuten lang kann das alkalische Sekret des Spermienergusses oder Ejakulats die saure Regenwolke, durch die es anschwimmen muss, abpuffern. Danach ist es dann aber aus für die Spermien. 50 Minuten sind eine verdammt lange Zeit, um gegen widrige Bedingungen anzukämpfen. Das Ergebnis ist geradezu ernüchternd: Es kommen überhaupt nur ein Prozent der Spermien in der Gebärmutter an, alle anderen werden sozusagen verätzt. Schon deshalb müssen so viele auf die Reise geschickt werden. Stellt sich natürlich die Frage, warum die Scheide überhaupt so sauer sein muss und es den Spermien somit unnötig schwer macht. Der Grund ist simpel: Mit dem normalerweise sauren Milieu macht es die Scheide nicht nur den Spermien, sondern auch anderen Eindringlingen schwer, sodass auch Bakterien und damit Infektionen es nicht so einfach in der Scheide haben. Das saure Milieu ist somit ein natürlicher Schutz, den die Spermien aber mit einigen Tricks umgehen können.

Das übrige eine Prozent der Weinkenner oder Bienen – ein paar Hundert sind bis hierhin überhaupt nur gekommen – braucht dann weiterhin beste Bedingungen. Diese übrigen Spermien werden nämlich nur unter optimalen Bedingungen in die Gebärmutter transportiert. Optimale Bedingungen? War es bis hierher nicht anstrengend genug? Leider ist es so, dass der weibliche Körper nicht immer bereit zur Empfängnis seiner Gäste ist. Seien es Rotweingenießer oder Bienenschwärme. Bienenschwärme sollen uns neben dem Weingenuss das Verstehen noch etwas erleichtern.

Zyklusbedingt verhindert an den meisten Tagen der zähe Schleim des Gebärmutterhalses ein Durch- und Fortkommen für die Spermien. Die Weingeister halten den Korken von innen so dermaßen stark fest, dass niemals jemand an den guten Tropfen rankommen wird. Oder, um bei den Bienen zu bleiben: Über der Blüte liegt ein Taufilm als Schutzschicht, der sehr zäh ist, damit niemand stört.

Aber zum richtigen Zeitpunkt können die Spermien mittels reichlich flüssigem Scheidensekret und leicht geöffnetem Gebärmutterhals in die Gebärmutterhöhle schwimmen und von dort aus in den Eileiter gelangen. Damit also die Bienen zu ihrem Stempel in der Blüte kommen, muss diese schon geöffnet sein – wie der Gebärmutterhals. Dann kann hineingeschlüpft und der Stempel der Blume bestäubt werden. (Sie merken schon, wieso wir auf die Bienen umgeschwenkt sind, oder?)

Beziehungsweise ist im Idealfall die Flasche für den Rotweinfreund ja auch schon rechtzeitig entkorkt worden, hat geatmet und ist zum Trinken dekantiert. Das Problem ist eh, dass manche unserer Weinfreunde zu blöd sind, einen Korkenzieher zu bedienen. Und manche Weinflasche macht auch Schwierigkeiten dabei, den Korken leicht rauszubekommen. So ist es bei den tapferen Spermien, die bis hierhin gekommen sind, leider auch. Nicht alle Spermien sind perfekt ausgestattet, um den Weg zur Eizelle anzutreten.

Jetzt kommt noch etwas, warum wir den weiblichen Orgasmus – neben den positiven Gefühlen – ganz toll finden sollten: Durch den weiblichen Orgasmus ziehen sich Scheide und Gebärmutter zusammen, sodass manche Spermien quasi ohne Eigenantrieb innerhalb von Minuten in den Eileiter gelangen können. Egal wie ausgepowert sie nach der Achterbahnfahrt durch Hoden, Penis, Scheide und somit saurem Regen auch sind, ihnen wird geholfen. Der Wirbelwind des Orgasmus lässt die Bienen einfach ohne Flügelschlag durch den geöffneten Blütenhals sausen.

In einer zweiten Phase nach dem Sex steigen die Spermien innerhalb von vier bis sieben Stunden langsam über den Gebärmutterhals in die Gebärmutter und den Eileiter auf. Doch nicht zu früh gefreut. Wieso sollte der Hindernisparcours denn bitteschön auf der Zielgerade enden? Auch hier stehen sie noch vor einer großen Herausforderung: Es gibt ja zwei Eileiter, und meistens befindet sich nur in einem das Ei. Und da die Eileiter sozusagen jeweils Einbahnstraßen für die Spermien sind, müssen sich die einzelnen Mitglieder des abgekämpften Spermientrosses entscheiden: zwischen rechts und links. Im Normalfall, wenn also nur ein Ei auf die Weinkenner oder Bienen wartet, sind weitere 50 Prozent auf dem Holzweg und damit zur Rettung des Fortbestands der Menschheit verloren. Und nicht nur das: Die Spermien müssen zwar verdammt schnell sein, aber auch nicht zu schnell, sonst war der Weg umsonst. Kommen die Bienen an, während die Blüte noch geschlossen ist, beziehungsweise kommen die Weinliebhaber an und die Flasche ist noch nicht einmal für den Verkauf freigegeben, warten beide bis zum Sankt-Nimmerleins-Tag: Die Bienen verhungern an der geschlossenen Blüte, die Weinfreunde verdursten. So ist es jedenfalls bei den Spermien. Denn wenn die Spermien im Eileiter ankommen und kein gesprungenes Ei da ist, können sie dort im optimalen Sekret 48 bis maximal 72 Stunden überleben und befruchtungsfähig bleiben. Danach war's das. Das richtige Timing ist also alles. Und das richtige Timing wird belohnt – zumindest wenn auch auf der Gegenseite das perfekte Timing stattgefunden hat. Denn dann kann es endlich losgehen mit der Befruchtung. (Der erste Schluck vom besten Tropfen der Welt oder das Nektarschlürfen allererster Güte.)

Auch die Eizelle ist nur in einem recht kurzen Zeitfenster von circa 12 bis 24 Stunden nach dem Eisprung bereit für die Spermien. Kommt kein Spermium zur Befruchtung vorbei, geht sie zugrunde … Gehen wir aber mal davon aus, das Timing stimmt auf beiden Seiten. Einige der Spermien, die den richtigen Eileiter erreicht haben, stürmen auf sie los.

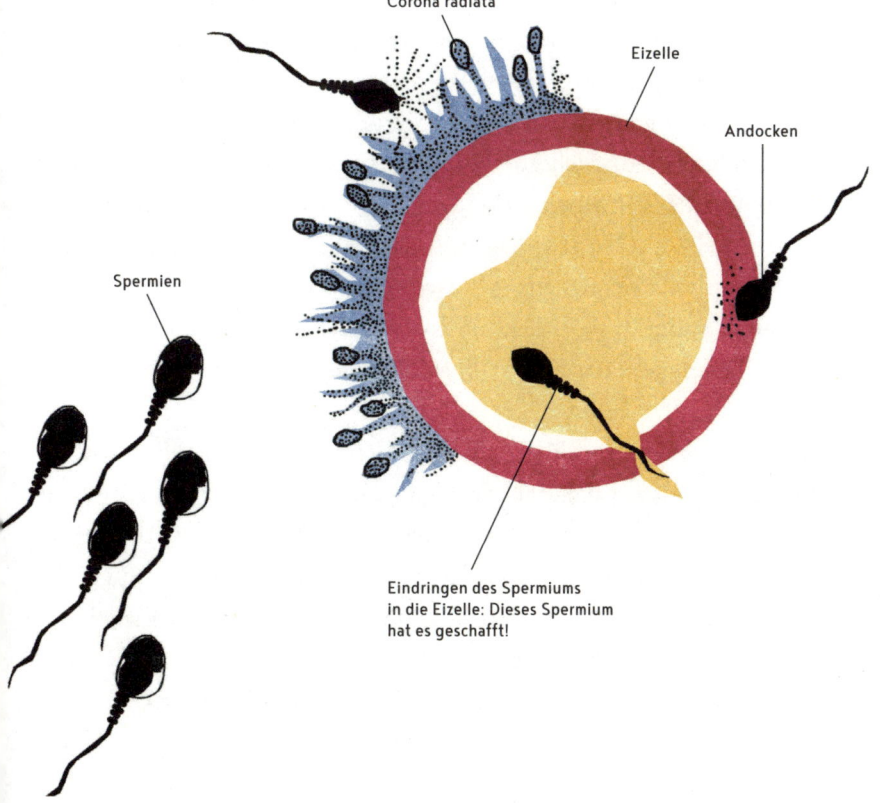

Corona radiata

Eizelle

Andocken

Spermien

Eindringen des Spermiums
in die Eizelle: Dieses Spermium
hat es geschafft!

Aber nur ein Weinkenner kann die Flasche in den Händen halten, nur ein Spermium die Gunst der Eizelle gewinnen. Letztere wiederum ist sehr, sehr schlau und schützt sich mit der sogenannten Corona radiata vor zu vielen Eindringlingen. Stellen Sie sich das wie eine Art gezackten Keuschheitsgürtel vor. Nur ein Spermium kann es schaffen, ihn zu öffnen. Der Kopf des Spermiums, das als erstes und schnellstes an den Gürtel angedockt hat, kann den Schutzwall durchbrechen, indem es bestimmte Enzyme absondert. Diese Enzyme sind sozusagen der Schlüssel zum Schloss des Keuschheitsgürtels und öffnen dem Spermium ein kleines Schlupfloch in die Eizelle, sodass es mit einem einzigen Geißelschlag seines Schwanzes in diese eindringen kann. Die erste Biene macht sich so breit in der Blüte, dass keine weitere Biene Platz findet. (Der Weinkenner hat die Flasche in der Hand, von hinten drängen weitere Rotweinfans. Können sie ihm die Flasche noch streitig machen? Nein.) Durch das Eindringen des einen Spermiums erhöht sich gleichzeitig die Undurchdringbarkeit für weitere Spermien. Es hat, wenn Sie so wollen, die Tür hinter sich zugeschlagen. Wobei, korrekter gesagt, die Eizelle die Tür zuschlägt, sobald der eine Ankömmling drinnen ist. Nur falls Sie mal angeben wollen: Das nennt man Polyspermieblock. Sollte doch einmal noch ein weiteres Spermium hinterherschlüpfen, geht das Ei im Allgemeinfall ein.

Nun ist es so weit: Eizelle und Spermium sind endlich vor anderen Eindringlingen abgeschirmt. Der Weinfreund ist allein mit seiner Flasche, die Blüte hat über der Biene die Blütenblätter geschlossen. Das Eindringen dauert wenige Minuten, in denen alle Schutzmechanismen gestartet werden, damit das Spermium mit der Eizelle verschmelzen kann. Wein und Weinfreund werden eins, er kann nun einen tiefen Schluck aus der Flasche nehmen. Die Befruchtung löst in der Eizelle eine Blockade auf, sodass die 23 Chro-

mosomen der weiblichen Zelle, die sich in einem Dornröschen-
schlaf befanden, nun erweckt werden und mit den 23 männlichen
verschmelzen. Die Embryonalentwicklung eines neuen kleinen
Lebewesens kann nun mit 46 Chromosomen pro Zelle beginnen:
aus dem Einzeller wird ein Zwei-, Vier- und Achtzeller. Auf dem
Weg durch den Eileiter teilt sich die befruchtete Eizelle mehrfach,
drei bis vier Tage dauert das in etwa. In dieser Phase nennt man den
Vielzeller erst Morula und schließlich – vor dem Einnisten in die
Gebärmutterwand – Blastozyste.

Jeden Monat bereitet der weibliche Körper prophylaktisch die
Gebärmutterschleimhaut für dieses Spektakel vor. Egal ob es passiert oder nicht. Der Weinkenner hat wirklich Glück, dass präventiv

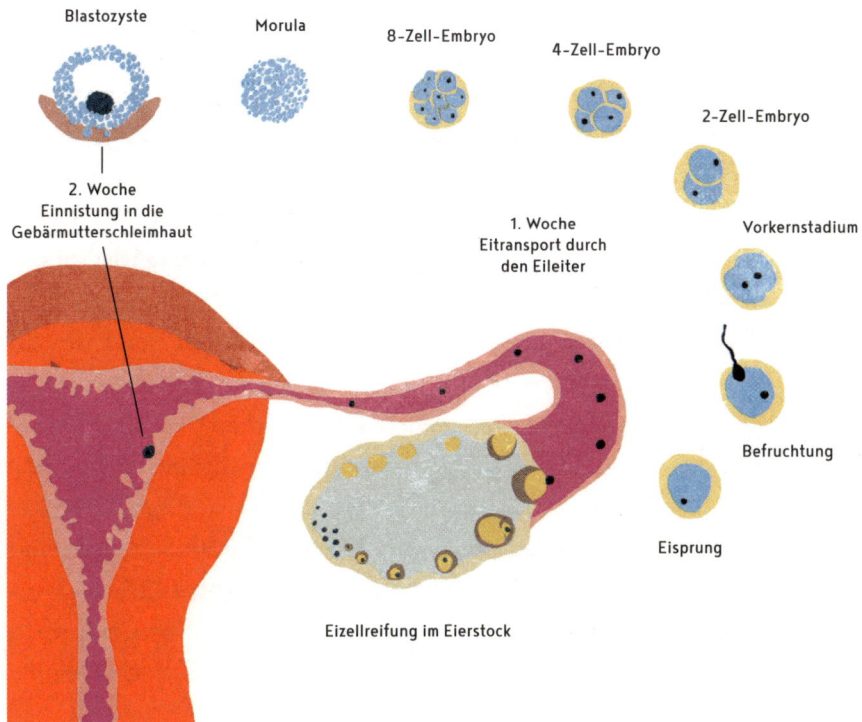

immer genug allerweichstes Verpackungsmaterial auf Vorrat produziert wurde, damit er den kostbaren Tropfen gut gesichert transportiert bekommt. Dieses Verpackungsmaterial wird produziert, auch wenn gar keine Flaschen ausgeliefert wurden oder es gar keinen Ansturm von Weinliebhabern gibt. Mit dem Einnisten der Blastozyste in die Gebärmutterschleimhaut nach fünf bis sechs Tagen ist es im Grunde geschafft. Das Werk ist vollbracht. Der Weinkenner kann sich mit seiner gut verpackten Flasche ins gemachte Nest legen, so beseelt ist er, endlich mit diesem Tropfen eins geworden zu sein.

Jetzt, wo das mit der Befruchtung geklappt hat, muss der Körper nur noch wissen, dass er wirklich schwanger ist. Besser ist das, denn die nächsten Monate werden hart. Alles muss auf die Belastung der kommenden Wochen vorbereitet werden, und letztendlich möchte man selbst ja auch wissen, ob es geklappt hat. Ob die Biene und der Typ mit dem Wein wirklich glücklich am Ziel sind. Der Informationsfluss wird durch einen einfachen Trick in Bewegung gebracht: Die kleine Blastozyste schüttet das Human Chorionic Gonadotropin (HCG) aus, das sogenannte Schwangerschaftshormon. Dieses gelangt über die Blutbahn in den gesamten weiblichen Körper und verkündet dort mit Pauken und Trompeten die freudige Botschaft. Damit aber nicht nur die Zellen wissen, was los ist, sondern man selbst auch, muss die freudige Nachricht an die Außenwelt gelangen. Eine Anzeige wird geschaltet: „Alle Flaschen sind für die kommenden neun Monaten ausverkauft, hier ist nichts mehr zu holen!" Das Schwangerschaftshormon gelangt im Urin an die Außenwelt – man beziehungsweise frau macht Pipi auf ein Stück Plastik, und schon zeigt ein Schwangerschaftstest an, was Sache ist. Bis der Hormonspiegel hoch genug ist und alle final Bescheid wissen, vergehen ab der Befruchtung ungefähr zwei Wochen. Die Anzeigenabteilung braucht ihre Zeit.

Aber dann: peng! Schon ist der Schwangerschaftstest positiv. Schon? Was war das für eine beschwerliche Reise. Fürs Spermium war es erst mal ganz hart. Und was hat das Ei gewartet. Um dann die klitzekleine Gelegenheit beim Schopf zu packen, den passenden Spermiumankömmling zu begrüßen. Und mit ihm verschmolzen, sich teilend, den tagelangen Weg ins gemachte Nest anzutreten.

Ist es nicht unglaublich, dass ein so komplexer Mechanismus überhaupt funktioniert und dass wir nicht schon längst ausgestorben sind? Aber anhand unserer Schilderung wissen Sie jetzt vielleicht auch, wieso man immer von den Bienen und den Blumen redet. Und neuerdings auch von den Weinliebhabern und dem Rotwein. Wir haben es zumindest versucht.

5 DER CHECKT DAS!
Wieso der Weg zum Frauenarzt ein sehr guter Anfang, aber nicht alles ist

Lassen Sie uns zunächst einmal darüber schreiben, welche Vorsorgemaßnahmen bei der Schwangerschaftsplanung sinnvoll oder unerlässlich sind. Natürlich leben wir nicht oder nicht mehr zu Zeiten der Planwirtschaft, und gerade in Hinblick auf Schwangerschaften kann eben nichts bis ins letzte Detail geplant werden. Aber natürlich ist ein gewisses Maß an Vorausdenken hilfreich. Und dazu gehört, dass Schwangerschaftswünschende sich und ihre Vergangenheit durchchecken lassen sollten. Wer also mit dem Gedanken spielt, schwanger werden zu wollen, sollte bei einem Frauenarztbesuch die Dinge mal auf den Tisch bringen. Wir Frauenärzte empfehlen aus der Praxis, gut drei Monate vor konkreter Planung der Schwangerschaft mal beim Gynäkologen vorbeizuschauen.

Im Allgemeinen sollten Frauen im gebärfähigen Alter alle sechs bis 12 Monate den Frauenarzt zur Vorsorge aufsuchen. Falls die hoffentlich zukünftige Mutter schon länger nicht mehr vorstellig geworden ist, sollte sie spätestens jetzt einen Termin vereinbaren. In der Regel ist es bei diesem Termin sinnvoll, den Krebsabstrich zu wiederholen. Dieser dient der Früherkennung vor allem von Gebärmutterhalskrebs und dessen Vorstufen. Sollte ein auffälliger Befund auftreten, dann ist es gut, diesen erst einmal zu therapieren, damit nicht in einer hoffentlich kommenden Schwangerschaft notwendige Behandlungen oder Operationen sein müssen. Außerdem wird der Frauenarzt die normale gynäkologische Untersuchung durchführen und unter Umständen einen Ultraschall der gynäkologischen inneren Organe machen, um bereits im Vorfeld abzuklären, ob irgendwelche anatomischen oder klinischen Besonderheiten vorliegen, die eine Schwangerschaft beeinflussen könnten. Was das alles sein kann – ein weites Feld –, dazu dann mehr in Kapitel 14 (ab Seite 129).

Wenn Sie bei Ihrem Frauenarzt schon länger in Behandlung sind, weiß er meistens auch, welche persönlichen Probleme oder Vorerkrankungen (wie zum Beispiel Bluthochdruck, Schilddrüsenerkrankungen usw.) bestehen, und kann diese dann ganz gezielt ansprechen beziehungsweise erst mal behandeln. Im Besonderen wird ihn der Zyklus der Frau interessieren. Was genau da wichtig ist zu beachten, erfahren Sie später ab der Seite 88 (im neunten Kapitel: Kleine Helfer!).

Außerdem sollte zu der Untersuchung auch der Impfpass mitgebracht werden. Die menschlichsten aller Reaktionen sind jetzt erlaubt, wie: „Oh mein Gott, wo hab ich den nur?" bis hin zu „Meine letzte Tetanusimpfung hatte ich, glaube ich, mit 12!" Okay, gut gemacht, aber nun mögen Sie bitte für immer schweigen oder sich einfach auf die Suche begeben. Wir erheben jetzt einmal die Zeigefinger und sagen das, was wir als Ärzte an dieser Stelle sagen müssen: Manche Impfungen müssen im Laufe eines Lebens wiederholt werden. Zeigefinger runter. Aber das Ganze ist bei der Thematik, um die es in diesem Buch geht, schon eine ernst zu nehmende Angelegenheit, denn wenn man erst einmal schwanger ist, können einige Impfungen nicht mehr durchgeführt werden. Dazu zählen laut der STIKO, der Ständigen Impfkommission des Robert Koch-Instituts (RKI), dem zentralen deutschen Institut für Krankheitsüberwachung und Krankheitsverhinderung, zum Beispiel Impfungen wie Masern-Mumps-Röteln (MMR) oder Windpocken (Varizellen).

Geimpft werden dürfen hingegen: Influenza (Grippe), Tetanus, Diphtherie, Pertussis (seltsam, dass wir Ärzte oft die lateinischen Bezeichnungen bevorzugen, aber zu irgendwas muss das kleine/große Latinum ja gut gewesen sein, in diesem Fall ist die Bezeichnung Keuchhusten womöglich geläufiger), Hepatitis A und B. Daher ist es gut, vorher abzuklären, ob eventuell noch etwas fehlt.

Extrem wichtig ist ein schon vor der Schwangerschaft bestehender Impfschutz für Röteln und Windpocken. Beide Infektionen können in der Schwangerschaft zu Komplikationen für das Ungeborene führen. Zunächst zu den Röteln: Lässt sich der Impfpass partout nicht finden, kann anhand eines einfachen Blutbilds getestet werden, ob eine Immunität gegen das Virus besteht. Denn, wie wir Ärzte sagen: einmal immun, immer immun. Falls das nicht so ist, muss man sich leider zweimal impfen lassen, damit ein ausreichender Schutz besteht. Seit 2012 gibt es in Deutschland keinen Röteln-Einzelimpfstoff mehr, weshalb die Impfung nur noch mit einem Masern-Mumps-Röteln-(MMR-)Kombinationsimpfstoff möglich ist. Allerdings treten dadurch keine vermehrten Nebenwirkungen auf. Wichtiger Nebeneffekt: Gegen Masern zu impfen halten wir für extrem wichtig – diese Krankheit wird in der Bevölkerung leider vielfach verharmlost. Aber was ist denn nun so schlimm an dieser Infektion? Die Mutter bekommt meist nur einen Ausschlag. Das Ungeborene hingegen kann Herz-, Augenfehlbildungen und eine Innenohrschwerhörigkeit bekommen. Besonders bei Infektion am Schwangerschaftsanfang kann es zu dauerhaften Entwicklungsstörungen und Missbildungen kommen.

Bei Windpocken verhält es sich nicht anders: Grundsätzlich ist die Infektion in der Schwangerschaft jedoch sehr viel seltener als bei Röteln. Das liegt vor allem daran, dass nur fünf bis sieben Pro-

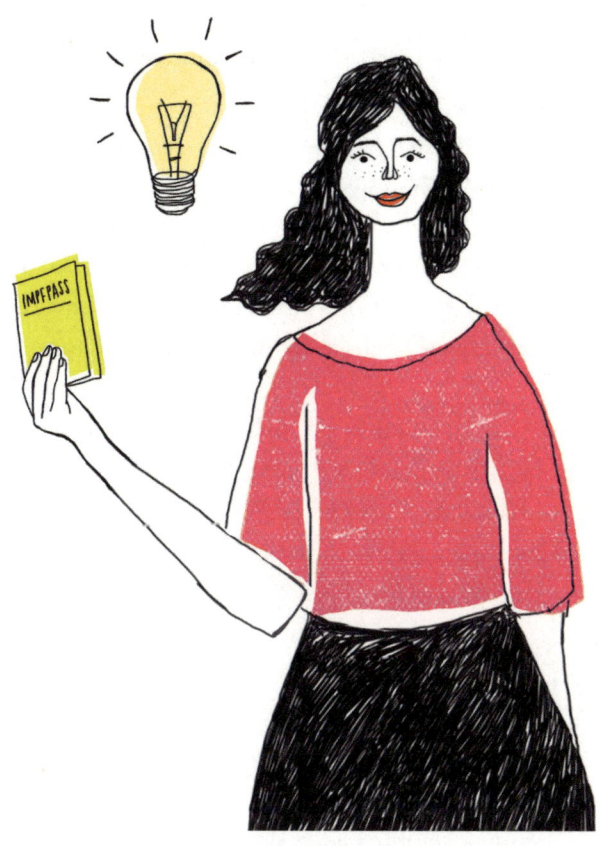

zent der Frauen im gebärfähigen Alter keine Infektion in der Vergangenheit hatten. Seit 2004 gilt zusätzlich eine Impfempfehlung. Eine Infektion äußert sich meist mit dem typischen Hautausschlag, eben den Windpocken, sowie Übelkeit und Fieber. In der Schwangerschaft allerdings kann es, anders als bei den Röteln, zu einer schlimmeren Infektion für die Mutter kommen – zum Beispiel zu einer sehr schwer verlaufenden Lungenentzündung. Beim Embryo wiederum kann ein sogenanntes kongenitales Varizellensyndrom (CVS) auftreten. Dabei kann es gerade zu Beginn der Schwangerschaft bis zur 20. Woche zu Wachstumsstörungen, Nervenschäden mit anschließender Muskelfehlbildung, Krampfanfällen vom Gehirn ausgehend, Entwicklungsstörungen und Veränderungen von Psyche und Bewegungen sowie zu Hautveränderungen kommen. Die STIKO empfiehlt eine zweimalige Impfung von Frauen, die keinen Immunschutz oder nur eine Impfung in der Vergangenheit hatten. Bei unklarer Immunlage kann ein Bluttest ebenfalls helfen.

Summa summarum ist es also alles andere als wünschenswert, in der Schwangerschaft eine solche Infektion zu bekommen oder in einer dauernden Ungewissheit leben zu müssen, sich anstecken zu können.

Ach, aber das ist ja noch lange nicht alles: Keuchhusten sollte geimpft werden, falls in den letzten zehn Jahren keine Auffrischung erfolgte, ebenso Tetanus, Diphtherie, Polio. Das geht zwar theoretisch in der Schwangerschaft auch, sollte allerdings im ersten Drittel der Schwangerschaft nur dann passieren, wenn es unbedingt notwendig ist. Ist eine Schwangerschaft eingetreten, wird die Influenzaimpfung empfohlen.

Und – wo wir schon mal bei der gesundheitlichen Optimierung sind – eine weitere Untersuchung wäre sinnvoll, auch wenn diese Sie zunächst einmal überraschen mag. Denn, na super, wir raten jetzt auch noch zum Zahnarztbesuch! Ja, leider, denn es gibt eine nachgewiesene Verbindung zwischen Infektionen des Mund- und Zahnbereichs (vor allem Zahnfleischentzündungen, Karies und Parodontose) und Infektionen im Mutterleib sowie geburtshilflichen Komplikationen wie eine Schwangerschaftsvergiftung, Schwangerschaftszucker, vermindertes Geburtsgewicht des Kindes und Frühgeburt. Anders gesagt: Es ist durchaus möglich, dass sich Infektionen aus dem Mund auf das Ungeborene übertragen können.

Woran das liegt? Zum einen kann es vorkommen, dass sich durch die Hormonumstellung während einer Schwangerschaft die Reparaturmechanismen im Mund verändert verhalten, zum anderen, und das hört sich vielleicht albern an, können durch die oftmals andersartige, nicht unbedingt bessere Ernährung (mehrere Mahlzeiten, oftmals mehr Süßigkeiten) der Mutter vermehrt Zahnprobleme auftreten. Das mag man für einen Mythos halten, aber es sei Ihnen versichert, dass wir schon unzählige Patientinnen hatten, die Stein und Bein schworen, sie würden bei Restaurantbesuchen normalerweise immer die Käseplatte als Nachtisch wählen – außer sie seien schwanger. Dann kam Crème brulée gern in doppelten Portionen auf den Tisch. Und das hatte nichts mit Angst vor Rohmilchkäse zu tun. Banal, aber wahr: Anfänglich können auch die Übelkeit und das Erbrechen zu pH-Wert-Veränderungen im Mund führen – und dadurch können sich dort leichter Entzündungen breitmachen. Durch die veränderte Hormonsituation im schwangeren Körper, vor allem dem Östrogenanstieg, der bei einer nicht schwangeren Frau zwischen 50 und 400pg/ml liegt und am Ende einer Schwangerschaft auf circa 20.000pg/ml steigt, kommt es zu den unterschiedlichsten Reaktionen, sei es Übelkeit oder eben Heißhunger. Wenn Sie bei einer Übelkeitsattacke mal nicht wissen, was Sie eigentlich jetzt so zum Kotzen finden, obwohl es doch so toll ist, schwanger zu sein: Ein HauptÜBELtäter ist hier das Schwangerschaftshormon HCG.

Es zeigt sich außerdem, dass bei älteren Müttern die Wahrscheinlichkeit für Infektionen des Mundes höher ist. Da will man also schwanger werden und landet mir nichts, dir nichts beim Zahnarzt. Schon komisch, wissen wir, aber abgesehen vom geburtshilflichen Aspekt ist auch ans Wohl der Mutter zu denken – und das ist Grund genug, zum Zahnarzt zu gehen. Noch dazu gibt es Erkenntnisse, dass bei gesunden Zähnen der Mutter auch das Kariesrisiko für das Kind sinkt. Allein das ist doch toll.

6 DO IT YOURSELF!
Was man als Frau tun kann, um optimale Bedingungen zu schaffen

Dieser Teil des Buches ist so umfassend, dass wir allein schon darüber ein eigenes Buch schreiben könnten. Wo fangen wir also an? Ah ja, gute Idee, am Jahresanfang. Nur als Beispiel. Eine teils alberne, aber für viele Menschen auch ernst gemeinte Gelegenheit, sich etwas vorzunehmen, ist nun einmal das neue Jahr. Hier werden Pläne für die folgenden 12 Monate geschmiedet und teilweise sogar umgesetzt. Und wenn Sie jetzt sagen: Mal Hand aufs Herz, wer macht das denn wirklich? Wie oft hat man das schon gehört: „Ich werde mehr Sport machen, öfter joggen gehen – auch bei Schneeregen …!"

Aber hier bei uns geht es ja um das wundervolle Thema Kinderwunsch, und wenn das auf den Plan tritt, ist es mehr als sinnvoll, bisherige Laster der Vergangenheit angehören zu lassen. Das muss ja nicht genau am Silvestertag geschehen – sich etwas vornehmen kann man 365 Tage im Jahr und alle vier Jahre sogar 366 Tage. Toll, nicht wahr? Also aufgepasst, Folgendes sollten Sie als Frau angehen, denn wir beschäftigen uns in diesem Kapitel zunächst mit Ihnen …

Rauchen

Erwiesenermaßen und nicht wirklich überraschend ist der Tabakrauch nicht nur für die eigene Gesundheit schädlich, sondern auch für das ungeborene Leben. Steht ja seit einiger Zeit mit entsprechend schrecklichem Foto auf der Packung. Was aber von vielen vollkommen unterschätzt wird: Rauchen erschwert es deutlich, dieses neue Leben überhaupt zu „erschaffen"! Die einzelnen Inhaltsstoffe in Zigaretten führen zu unterschiedlichen Effekten. Man geht davon aus, dass bei uns circa 25 Prozent der Frauen im reproduktiven Alter, also zu der Zeit, in der sie Kinder bekommen können (man nennt das ja auch so schön gebärfähiges Alter), sowie 25 Prozent der Männer zwischen 25 und 44 Jahren regelmäßig rauchen.

Tabakrauchen ist weltweit eine der Haupttodesursachen, es sterben ungefähr sechs Millionen Menschen jährlich an den Folgen. Wir wissen, dass Lungenkrebs, Erkrankungen des Herz-Kreislauf-Systems wie zum Beispiel Herzinfarkte, Schlaganfall und die Verkalkung sämtlicher anderer Gefäße des Körpers Folgen des Rauchens sein können. Die Langzeitfolgen wie Leukämie (also Blutkrebs), andere Krebserkrankungen oder auch Asthma seien hier nur am Rande erwähnt. So eine Zigarette ist eine Wundertüte des Ungesunden: Mehr als 4000 Inhaltsstoffe sind für schädliche Folgen verantwortlich. Es gibt in Glimmstängeln beispielsweise Kohlenmonoxid. Dieses verringert die Bindung von Sauerstoff im Blut, weniger Sauerstoff bedeutet eine schlechtere Leistungsfähigkeit und verminderte Versorgung von Organen. Im Fall einer dem Kinderkriegen nicht abgeneigten Frau also auch der Gebärmutter beziehungsweise der Eierstöcke. Bei einer eingetretenen Schwangerschaft vermindert es darüber hinaus eben auch die Versorgung des Kindes. Es gibt dafür sogar einen eigenen Begriff: oxidativer Stress.

Nikotin macht abhängig und bringt unseren Körper in einen Zustand des Stresses, das heißt, er denkt, er sei auf der Flucht. Dadurch nimmt das Hungergefühl ab, oder aber die Gefäße gehen zu. Bei Letzterem werden – ähnlich wie beim Kohlenmonoxid – die für uns nun wichtigen Organe unter- oder zumindest minderversorgt. Das ist natürlich schon zum zweiten Mal ziemlich ungünstig.

Das Gemisch aus festflüssigen Partikeln des Rauches, das auch Teer genannt wird, kann Krebs auslösen – und zwar nicht zu knapp: Die WHO (World Health Organization beziehungsweise Weltgesundheitsorganisation) hat 69 als krebserregend eingestufte chemische Verbindungen im Tabakrauch aufzeigen können. 69! Aber nicht nur das, Teer kann das Erbgut in den Ei- beziehungsweise Samenzellen negativ verändern, sodass mit dem Leben schwer oder nicht vereinbare Schäden auftreten. All das gilt schlimmerweise nicht nur fürs Aktiv-, sondern auch fürs Passivrauchen. Sehr ungünstiger Nebeneffekt für fortpflanzungswillige Frauen: Bei ihnen sinkt die Rate, schwanger zu werden, um zehn bis 40 Prozent. Das ist verdammt viel, nämlich knapp die Hälfte!!!

Durch das Rauchen liegen die Botenstoffe, die für die Entwicklung und Reifung der Eizellen zuständig sind – nämlich die essentiellen Hormone Östrogen und Progesteron –, deutlich verringert vor. Das bedeutet, die Eier in den Eierstöcken reifen schlechter oder gar nicht heran. Zusätzlich führt das Rauchen noch zu einer weiteren Nebenwirkung: Das gesamte Zeitfenster, um schwanger zu werden, verkürzt sich, denn die Wechseljahre bei Raucherinnen treten ungefähr zwei Jahre früher ein. Oops, das heißt jetzt aber auch, dass wir uns beeilen müssen mit dem Kinderzeugen.

Und auch denjenigen Raucherinnen, die die Lösung des Problems in künstlicher Befruchtung sehen, sei leider gesagt: Die Wahrscheinlichkeit, als Raucherin auf eine Therapie im Kinderwunschzentrum anzusprechen, ist ebenso verringert. Denn wie bei so vielem gilt auch hier: Die Dosis macht das Gift. Ein Mehrrauchen von einer Zigarette täglich erhöht das Risiko einer nicht erfolgreichen Kinderwunschtherapie um sieben Prozent.

Das alles soll nicht heißen, dass starke Raucherinnen nicht schwanger werden können oder jede Schwangerschaft gleich problematisch sein muss. Aber wenn es tatsächlich zur Befruchtung gekommen ist, weiß man, dass die Einnistung in der Gebärmutter deutlich schlechter erfolgt und es leider zu 25 Prozent mehr Fehlgeburten kommt als bei Nichtraucherinnen. Zudem erhöht sich das Risiko für Frühgeburten, die Kinder sind durch den Sauerstoffmangel unterversorgt und daher meist kleiner als die der Nichtraucherinnen. Ein Grund dafür: Nikotin verengt auch die Gefäße des Mutterkuchens, sodass weniger Nährstoffe zum Kind kommen.

Nach der Geburt eines Kindes einer Raucherin oder/und eines Rauchers steigt das Risiko des plötzlichen Kindstods durch das Rauchen signifikant. Ebenso können langfristig Atmung, Verdauung und sogar Verhalten beeinträchtigt sein. Die Ursachen für den plötzlichen Kindstod sind leider bis heute nicht vollständig geklärt. Klar belegt ist allerdings, dass Rauchen in der Wohnung im ersten Lebensjahr eine Hauptursache darstellt. Außerdem konnte man nachweisen, dass Kinder von Raucherinnen sich selbst wiederum schwertun mit dem Kinderkriegen … Das ist zwar etwas weit in die Zukunft geschaut, dennoch ziemlich relevant. Selbst ohne diese Vorausschau ist es vielleicht interessant, anzumerken, dass es nicht ganz unumstritten ist, inwieweit sich das Eierstockgewebe wieder vollständig erholt, wenn das Rauchen beendet wird. Hierzu sind die Studien aber nicht eindeutig genug.

Also Ladys: Es lohnt sich ernsthaft, den Glimmstängel beiseitezulegen, wenn wir schwanger werden, ein gesundes Kind bekommen und davon noch möglichst lange etwas haben wollen. Der erste gute Vorsatz sollte wirklich in die Tat umgesetzt werden. Ganz ohne joggen im Schneeregen …

Alkohol

„Ach Mann, ihr seid aber auch Langweiler, erst das Rauchen und jetzt der Prosecco?! Die Französinnen bekommen doch auch Kinder, obwohl da schon mittags der Rosé gereicht wird." Ja, verstehen wir alles, aber: Bereits zu Beginn der reproduktiven Phase in der Pubertät, also zwischen 12 und 18 Jahren, kann der Konsum von mäßig bis vielem Alkohol zu einer Veränderung der gesamten weiblichen Hormonsituation führen. Was nun mäßig oder viel bedeutet, wird in den meisten Studien leider nicht eindeutig definiert. Hauptsächlich geht es dabei um den regelmäßigen Konsum und nicht um das ein oder andere rauschende Fest wie etwa den Abiball.

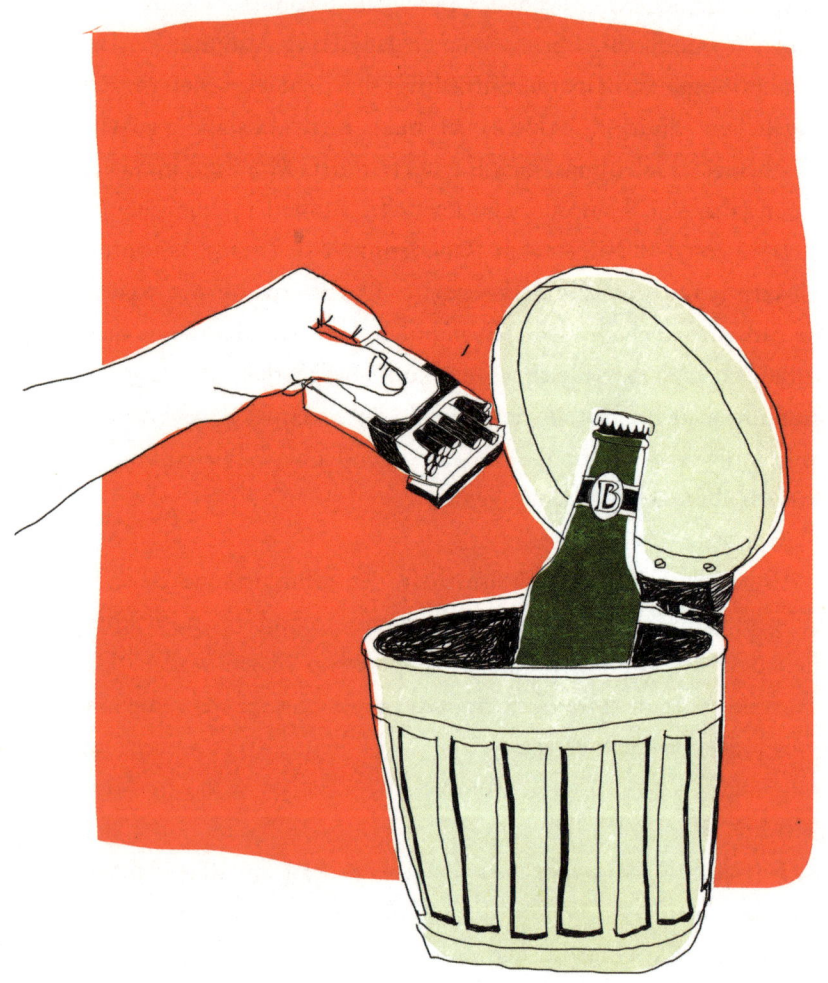

Was passiert überhaupt durch den Alkohol? Puh, das ist kompliziert zu erklären. Das Östrogen wird durch Verminderung anderer Botenstoffe und weiterer komplexer Mechanismen weniger produziert, das heißt, die Entwicklung und das Heranreifen der weiblichen Geschlechtsorgane – in unserem Fall von besonderem Interesse die Eierstöcke – werden verlangsamt. Sie entwickeln sich einfach schlechter. Außerdem kann sich der weibliche Zyklus verändern, Blutungen kommen seltener. Gerade in der kritischen Phase des Heranreifens der Fortpflanzungsorgane ist dieses Gift, nichts anderes ist Alkohol, besonders gefährlich.

Nun liegt ja die Pubertät bei den meisten schon ein paar Tage zurück, und das Rad der Zeit lässt sich nicht mehr zurückdrehen: Was also passiert aktuell mit der Fruchtbarkeit? Ähnlich wie in der Pubertät führt auch der übermäßige Genuss von Alkohol im Erwachsenenalter zu Zyklusstörungen, die Monatsblutung kann ganz ausbleiben und der Eisprung nicht stattfinden. Die Hormone, besonders das Östrogen, reagieren auf Alkohol sehr empfindlich – sie geraten völlig außer Rand und Band. Dabei spielen die Leber und die höher geschalteten Ebenen eine entscheidende Rolle, und am Ende kommen leider zu wenig weibliche Hormone im Körper vor. Die Mechanismen sind so komplex und bis ins letzte Detail noch nicht untersucht, daher sind sie hier nur ganz vereinfacht beschrieben. Das männliche Hormon Testosteron spielt nämlich ebenfalls eine Rolle in der Unterdrückung des Östrogens, aber das würde – wie eingangs gesagt – den Rahmen dieses Buches sprengen. Schlussendlich kann es leider zu kompletter Unfruchtbarkeit in unserer so kostbaren Fruchtbarkeitsphase kommen, und man hat zudem festgestellt, dass – wie bei den Raucherinnen auch – die Wechseljahre früher eintreten durch ebenjenes Hormonungleichgewicht. Unklar allerdings ist hier auch, wie viel Alkohol „nötig" ist, um die Frau unfruchtbar werden zu lassen. Man weiß, dass es bei einer Menge von täglich 20 Gramm bei Frauen zu Schäden verschiedener Organe kommt. 20 Gramm Alkohol sind zum Beispiel in einem halben Liter Bier, in zwei Sektgläsern à 0,1 Liter oder aber in 0,2 Liter Wein enthalten.

Ob die Ursache der Unfruchtbarkeit im Alkohol selbst liegt oder bei übermäßig Alkohol konsumierenden Frauen in der Zerstörung wichtiger Organe wie etwa der Leber oder der Bauchspeicheldrüse, ist nicht einwandfrei nachgewiesen. Allerdings können auch geringe Mengen die so feine Waage der Hormone besonders in der Zeit um den Eisprung schon so aus dem Gleichgewicht bringen, dass dieser dann nicht stattfinden kann. Und was bedeutet das? Je weniger, desto besser. Je mehr Studien man ansieht, desto klarer ist: Abstinenz ist immer noch am besten. Es zeigt sich aber auch, dass es durch maßvollen Genuss von unter 50 Gramm Alkohol wöchentlich – also 2,5 Gläsern Wein oder 2,5 großen Bieren – zu keiner deutlichen Minderung der Fruchtbarkeit kommt, besonders wenn man unter 30 Jahre alt ist. Unglaublicherweise aber trinken 26 bis 41 Prozent der Frauen, die sich in einer Kinderwunschbehandlung befinden, deutlich mehr Alkohol als andere Frauen. Vielleicht ein kleiner Hinweis darauf, dass es hier einen Zusammenhang gibt und einige sonst vielleicht gar nicht erst einen Fachmann hätten aufsuchen müssen. Oder aber es ist der Stress, den eine Kinderwunschbehandlung auslöst.

Ganz deutlich sei hier darauf hingewiesen, dass Alkohol während einer Schwangerschaft tabu sein sollte. Französinnen hin oder her. Auch der Hinweis der eigenen Tanten, Omas, Mütter oder Schwiegermütter sei bitte sofort wieder vergessen: „Also wir haben in unseren Schwangerschaften auch mal das ein oder andere Glas getrun-

ken, und seht doch, was aus euch Wunderbares geworden ist…"
Die Studienlage zu Alkohol in der Schwangerschaft ist wirklich
eindeutig. Denn der von einer Schwangeren konsumierte Alkohol
erreicht auch den Blutkreislauf des Kindes. Letzteres ist nicht nur
sehr viel kleiner als die Mutter, es kann die schädigenden Substanzen auch viel schlechter abbauen, da der heranwachsende Körper ja
noch nicht über alle Mechanismen dazu verfügt.

Ernährung und Gewicht

Das Moralaposteln geht hier jetzt fröhlich weiter und macht zugegebenermaßen keinen so großen Spaß. Ernährt euch also bitte
alle recht gesund – und zwar am besten ab dem Tag eurer Geburt.
Ihr habt ja schon keinen Schnaps und keine Zigaretten angerührt,
dann ist das jetzt wohl das geringste Problem, oder? Aber was hilft
eigentlich eine gesunde Ernährungsweise vor der Schwangerschaft?
Einiges, denn dadurch werden vor allem die unter Umständen lee-
ren Vitaminreserven aufgefüllt und das Gewicht normalisiert. Ist
das nun wirklich notwendig? Nun, notwendig nicht, aber mit Sicherheit sinnvoll. Unter einer gesunden Ernährung versteht man in
erster Linie eine ausgewogene Kost: Es sollten Kohlenhydrate, Ei-
weiße und Fette so aufgenommen werden, dass alle nötigen Nährstoffe – und vor allem Vitamine – dem Körper zugeführt werden.
Normal essen eben…
Was heißt denn nun normal? Gute Frage. Aus ärztlicher Sicht
besteht ein normales Gewicht dann, wenn der sogenannte Que-
telet-Kaup-Index – wir kennen ihn besser unter dem Namen Body-Mass-Index (BMI)– zwischen 18,5 und unter 25 Kilogramm/
Quadratmeter Körpergröße liegt. Allen Mathematikliebhabern
können wir folgende kleine Aufgabe stellen: Das Gewicht geteilt
durch die Körpergröße zum Quadrat. Verstehen Sie? Hier eine allseits beliebte Beispielrechnung: Nehmen wir eine weibliche Person

mit 1,68 Meter, die 70 Kilogramm wiegt. Mathematisch ausgedrückt 70/(1,68 x 1,68) = 25 kg/m². Diese Frau wäre nach ihrem BMI gerade eben nicht mehr normalgewichtig, sondern bereits leicht übergewichtig.

Alles, was sich also über 25 kg/m² befindet, bezeichnet man bereits als Übergewicht und ab 30 kg/m² dann als Fettleibigkeit. Auf der anderen Seite der Waage steht das Untergewicht mit unter 18,5 kg/m². Darüber hinaus wird in letzter Zeit immer häufiger das Taillen-Hüft-Verhältnis diskutiert: Dazu misst man die Taille und die Hüfte und teilt diese durch einander. Dieses Verhältnis sollte idealerweise unter 0,85 sein. Was das Ganze jetzt mit dem Schwangerwerden zu tun hat? Eine ganze Menge.

Zunächst schauen wir uns die Pfunde an, die zu viel sind. Das ist nämlich tatsächlich ein relevantes, großes Problem. In den westlichen Ländern sind bis zu 67 Prozent aller Frauen übergewichtig oder fettleibig und davon 50 Prozent im fruchtbaren Alter. Das Risiko, unfruchtbar zu sein, ist dreimal höher als bei Frauen, die normalgewichtig sind. Übergewicht beziehungsweise Fettleibigkeit führt dazu, dass ein Missverhältnis zwischen männlichen und weiblichen Hormonen vorliegt. Genau genommen ist es – wie passend – ein Übergewicht der männlichen Hormone. Diese unterdrücken die Produktion und zeitgerechte Ausschüttung der weiblichen Hormone. Zusätzlich findet sich durch das Überangebot von Zucker ein erhöhter Blutinsulinspiegel. Das Insulin wiederum ist dafür da, den Zucker in die Zellen aufzunehmen und weiterzuverarbeiten.

Hört sich auf den ersten Blick ein wenig nach Minus mal Minus gibt Plus an, oder? Ist zu viel Zucker vorhanden, dann ist auch zu viel Insulin da, und der ganze Kladderadatsch löst sich in nichts auf? Also alles gut? Mitnichten!

Gibt es zu viel davon, reduzieren sich leider die Rezeptoren an den Zellen für Insulin, und dann nehmen sie eben nicht mehr Zucker auf, sie werden resistent. Diese sogenannte Insulinresistenz ist eine Vorstufe der Zuckerkrankheit, dem Diabetes mellitus. Leider gibt es diese Resistenz manchmal auch, wenn man gar nicht übergewichtig ist – schuld daran ist oft eine genetische Vorbelastung. Der vermehrte Zucker im Blut wird leichter ins Fett und weniger gut in andere Zellen aufgenommen und dort verarbeitet, da genau diese als Erste resistent sind und die Fettzellen eben nicht. Dabei geht es vor allem um das Bauchfett und nicht um das Fett des restlichen Körpers. Wir sprechen hier von der typischen Apfelform, die für weitere Krankheiten wie Bluthochdruck, Herz-Kreislauf-Erkrankungen, erhöhte Blutfette usw. verantwortlich ist. Zusammengenommen werden die einzelnen Symptome und Risikofaktoren auch gerne als metabolisches Syndrom bezeichnet. Hört sich diabolisch an, nicht wahr? Wird auch tödliches Quartett genannt. Das macht es nicht besser. Wissen wir.

Nun könnte man sagen: Man wird dick, na und? Aber was hat das mit der weiblichen Fruchtbarkeit zu tun? Der erhöhte Insulinspiegel wirkt ungünstig auf die weiblichen Hormone. Die Produktion der männlichen Hormone wird angeregt, und wenn diese überwiegen, funktionieren die Eierstöcke nicht mehr richtig. Die Eier springen nicht. Auch die Periode setzt durch das gestörte Hormonverhältnis nicht oder sehr spät ein, die Zyklen sind sehr lang, oftmals über 35 Tage … das kennen wir ja schon vom Alkohol.

Das allein ist es aber leider nicht. Bei Übergewicht beziehungsweise Fettleibigkeit ist zusätzlich die Rate an Fehlgeburten erhöht. Außerdem können nicht nur in der Schwangerschaft Probleme wie Schwangerschaftszucker – und damit das Risiko für ein kindliches Zuckerleiden – auftreten, sondern auch unter der Geburt vermehrte Probleme hinzukommen. Deshalb: Ran an den Speck! Auf geht's zur Ernährungsumstellung und zu mehr körperlicher Aktivität, neudeutsch gerne Lifestyle-Modifikation genannt. Denn Studien belegen, dass bereits eine Fettreduktion von fünf bis zehn Prozent zu einer deutlichen Fruchtbarkeitssteigerung führt, sogar oftmals mehr als die Gabe von Medikamenten. Mit jedem ausdauernden Hüpfen übers Springseil verbessert sich auch die Fähigkeit der Eier, selbst zu springen. Dadurch erhöht sich die Chance von bis zu 30 Prozent, ohne medizinische Hilfe schwanger zu werden, mit medizinischer Hilfe sogar um 40 bis 50 Prozent. Man weiß außerdem aus Studien, dass die Reduktion des Bauchfetts mit der Wiederaufnahme der Funktion der Eizellen einhergeht.

Das glauben Sie nicht? Wir wollen Ihnen ein kleines Beispiel aus unserer täglichen Arbeit geben, aus einer Klinik, in der sowohl Frauen mit Kinderwunsch betreut, aber auch Kinder zur Welt gebracht werden. Es ist nachts, und eine sehr kräftige Patientin stellt sich zur Entbindung mit leichten Wehen bei uns vor. Nennen wir sie Bella. Wir erinnern uns vage, dass diese Frau bereits im vergangenen Jahr in unserem Kinderwunschzentrum vorstellig war, seitdem aber nicht mehr aufgetaucht ist. Sie strahlt vor Freude – kein Wunder, sie ist hochschwanger – und sagt: „Frau Doktor, Sie haben mich schwanger gemacht!" Daran können wir uns beim besten Willen nicht erinnern. Ist das nicht vielleicht doch ihr Mann gewesen? Was war also passiert? Nachdem die Geburt gut verlaufen ist, erzählt sie, dass sie sich auf unser Anraten hin einen Heimtrainer zugelegt und dadurch einige ihrer Kilos verloren hat. Genauer gesagt waren es beim Vergleich der Werte etwa fünf Prozent ihres ursprünglichen Gewichts. Um fünf Prozent leichter fiel es ihrem Körper auch scheinbar gleich leichter, schwanger zu werden. Das war eine tolle Erfolgsgeschichte. Es geht aber noch weiter ...

Ein Jahr später treffen wir auf dem Flur der Geburtsstation einen sehr schlecht gelaunten Mann. Natürlich erkennen wir ihn dieses Mal, sind aber doch verwundert über seine Begrüßung: „Sie haben meine Frau schwanger gemacht, schon wieder! Das ist nun schon das zweite Mal, ich bin stinksauer und kann langsam nicht mehr ... Das Teufelsding muss weg!" „Welches Teufelsding?", fragen wir uns besorgt. Natürlich hat man in einem Kinderwunschzentrum manchmal Mitschuld an einer Schwangerschaft, aber meistens freuen sich die Väter darüber. Wie sich herausstellt, war der Mann von Bella nach dem ersten Kind vollkommen erschöpft. Und dass es nun zur rechnerisch beziehungsweise körperlich kürzest möglichen nächsten Schwangerschaft gekommen war, schob er zum einen auf unseren Rat, mehr Sport zu machen, zum anderen auf das Sportgerät selbst – und setzte es noch auf der Station in einen Online-Kleinanzeigenmarkt. Es wurde anscheinend gekauft, denn Bella und er waren von da ab nie wieder auf der Geburtsstation gesehen. Wir sehen also, es lohnt sich.

Ein ganz anderes, aber nicht zu beschönigendes Problem haben übrigens Frauen, die zu dünn sind oder früher mal zu dünn waren. Denn der Körper merkt sich einfach alles – selbst wenn man eine Essstörung in der Pubertät hatte, man sich damals zu dick fand und verzweifelt und krankhaft Abhilfe geschaffen hat. Eine Magersucht oder Bulimie (krankhaftes Erbrechen direkt nach dem Essen) vergisst der Körper nicht, auch wenn sie ausgestanden ist. In Studien zeigt sich, dass Frauen mit unerfülltem Kinderwunsch öfter unter Essstörungen leiden. Die Häufigkeit einer aktuellen oder vergangenen Essstörung liegt immerhin bei 7,6 bis 16 Prozent. Die nicht ausgeprägten Formen im Sinne einer Körperwahrnehmungsstörung beispielsweise ohne massives Untergewicht treten sogar mit 17 bis 44 Prozent auf. Interessant ist, dass eine Essstörung in

70 Prozent der Kinderwunschpatientinnen mit einem normalen Body-Mass-Index einhergeht. Das sind beispielsweise Frauen, die zwanghaft versuchen, sich „über"-gesund zu ernähren, dennoch nicht zufrieden sind, psychisch oft nicht im Gleichgewicht, allerdings auch „über"-sportlich (das würde durch die Muskelmasse das normale Gewicht erklären).

Außerdem geht bei untergewichtigen Frauen der Kinderwunsch meist selbst an die Psyche, was mit dem sich verändernden BMI bei einer möglichen Schwangerschaft zutun hat, sprich: Die Gewichtszunahme einer Schwangerschaft stellt ein größeres Problem für Frauen mit (vergangenen oder aktuellen) Essstörungen dar als für nicht betroffene. Neben den psychischen Herausforderungen geht es aber auch um körperliche, denn wenn man zu wenig auf die Waage bringt, wird es noch schwieriger, schwanger zu werden, als wenn zu viel Gewicht existiert. Wieso? Weil unser durchdachter, komplexer und schlauer Körper, dieses eigenwillige Wesen, dann nämlich auf Sparmodus schaltet. Es werden, vereinfacht gesagt, nur noch die lebensnotwendigen Organe ausreichend versorgt, und dazu zählen eben nicht die Fortpflanzungsorgane. Das Gehirn und die Hirnanhangsdrüse (Hypophyse) schütten viel zu wenig Botenstoffe aus, die Eierstöcke produzieren demzufolge zu wenig Hormone, und wir können – sozusagen durch diesen Sparmodus – unfruchtbar werden: Der Zyklus verlängert sich, und es findet kein Eisprung statt. Nachdem funktionierende Eierstöcke beziehungsweise das gesamte reproduktive System nicht zum eigenen Überleben notwendig sind, spart der Körper in Notsituationen. Nur leider ist das in unserem Fall nicht zielführend. Nun könnte man meinen: Na gut, kein Problem, dann nehme ich eben zu, indem ich mehr esse. Und oftmals ist dies auch das Mittel der Wahl, denn wenn das Verhältnis von Körperfett zu Muskulatur in einem gesunden Maß zunimmt, schaltet der Betrieb wieder auf

Normalmodus. Aber manchmal geht das nicht so einfach vonstatten, denn die Eierstöcke sind auch noch Jahre später beleidigt, und es kann passieren, dass eine Dürrezeit (im Sinne einer leichten oder mittelschweren Essstörung) in der Vergangenheit gereicht hat und sich die Eierstöcke davon nicht erholt haben beziehungsweise erholen – und weiter auf Sparflamme arbeiten. Vor allem dann, wenn es eine Essstörung in der Pubertät gab, was ja besonders häufig der Fall ist.

Das gleiche Prinzip des Sparmodus greift leider auch bei Frauen, die besonders viel Sport treiben – und das sind nicht nur Leistungssportlerinnen. Für sie gilt, dass sich dabei das Muskel-Fett-Verhältnis zu sehr in Richtung Muskeln verschiebt und darunter die Eierstöcke und der gesamte reproduktive Apparat leiden.

Wir Ärzte können ja auch nicht alles, und einige Dinge, die entwickelt wurden, sind sicherlich nicht der Weisheit letzter Schluss. Man kann also vieles der Medizin vorwerfen, muss aber auch sagen, dass so ein paar Dinge nicht vollkommen unnötig sind. Und so ist es gelungen, dieses Problem mittels der modernen Medizin in den Griff zu bekommen. Und dabei geht es noch nicht einmal um künstliche Befruchtung, nein, manchmal reicht es bereits, den Eierstöcken künstliche Signale zu geben, damit sie die Produktion wieder aufnehmen.

Bei alledem sei nochmal erwähnt, welche ausnehmend wichtige Rolle die Psyche bei diesen Vorgängen spielt. Solange sie sich nicht im Gleichgewicht befindet, wird es schwierig. Ein Grund im Übrigen, dass selbst normalgewichtige, nicht rauchende, alkoholabstinente Frauen es schwer haben können, Kinder zu bekommen, ist beispielsweise besonders viel beruflicher oder privater Stress. Wie so oft im Leben ist es also der goldene Mittelweg, der Weg des möglichst Normalen, der am erfolgversprechendsten ist. Ein BMI kleiner als 19,8 vor der Schwangerschaft oder auch am Ende der Schwangerschaft genauso wie eine zu geringe Gewichtszunahme während der Schwangerschaft können dazu führen, dass das Ungeborene nicht richtig wächst und das Geburtsgewicht unter 2500 Gramm bleibt. Auf der anderen Seite: Wenn der BMI vor der Schwangerschaft größer als 40 ist, sind die mütterlichen und kindlichen Komplikationen zum Teil immens. Schwangerschaftsvergiftung sowie erhöhte Geburtsrisiken wie Saugglocken, Kaiserschnitte (und im Extremfall Geburtsschäden bis hin zum kindlichen Tod im Mutterleib) sind Probleme, die auftreten können. Alles recht unschöne Szenarien, die wir zwar im Kopf weit hinten haben sollten, uns aber auch motivieren können, so zu handeln, dass sie gar nicht erst eintreten.

Kaffee

Und sonst? Was kann man noch tun, um schwanger zu werden? Jetzt gehen wir Ihnen an das nächste lebenswerte Laster: Bereits mehrere Studien aus den 80er-Jahren zeigten, dass sich auch ein übermäßiger Koffeingenuss (deutlich über zwei Tassen pro Tag) negativ auf die weibliche Fruchtbarkeit auswirken kann. Die Schwangerschaft tritt weniger oft ein als bei Frauen, die keinen Kaffee trinken. Allerdings ist hier die Datenlage nicht ganz klar, denn einerseits vermindert Koffein die wichtigen Hormone Östrogen und Progesteron, verkürzt den Zyklus, andererseits scheint er auch den Eisprung zu fördern. Gut und schlecht also gleichermaßen? Eindeutig ungesund ist schon mal der Konsum von koffeinhaltigen „Energydrinks" wegen des Zuckers beziehungsweise des Zuckerersatzes.

Aber Kaffee und Tee? Kaffee und grüner Tee sind okay, auch Schwarztee in kleinen Dosen. Daher schließen wir uns mit unserer

Empfehlung auch der Amerikanischen Gesellschaft für Reproduktionsmedizin an. Wichtig ist, dass Sie auf die Schreibweise achten: in Maßen, nicht in Massen. Das heißt, ein bis zwei Tassen Kaffee oder Tee täglich sind okay, wenn man auf die koffeinhaltigen Energydrinks verzichtet. Bei den Männern ist das eindeutiger. Hier ist der negative Effekt nachgewiesenermaßen noch deutlicher.

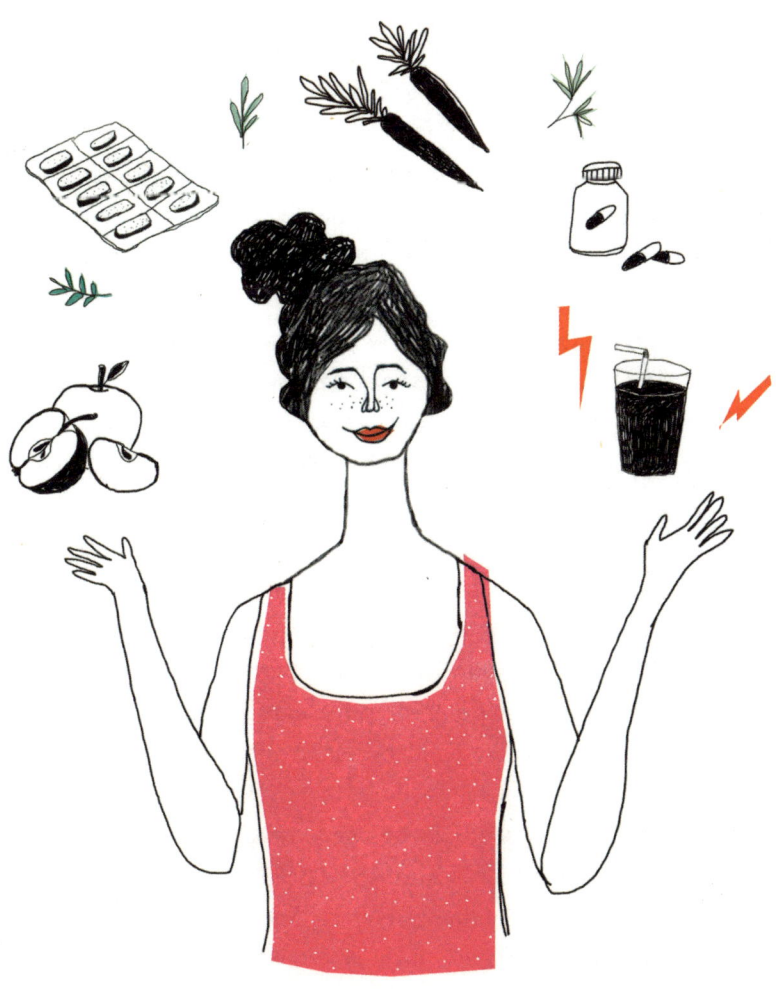

Sport

Sport gehört natürlich auch zu einem gesunden Leben dazu. Grundsätzlich ist es gut, sich sportlich zu betätigen, denn im Allgemeinen bewegen wir uns viel zu wenig. Und risikoreiche Sportarten dürfen, solange man noch nicht schwanger ist, natürlich auch weiter betrieben werden. Es ist also kein Problem, Fallschirmspringen zu gehen oder sich in einer Tonne die Niagarafälle runterzustürzen. Beachten Sie nur: Wenn Sie dabei draufgehen, hat es sich im Allgemeinen auch mit der Schwangerschaft erledigt! Sie springen gar nicht aus Flugzeugen oder haben keine anderen lebensgefährlichen Hobbys? Na, dann dürfen Sie auch weiterhin radeln, schwimmen, tanzen oder Schach spielen – was auch immer. Da wir wissen, dass Übergewicht Fruchtbarkeitsstörungen mit sich bringt und Sport bei Frauen einen sehr positiven Effekt hat, legen wir Ihnen eine bereits alte, aber nicht minder aktuelle Studie der 90er-Jahre ans Herz: Diese hat gezeigt, dass initial 80 Prozent der Studienteilnehmerinnen (unfruchtbare Frauen mit einem BMI über 30) keinen Eisprung hatten. Durch Sport, Diät und Verhaltensanpassung wurde innerhalb von sechs Monaten eine Gewichtsreduktion von circa 6,5 Kilogramm erreicht und damit wieder ein Eisprung. Und das ganz ohne ärztliches Zutun. Viele aktuelle Studien bestätigen das im Übrigen, gilt aber eben nicht für alle Frauen. Bei nicht übergewichtigen Frauen fand man heraus, dass es eine Steigerung der Unfruchtbarkeit gibt, wenn sie an vier oder mehr Tagen der Woche trainieren. Denn auch eine zu intensive sportliche Aktivität scheint das Risiko für ungewollte Kinderlosigkeit eher zu steigern – Stichwort Sparprinzip.

Allerdings zeigt sich in den wenigen vorhandenen Studien eine höhere Erfolgsrate bei der künstlichen Befruchtung, wenn Frauen auch während der Behandlung moderat Sport treiben. Das bedeutet also, dass eine moderate, nicht übermäßig sportliche Aktivität (neudeutsch: moderate physical activity) bei schwangerschaftswilligen Frauen gut ist.

Vitamine und Spurenelemente

So, nun genug vom Sport und dem Gewicht. Es gibt noch einiges mehr zu tun, um perfekt vorbereitet zu sein. Als Nächstes müssen wir nämlich die Vitaminreserven aufladen! Auch hier lohnt es sich, bereits einige Monate vor einer gewünschten Schwangerschaft ein paar Dinge anzugehen, die Sie – wie wir alle – wahrscheinlich bislang vernachlässigt haben. Oftmals sind nämlich, trotz einer, wie man meint, gesunden Ernährung, nicht alle notwendigen Vitaminreserven aufgefüllt. Da man ja meistens nicht so genau weiß, wann es so weit ist, sollte Frau prophylaktisch schon mal damit beginnen.

Folsäure

Fangen wir an mit der Folsäure. Viele wissen gar nicht, dass es sich dabei um ein Vitamin aus der Gruppe der B-Vitamine handelt. Folsäure ist sicherlich einer der wichtigsten Stoffe, deren Vorrat man rechtzeitig vor der Schwangerschaft auffüllen sollte. Im Normalfall wird dieses B-Vitamin über die Nahrung aufgenommen. Es findet sich zum Beispiel in Spinat, Mandeln, Linsen, aber auch in Leber oder Nieren. Dass Schwangere so manchen Heißhunger entwickeln – gern auf Süßes –, ist ja bekannt. Uns wurde allerdings noch von keinen Schwangerschaftspartys berichtet, bei denen sich die Damen auf einen schönen Innereieneintopf gestürzt haben. Vielleicht weil das so selten vorkommt, werden in einigen Ländern wie etwa den USA oder Kanada Getreideprodukte mit Folsäure angereichert, um die Folsäurespiegel bei den Frauen hoch zu halten. Nachdem 50 Prozent aller Schwangerschaften weltweit ungeplant auftreten und bei Frauen im gebärfähigen Alter oft ein Folsäuremangel besteht, geschieht das wohl mit Absicht.

Weshalb nun dieses Brimborium um Folsäure? Sie ist von Bedeutung, damit sich Zellen teilen und neu bilden können. Und glauben Sie uns, in einer Schwangerschaft teilen sich andauernd tausende und abertausende von Zellen. Das ist am Anfang der Schwangerschaft enorm wichtig, da bereits in der dritten Schwangerschaftswoche die Entstehung der Nervenzellen (wie die des Gehirns) beginnt. Das Vorhandensein von Folsäure verhindert bei dem Ungeborenen zum Beispiel einen Neuralrohrdefekt. Was ist bitte das Neuralrohr? Das ist definitionsgemäß die Anlage des zentralen Nervensystems in einem Embryo, also etwas richtig Wichtiges. Ein Defekt von diesem ist dementsprechend, wenn es sich nicht richtig entwickelt oder sich das Rohr unvollständig oder gar nicht verschließt. Man spricht hier auch von einer Spina bifida oder einem sogenannten offenen Rücken. Diese Fehlentwicklung kann in seiner schlimmsten Form zu einem völligen Fehlen des Gehirns und seiner umliegenden Strukturen bis hin zum Schädelknochen selbst kommen. Das ist nicht mit dem Leben vereinbar.

Laut der Bundeszentrale für gesundheitliche Aufklärung zeigen drei Prozent aller Fehlgeburten im ersten Drittel der Schwangerschaft sowie zwei bis vier Kinder auf tausend Lebendgeburten in Deutschland einen Neuralrohrdefekt. Das Neuralrohr schließt sich in den ersten drei Monaten der Schwangerschaft, bei einem Folsäuremangel kann es jedoch vorkommen, dass es dies nicht oder nur unvollständig tut. Wenn es zum Brunch keine Nierchen gibt, wird eine Dosis von 400 bis 800 Mikrogramm Folsäure pro Tag empfohlen. In manchen Situationen ist sogar eine deutlich höhere Dosierung nötig, fragen Sie hierzu Ihren Arzt.

Auch nach den ersten drei Monaten ist es sinnvoll, Folsäure weiter zu nehmen, weil es sich positiv auf die Werte des Hämoglobins auswirkt (die bei Schwangeren oftmals zu niedrig sind). So kann man einem Eisenmangel und Blutarmut entgegenwirken.

Offenbar scheint auch das Risiko für Frühgeburten und Kinder mit einem niedrigen Geburtsgewicht durch die Einnahme gesenkt werden zu können. Es wird empfohlen, Folsäure auch in der Stillzeit weiterhin einzunehmen. Nachdem wir keine eigene Folsäurefabrik besitzen, können wir ebenfalls erwähnen, dass es auch Studienergebnisse gibt, die dieses B-Vitamin in Verbindung mit einer höheren Fruchtbarkeit bringen. Ist es nicht wunderbar, endlich etwas zu lesen, das einem weder ein schlechtes Gewissen macht noch man sich dazu genötigt sieht, mit irgendetwas Lästigem wie dem Sport anzufangen? Da kann man ganz entspannt weiterlesen, denn so ein paar Vitamine lassen sich doch ganz leicht einnehmen – dafür braucht man nicht mal gute Vorsätze ...

Jod

In Kindertagen wurde uns schon suggeriert, dass Jod zumindest für unseren gelben Wellensittich Tweety wichtig sein könnte. Die Jod-S11-Körnchen im Trill-Vogelfutter wurden in der Werbung als für das Federvieh lebenswichtig angepriesen, in dem man einen tot von der Stange gefallenen Vogel als mahnendes Beispiel für das Füttern von Vogelnahrung ohne Jod zeigte. Anlässlich dieser Zeilen haben wir mal recherchiert. Jahrzehnte später verrieten Trill-Mitarbeiter, dass S-11 für Folgendes stand – halten Sie bitte sich fest: Für Sonnenschein-Körnchen und nach dem S in Sonnenschein würden nun einmal elf weitere Buchstaben folgen. Und da auch Vögel eine Schilddrüse haben und bei Fehlfunktion Atemprobleme bekommen könnten, wurde Trill zum Ziervogelfutter-Marktführer. Und was für Tweety und Konsorten taugt, gilt auch für uns und unseren kommenden Nachwuchs. Jod ist wichtig für die Entwicklung der Schilddrüse des Ungeborenen. Bereits in der zehnten bis 12. Schwangerschaftswoche startet die Funktion der Schilddrüse, zugleich haben die Frauen in der Schwangerschaft relativ häufig einen Jodmangel.

In unseren Breiten besteht grundsätzlich ein Jodmangel, was daran liegt, dass die Böden bei uns sehr jodarm sind und sowieso verstärkt auf die Aufnahme von Jod geachtet werden sollte. Man kann natürlich seinem Niereneintopf einige Meeresfrüchte und Seetang zugeben und das Ganze mit jodiertem Salz würzen. Dann hat man schon mal zwei Fliegen mit einer Klappe geschlagen. Aber im Ernst: Ein Mangel kann zu Schwangerschaftsbeginn zu einer Störung der Reifung des Nervensystems, des Gehirns und verschiedenen Fehlbildungen führen. Es kann zu Fehlgeburten kommen. Im weiteren Verlauf und auch bei Neugeborenen (deshalb sollte es auch in der Stillzeit eingenommen werden) können Schilddrüsenfunktionsstörungen mit Unterfunktion, verminderter Intelligenz sowie verlangsamtem Wachstum auftreten. Ein sogenannter Kretinismus ist zwar selten, allerdings in seiner maximalen Ausprägung mit einem Kropf, deutlicher Intelligenzminderung, Schwerhörigkeit, Knochenfehlbildungen und psychischen Auffälligkeiten zu verhindern. Und so sollten täglich hundert bis 200 Mikrogramm Jodid in der Schwangerschaft und Stillzeit eingenommen werden. Bei einer eigenen Schilddrüsenstörung muss mit dem Arzt Rücksprache gehalten werden, da man bei manchen Erkankungen vorsichtig mit der Jodeinnahme sein sollte.

Eisen

Es war schon früher seltsam, wenn man als Mädchen vom Kinderarzt gern mal Eisenmangel attestiert bekam, wo man doch selbst am besten wusste, dass man nie kraftvoll in einen Stahlträger gebissen hatte. Aber es ist, man mag es glauben oder nicht, eben doch in etwa ein und dasselbe: das Eisen, aus dem ein Messer geschmiedet wird, und das Spurenelement, das natürlich in einer leicht anderen Menge und Form als eine ICE-Schiene für uns Menschen so lebenswichtig ist. Und in einer Schwangerschaft braucht der Körper doppelt so viel Eisen, das heißt, im Gegensatz zu den normalerweise benötigten täglichen 15 Milligramm sind jetzt 30 Milligramm sinnvoll. Es ist dabei vor allem für die Mutter wichtig, da sie sich durch den Mehrverbrauch ansonsten sehr schwach, müde und leistungsgemindert fühlt. Nicht jede Frau hat beziehungsweise bekommt einen Eisenmangel in der Schwangerschaft. Es muss in der Kinderwunschplanung daher nicht notwendigerweise zusätzlich Eisen eingenommen werden. Aber auf eine entsprechende Ernährung mit Fleisch – vor allem rotes –, Fisch, Nüssen, Linsen oder Roter Bete darf geachtet werden.

Vitamin D

Das Vitamin D ist für die Entwicklung des Knochenwachstums, Knochenstoffwechsels im Allgemeinen und im Speziellen des geplanten Kindes in Kombination mit Kalzium wichtig. Das meiste wird über die Sonneneinstrahlung aufgenommen, und es ist daher in vielen Ländern nicht nötig, Vitamin D gesondert einzunehmen. Denkt man in Mitteleuropa an die Sommer der letzten Jahre, braucht man wohl kaum erwähnen, dass wir nicht zu diesen gesegneten Ländern gehören. Von Mangel wird gesprochen, wenn die Blutwerte unter 20 Nanogramm pro Milliliter liegen. In Fisch und Ei ist es beispielsweise reichlich enthalten. Man hat festgestellt, dass sich Vitamin-D-Rezeptoren an den Eierstöcken, der Gebärmutterschleimhaut und an der Plazenta (also dem Mutterkuchen), die dann später in der Schwangerschaft das Kind ernährt, befinden. In vielen Studien konnte man zeigen, dass Vitamin D bei Frauen mit Kinderwunsch eine Rolle spielt, besonders bei Übergewicht oder Krankheiten wie Endometriose oder beim polyzystischen Ovarsyndrom (PCOS, siehe Seite 135). Bei Letzterem scheinen gerade in Kombination mit Übergewicht zu niedrige Level von Vitamin D messbar zu sein, weshalb eine Verbindung zwischen dem Fettstoffwechsel und der Entstehung des Syndroms vermutet wird. Auch bei Übergewicht alleine sind die Vitamin-D-Reserven zu niedrig. Eine Verbesserung des Zyklus bei diesen Patientinnen konnte durch die Gabe von Vitamin D in manchen Studien nachgewiesen werden – in anderen wiederum nicht.

Vermutet wird auch eine positive Wirkung des Vitamins auf die Eizellreserven. Das heißt, dass wir länger und besser schwanger werden können, wenn wir genug Vitamin D im Blut haben. Ein ausreichender Vitaminvorrat scheint sich allgemein oftmals positiv auf die Fruchtbarkeit und die Einnistung des Embryos in die Gebärmutter (auch bei künstlicher Befruchtung) auszuwirken. Allerdings ist noch unklar, ob die Wirkung direkt durch das Vitamin oder durch seine Wirkung im Stoffwechsel bei Kalziummangel oder Östrogensteuerungsfunktionen am Eierstock hervorgerufen wird.

Ist die Schwangerschaft eingetreten, sollte ein Vitaminmangel vermieden werden, denn sonst können unschöne Dinge wie Schwangerschaftsvergiftung oder vermindertes Geburtsgewicht des Kindes entstehen. Auch wenn die Studienlage noch nicht ganz klar ist, so nimmt man an, dass tausend Einheiten Vitamin D als Tagesdosis sinnvoll sind.

Kalzium

Kalzium ist wichtig in Zusammenhang mit dem Stoffwechsel und ein Helfer, damit das Vitamin D richtig arbeiten kann. Und das ist natürlich besonders wichtig in einer Schwangerschaft. Davor ist es allerdings nicht nötig, die Reserven durch zusätzliche Einnahme aufzufüllen, denn wenn man sich „normal" ernährt, reichen schon 150 Milliliter Milch, eine Scheibe Käse oder Gemüse wie Brokkoli, Fenchel oder Lauch aus. Hundert Milligramm Kalzium täglich verringern die Rate von Schwangerschaftsbluthochdruck, Frühgeburten sowie Schwangerschaftsvergiftungen.

Das sind nur die wichtigsten Vitamine und Spurenelemente, die wir erwähnen möchten. Es gibt so unglaublich viele weitere, dass es zu weit führen würde, hier alle aufzulisten. Aber immer wieder – das haben Sie bestimmt bemerkt – kommt es auf die Faustregel an, die leicht mit zwei bis drei Worten beschrieben ist: gesunde, ausgewogene Ernährung. Diese ist genauso wichtig wie Bewegung an der frischen Luft, denn auch das kann helfen, eventuelle Mängel auszugleichen. Ihr begleitender Arzt kann, falls Bedarf besteht, bestimmte Parameter oder Mangelerscheinungen mittels einer Blutentnahme bestimmen.

Am Ende dieses kleinen Ausflugs sieht man, wie viel Frauen selbst tun können, damit sich eine erfolgreiche und gesunde Schwangerschaft einstellt. Natürlich wissen wir Ärzte, dass zwischen Theorie und Praxis Welten liegen und es immer leichter gesagt als getan ist. Von daher versucht man es am besten nicht auf Teufel komm raus, sondern lässt den veränderten Lebenswandel mit dem Partner zusammen Teil des neuen und neu entstehenden Lebens werden. Denn erstens ist es ja ein gemeinsames Projekt, zweitens tut es den Männern oftmals auch gut, und drittens ist Stress ja absolut kontraproduktiv – wie wir gesehen haben beziehungsweise noch weiter sehen werden.

Apropos Mann. Müssen wir Frauen eigentlich alles alleine machen? Ne, natürlich nicht. Es gibt eine Reihe von Dingen, die die anderen 50 Prozent der Fruchtbarkeitswelt ebenfalls tun beziehungsweise lassen sollten. Also: Auf geht's.

7 SELBST IST DER MANN!
Was der kommende Vater tun kann, um optimale Bedingungen zu schaffen

So, liebe Herren der Schöpfung, mal ganz unter uns: Es ist erschreckend, wenn wir einer großen Studie aus dem wundervollen Schweden Glauben schenken, die im Juni 2017 erschienen ist. Danach waren bei 80 Prozent aller Befragten Schwangerschaften geplant, doch gerade einmal 17 Prozent der Männer haben irgendetwas dafür getan, ihre Fruchtbarkeit durch die Anpassung ihres Lebensstils womöglich zu steigern. Die Zahl stieg ein wenig, sobald die Beratung in einem Kinderwunschzentrum ins Spiel kam. Wahrscheinlich wurde erst da verstanden, dass es Ernst ist und wirklich um etwas geht. So ticken Männer halt nun mal. Äh, also manche. Also 63 Prozent, die nichts taten und ein Kind geplant hatten! Aber mal ganz ehrlich: Ist das nicht erschreckend viel? Natürlich ist das auch gesellschaftlich bedingt, weil es ja quasi in der Natur der Dinge liegt, dass sich Frauen mehr mit dem Thema Kinderwunsch befassen, als es Männer oftmals tun. Aber das sollte doch eigentlich keine Entschuldigung sein, oder? Gerade in der heutigen, doch so aufgeklärten Zeit. Vielleicht ist bisher kaum oder zu wenig darauf geachtet worden, dass Männer ausreichend darüber aufgeklärt werden, was sie im Vorfeld alles tun können und wie es um ihre eigene Fruchtbarkeit steht. Denn: Zum Kinder-in-die-Welt-Setzen gehören Weiblein und Männlein. Höchste Zeit also, dieses Thema intensiv zu beleuchten.

Erst einmal ganz offen gefragt: Ist Ihnen, lieber Ratgeber-lesender Mann (oder falls Ihnen das gerade vorgelesen wird, achten Sie jetzt mal darauf, wie sich die Stimmlage Ihrer Partnerin verändert), bewusst, dass auch Sie selbst einen nicht unwichtigen Einfluss darauf haben, ob eine gesunde Schwangerschaft überhaupt zustande kommt? Falls nicht, muss sich das schleunigst ändern, das zeigt sich allein schon daran, dass weltweit die Qualität der Spermien abnimmt. Das muss Ihnen doch zu denken geben, Sie sind doch ein MANN! Da will man doch ausgerechnet das, was aus seinem besten Stück zur Fortpflanzung ausgeschüttet wird, nicht von schlechter oder schlechter werdender Qualität wissen. Also wirklich. Und kommen Sie uns jetzt nicht damit, dass das alles nur an den Umwelteinflüssen liegt...

Oder sagen Sie: Pah, bei mir kommt nur allererste Sahne zum Einsatz, bei mir gibt's nur Qualitätsware! Dann glauben Sie es also nicht? Obwohl die Studienlage eindeutig ist... Nein, nichts zu machen. Woran das liegt? Ursachenforschung betreiben wir an anderer Stelle, es muss ja auch einen Anreiz geben weiterzulesen. Hier interessiert uns erst mal, wie Mann seine Spermienqualität verbessern und seinen Teil dazu beitragen kann, das Weiterbestehen der Menschheit zu garantieren. Schauen wir uns zunächst – wie bei den Frauen – das Wohlstandsleben mit seinen Lastern an.

Rauchen

Auch wenn in der kinderwünschenden Beziehung die Frau nicht zum Glimmstängel greift, sondern nur der Mann quarzt, kommt es allein schon dadurch zu geringeren Raten an Schwangerschaften. Die Qualität der Spermien bei Rauchern ist genauso verringert wie die Quantität und Beweglichkeit der zierlichen Wesen. Fatalerweise bekommt darüber hinaus das genetische Material durchs Rauchen Schäden in den Spermien, sodass ein erhöhtes Krebsrisiko bei Kindern von Rauchern besteht. Auch keine schöne Zahl: Zwei Drittel der Männer mit Impotenz sind Raucher. Sie werden es wissen, und es ist hart, es schwarz auf weiß zu lesen. Impotenz bedeutet im allgemeinen Sprachgebrauch, dass der Mann nicht in der Lage ist, einen steifen Penis zu bekommen – wodurch allein schon der Geschlechtsakt unmöglich wird.

Doch jetzt nicht gleich die Flinte ins Korn werfen, nur weil man mal vor einiger Zeit geraucht hat. Es konnte nämlich auch gezeigt werden, dass die Qualität der Spermien steigt, und damit auch die Wahrscheinlichkeit einer Schwangerschaft, wenn die Männer Ex-raucher sind. Es lohnt sich also jederzeit und am besten frühestmöglich, mit dem Rauchen aufzuhören beziehungsweise erst gar nicht anzufangen. Von den Risiken des Passivrauchens für die schwangere Frau und das frisch geborene Kind ganz zu schweigen. Ein kleiner Anreiz, wenn es doch mal länger dauert mit dem Kinderwunsch: Nachgewiesenermaßen steigt pro Jahr der männlichen Nikotinkarenz die Wahrscheinlichkeit einer erfolgreichen Fruchtbarkeitstherapie um vier Prozent.

Kaffee

„Der Kaffee ist fertig, klingt das nicht unheimlich zärtlich?" Den Schlager des Peter Cornelius in Ehren, aber wir müssen kurz übers Kaffeetrinken mit Ihnen reden. Fangen wir ganz positiv an: Man weiß, dass geringer Kaffeekonsum grundsätzlich vor Krankheiten des Herz-Kreislauf-Systems, der Gefäße, sogar vor Zuckerkrankheit schützen kann. Doch wie alles im Leben: Zu viel ist zu viel. Denn erhöhter Konsum wirkt sich vielfach schädlich aus. Aber was ist mit der Fortpflanzung? Welche Folgen hat da das Koffein? Das steckt ja in Kaffee, Tee und koffeinhaltigen Getränken. Erst einmal ruhig Blut: Es scheint, dass sich das Koffein selbst nicht allzu schädlich auf die Spermien auswirkt, allerdings wirken besonders koffeinhaltige Getränke nachteilig. Also die jenseits des Morgenkaffees, des Espressos danach oder der feinen Tasse Earl Grey zur Tea Time. Besorgniserregend ist der zunehmende Konsum der Koffein-hochdosierten Energydrinks bei jungen Menschen! Das Koffein darin scheint in Kombination mit dem Zucker beziehungsweise dem Zuckerersatz dazu zu führen, dass die Menge, die Konzentration und das Volumen der Spermien im Samenerguss geringer werden.

Wieso scheint? Weil das letztendlich noch nicht ganz bewiesen ist. Und es kann sein, dass, egal wo das Koffein herkommt, außerdem die genetische Information – also die DNA – im Spermium negativ verändert wird. Das heißt, es kommt zu Fehlbildungen beziehungsweise Behinderungen oder auch Fehlgeburten. Dies ist vor allem in Kombination mit Alkohol und Zigaretten der Fall. Und schlussendlich dauert es bei massivem Koffeingenuss länger, bis eine Schwangerschaft eintritt. Das Ganze ist abhängig von der Menge an koffeinhaltigen Getränken, wobei unter drei Tassen täglich als harmlos gelten und über acht als deutliches Risiko. Allerdings ist die Studienlage insgesamt dazu recht dünn und auch widersprüchlich, es sind nur erste Annahmen, sodass eine klare Empfehlung hierzu nicht gegeben werden kann.

Ernährung und Gewicht

In unserer Wohlstandsgesellschaft sind auch unter Männern Übergewicht sowie Fettleibigkeit ein relevantes Thema. Weltweit sind 1,6 Billionen Erwachsene übergewichtig und weitere 400 Millionen fettleibig. Da kommt also eine ganze Menge Fett und Speck zusammen. Wie auch bei den Frauen werden nicht nur Zuckerkrankheit, Bluthochdruck, erhöhte Cholesterinwerte, Schlafstörungen sowie Knochenprobleme dadurch verursacht, sondern auch die Unfruchtbarkeit beim Mann. Es kann beispielsweise zu Erektionsstörungen kommen, denn 80 Prozent der Männer mit der Schwierigkeit, einen steifen Penis zu bekommen, sind übergewichtig. Das ist das erste Problem. Das zweite: Nachgewiesenermaßen besteht ein alarmierend direkter Zusammenhang (so heißt es in der Studie) zwischen zu wenig Spermien, schlecht funktionierenden Spermien, DNA-Schäden und Übergewicht. Das liegt unter anderem daran, dass sich Übergewicht ungünstig auf die männlichen Hormone auswirkt.

Anders als bei der Frau kommt es nicht zu einer erhöhten Testosteronausschüttung. Das wäre ja jetzt mal gut, stattdessen kommt es zu einem Testosteronmangel und damit zu einem Überschuss des weiblichen Hormons Östrogen. Statt des Testosterons wird es vermehrt aus deren gemeinsamer Vorstufe produziert.

Na super, also alles umgekehrt. Dadurch ist der gesamte Hormonkreislauf beim Mann im Ungleichgewicht. Genau wie bei der Frau wird das falsche Signal an das Gehirn gegeben, dass nämlich keine Hormone mehr produziert werden müssen. Genau wie bei der Frau wird das Ganze zusätzlich bei zuckerkranken Männern noch durch das Insulin beziehungsweise seine Resistenz verstärkt. Durch all diese Faktoren – vor allem aber aufgrund des Testosteronmangels – können sich die Spermien eben schlecht entwickeln oder funktionieren nicht richtig. Eventuell erleiden sie bereits in ihrer Herstellung schwere DNA-Schäden. Der Mann wird zumindest zeitweise unfruchtbar.

Und auch ein weiterer Zusammenhang konnte recht deutlich aufgezeigt werden: Je übergewichtiger der Mann, desto schlechter die Spermien. Der Zusammenhang ist direkt proportional. Bei einem BMI von über 25 kg/m² zeigt sich eine 80-prozentige Reduktion der Wahrscheinlichkeit, dass eine Schwangerschaft normal eintritt. Dazu noch eine kleine Anmerkung, die sich lustig anhört, aber ernst zu nehmen ist. Durch das Übergewicht scheint zusätzlich die Temperatur in den Hoden anzusteigen, da auch das Fett zu viel ist, das den Hoden umschließt. Der Hoden wird passenderweise wie das Frühstücksei von einem „Fett"-Eierwärmer umschlossen und warm gehalten. Das ist relevant, da die Produktion der Spermien nur bei 33 bis 35 Grad Celsius optimal abläuft und Überwärmung für die zarten Wesen nicht förderlich ist und bei ihnen zu sogenanntem oxidativem Stress führt. Das hatten wir ja schon beim Rauchen ... Was war das nochmal? Einfach gesagt: zu wenig Sauerstoff. Der wiederum führt zur Ausschüttung von Stresshormonen, die wiederum zu verminderter Spermienproduktion. Außerdem kann es bei Hitze und Stress zu Zellschäden und einer verminderten Spermienqualität kommen. Tatsächlich soll eine Hodenfettentfernung, ja das gibt es, bei Übergewicht Besserung bringen. Ob allerdings das konventionelle Abnehmen nicht vielleicht die einfachere und angenehmere Variante gegenüber der „Hodenfettabsaugung" ist, bleibt jedem selbst überlassen. Und ob es sich wirklich um eine Absaugung handelt, möchten wir hier nicht mit hundertprozentiger Sicherheit bestätigen, das bleibt auch vielleicht am besten der Fantasie des Betrachters überlassen ... Zu guter Letzt führt das Übergewicht natürlich zu einer unzufriedenen Körperwahrnehmung. Und weil vieles beim Menschen eben auch in der Birne seine Ursache hat, kann das wiederum auch die Funktionstüchtigkeit des Penis weiter herabsetzen und die Erektion und die Performance des Mannes zusätzlich mindern.

Auch hier ein Teufelskreis, den es zu durchbrechen lohnt. Gewichtsregulierungen, auch durch operative Verfahren wie Magenbänder, Hormonersatz bei Testosteronmangel etc. sind für extreme Fälle immer noch Möglichkeiten, die mitausgeschöpft werden können. Aber sie sollten die Ultima Ratio sein, denn am einfachsten, na ja, vielleicht nicht am einfachsten, aber am sinnvollsten ist: eine Gewichtsreduktion durch Sport sowie eine Ernährungsumstellung. Sie bringt die Fruchtbarkeit und das Hormongleichgewicht wieder zurück, vor allem wenn sie über einen langen Zeitraum passiert und es keinen Jo-Jo-Effekt gibt. Also: Ran an den Speck – der Erfolg ist vielversprechend! Und wie bei allen hier angesprochenen Punkten gilt auch, dass das Gewicht alleine nicht ausschlaggebender Faktor ist. Die genetischen Voraussetzungen, die hormonelle Grundsituation sowie die Umwelt spielen auch noch eine Rolle. Der Vollständigkeit halber sei erwähnt, dass Männer tatsächlich eher seltener zu Untergewicht neigen. Denn – wie auch bei den Frauen – führt nicht nur ein zu hoher BMI, sondern auch ein zu niedriger BMI unter 19 zu verminderter Fruchtbarkeit. Das ist logisch, denn die richtige Ernährung und eine ausreichende Vitaminzufuhr beim Mann sind unabdingbar für das reibungslose Funktionieren der Spermien. Spannenderweise gibt es reichlich Studien zur Ernährung des (un-) fruchtbaren Mannes. Dabei stellte sich heraus, dass tatsächlich das, was Mann isst, auch das ist, was Mann ist beziehungsweise produziert – nämlich am Ende des Tages gute oder schlechte Spermien. Dabei werden die Qualität, Menge, Schnelligkeit und Konzentration im Samenerguss beeinflusst. Das sind ja gleich mehr als drei Dinge auf einmal. Ja, also wirklich keine Kleinigkeit.

Genau wie bei der Frau zeigt sich, dass eine gesunde (manchmal auch als mediterran bezeichnete) Ernährung dazu führt, dass die Spermienqualität gut ist beziehungsweise gut wird, wenn es zu einer Ernährungsumstellung kommt. Und die sieht so aus: ausgewogen, recht kalorienarm, dafür mit Fisch, etwas Fleisch, reichlich Vitamine durch Obst, Gemüse sowie Vollkornprodukte. Östrogenhaltige Nahrungsmittel wie zum Beispiel Sojaprodukte scheinen die Spermienqualität dagegen tatsächlich zu beeinflussen, denn wir wissen ja bereits, dass zu viele weibliche Hormone für die Männer nicht gut sind. Kartoffeln, fetthaltige Nahrungsmittel, Käse, gesüßte Getränke oder Süßigkeiten im Allgemeinen sowie viel rotes Fleisch, Kaffee und Alkohol schaden ebenfalls den Spermien. Dabei sind besonders die drei Letzten zu erwähnen, die zu verminderten Schwangerschaftsraten der Frau führen können. Verdammt, also mein Mettbrötchen jeden Abend ist wohl vom Speiseplan gefallen? Ja, ätzend, wissen wir. Aber positiv gesehen glücklicherweise auch der Sojaburger. „Aber was ist denn mit meinem Feierabendbier?", mag der ein oder andere nun denken …

Alkohol

50 Prozent aller Männer trinken regelmäßig Alkohol, na, wer hätte das gedacht? Wir denken da an Männerfußballabende, Après-Ski-Partys oder auch den berühmten Vatertag, der ja hoffentlich für viele bald eintreten mag. Aber bis es so weit ist mit dem Vatertag, müssen Sie, liebe Herren, die Trinkexzesse etwas nach hinten schieben, denn nachgewiesenermaßen hat Alkohol eine schädliche Wirkung auf die Spermien, auch wenn die genaue Ursache dahinter noch unklar ist. Nicht nur die Menge wird durch ihn herabgesetzt, sondern auch das Aussehen und die Qualität – genauso wie die Spermienbeweglichkeit. Das zeigt sich vor allem, wenn täglich sehr viel Alkohol konsumiert wird.

Ferner kann die Leber Schaden nehmen und so mit der Hormonproduktion durcheinanderkommen, es entsteht ein Chaos in der Testosteronausschüttung, die ja für die gute Produktion der Spermien unerlässlich ist. Außerdem ist durch das Gift Alkohol die sexuelle Funktion gestört (das heißt, der Geschlechtsakt per se ist eingeschränkt, in manchen Fällen ist er gar unmöglich), die Lust sinkt, und dann wird das mit dem Kindermachen erst recht schwierig, und der Vatertag rückt in noch weitere Ferne. In Studien wurde gezeigt, dass der tägliche Alkoholkonsum die größten Schäden für die männliche Fruchtbarkeit anrichtet, ganz besonders in der Kombipackung Alkohol, Zigaretten und Übergewicht. Also wieder zurück zu uns Moralaposteln: Das Trio infernal ist fatal! Finger weg vom täglich harten Alkohol! Stattdessen lieber raus an die frische Luft. Das alles gilt Gott sei Dank nur für den reichlichen Alkoholkonsum, anders verhält es sich bei mittlerem oder geringem. Denn da steigt im Blut „nur" das Testosteron an und bringt den Regelkreis durcheinander, die Spermien bleiben aber meist unbeirrt. Puhhh. Es sieht also so aus, als ob das wohlverdiente Feierabendbier hin und wieder doch drin ist – was für eine Erleichterung.

Vitamine

Raus an die frische Luft? Ja, denn es wurde nachgewiesen, dass bei guten Vitamin-D-Werten auch eine bessere Qualität der Spermien und deren Beweglichkeit zu finden ist. Das Vitamin D nehmen wir zum großen Teil bei Sonneneinstrahlung über unsere Haut auf, deshalb: Alle Mann nach draußen – und das am besten bei Tageslicht. Ausschweifendes Um-die-Häuser-Ziehen in der Nacht ist hier nicht gemeint. Auf der anderen Seite zeigte sich, dass bei unfruchtbaren Männern ein zu niedriges Vitaminniveau im Blut vorliegt, obwohl diese in Ländern mit hoher Sonneneinstrahlung leben. Hier wird ein Zusammenhang mit dem männlichen Geschlechtshormon Testosteron diskutiert. Auch übergewichtige Männer weisen häufig einen zu niedrigen Vitamin-D-Level auf. Noch ein Grund mehr, raus an die frische Luft zu gehen, am besten zum Laufen oder Sporttreiben.

Das ist sehr interessant, denn bereits bei den Frauen konnten wir sehen, dass ein Vitamin-D-Mangel auch zu schlechterer Reproduktionsfähigkeit führt. Allerdings ist auch hier genauso wie bei den Frauen die Studienlage noch nicht eindeutig, sodass keine klaren Empfehlungen abgegeben werden können. Vitamin D und Kalzium sind zusammen wichtig für den Vorgang der Befruchtung, wenn also das Spermium auf die Eizelle trifft und in sie eindringt. Man weiß, dass dieser Mechanismus Kalzium-gesteuert abläuft. Aber es geht ja nicht nur ums Vitamin D.

Grundsätzlich wirken verschiedene Vitamine antioxidativ, was gut ist, denn das heißt, sie verhindern den bereits erwähnten oxidativen Stress. Nochmal zur Wiederholung: den Sauerstoffmangel. Somit können viele Prozesse im Körper besser ablaufen, in unserem Fall die Fortpflanzung. Die Vitamine verbessern die männliche Fruchtbarkeit dahingehend, dass sie die Spermienentwicklung fördern, sie vor Zellschäden bewahren und das gesamte Gewebe im

Hoden schützen. Also doch eine ganze Menge. „Mist!", denken Sie jetzt. „Da hatte meine Frau doch recht mit ihrem Vitaminfimmel."

Wer schon einmal eine Kochshow mit Alfons Schuhbeck gesehen hat, kann das hier wahrscheinlich im Schlaf aufsagen: Reichlich Antioxidantien stecken zum Beispiel in schwarzen Bohnen, Beeren, dunkler Schokolade, Äpfeln, Orangen, Nüssen, Milch, Karotten, Aprikosen, Paprika, Avocados, Tomaten etc. In Vitaminpräparaten sind besonders Vitamin E und C, Selen, Zink, Coenzym Q_{10} und L-Carnitin als antioxidative Substanzen erwähnenswert.

Sport

Bei Männern zeigte eine Studie aus den USA, dass die Samenqualität durch Sport – im Besonderen der Sport im Freien (da ist es wieder!) – sowie durch Krafttraining (dies allerdings in geringerem Maße) verbessert wird. Dabei ging es um in etwa drei Stunden Sport pro Woche. Das scheint daran zu liegen, dass kurzer und intensiver Sport die Testosteronproduktion kurzfristig ankurbelt, Aktivitäten an der Luft die Vitamin-D-Zufuhr erhöhen und ganz nebenbei auch die Lust auf Sex. Jetzt wird's interessant, oder? Lust auf Sport bekommen? Aber vorsichtig, denn exzessiver Sport beziehungsweise

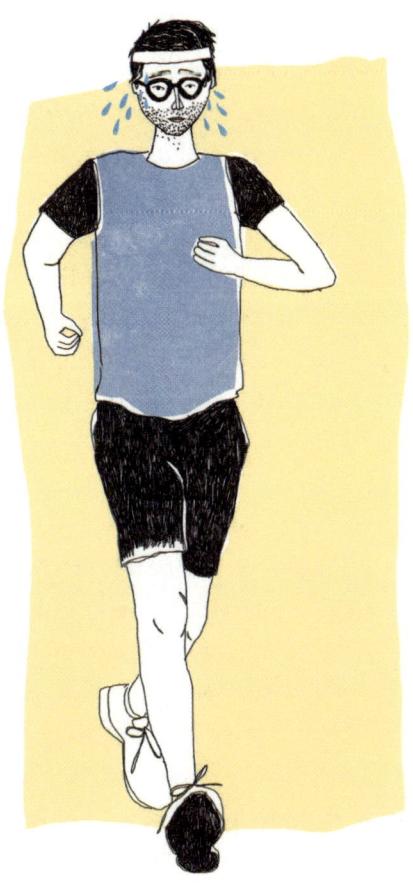

Leistungssport wiederum verschlechtert die Spermienqualität, das konnte in einer Studie mit Triathleten nachgewiesen werden: Sowohl bei exzessiven Läufern als auch bei Rennradfahrern ist die Spermienqualität schlechter als bei Männern, die auf das Laufen beziehungsweise Radfahren verzichten. Das liegt unter anderem an der lang andauernden Erwärmung des Körpers und einer damit einhergehenden relativen Überwärmung der Hoden, also ganz so wie beim Übergewicht. Die Spermien brauchen Platz, keine Reibung und eine optimale Temperatur von circa 33 bis 35 Grad Celsius, um sich bestmöglich entwickeln zu können. Deswegen hängt der Hodensack ja außerhalb des im Grunde viel zu warmen menschlichen Körpers. Beim Radfahren kommt es zu intensiver Reibung durch enge Kleidung und durch den sportlichen Fahrradsattel außerdem zum Abdrücken von Gefäßen, was im Klartext nichts anderes bedeutet, als dass keine Blutversorgung für die Hoden mehr stattfindet. Des Weiteren sinkt beim Leistungssport der Testosteronspiegel – und ohne Testosteron keine Spermienproduktion... Was heißt das jetzt für uns? Also Sport: ja. Aber bitte nicht unbedingt ausschließlich Rennradfahren. Allerdings scheiden sich auch hier die Geister, anhand der von uns gefundenen aktuellen Studien halten wir diesen Punkt jedoch für zumindest erwähnenswert.

Und sonst noch? Nun, es sollte alles drangesetzt werden, um das beste Stück und seine beiden Gefährten nicht einzuengen beziehungsweise zu überhitzen. Angefangen beim Rennradsattel über zu enge Unterwäsche, zu enge Hosen, Autositzheizungen (im Sommer also nicht auf Stufe drei stellen) bis hin zu langen Saunabesuchen oder das Arbeiten mit dem Laptop auf dem Schoß als Wärmequelle. Auch dies sind Empfehlungen unsererseits, da die Meinungen hier auseinandergehen und die Studienlage diesbezüglich sehr dünn ist. Gerne werden hier die Finnen als Gegenbeispiel zitiert, die ja auch nicht alle unfruchtbar sind... Ob auch die Handystrahlung in der

Hosentasche zu eingeschränkter Fruchtbarkeit führt, ist ebenfalls noch nicht geklärt. Aber sicherlich sinnvoll ist der ausreichende Schlaf: Besonders bei Männern nehmen Spermienmenge und -qualität ab, je weniger sie schlafen.

Die Studie aus Schweden – das sei abschließend noch gesagt – hat gezeigt, dass die Männer, um etwas für ihre Fruchtbarkeit zu tun, als Allererstes von all den aufgezählten Dingen bereit wären, den Alkoholkonsum zu reduzieren oder ihn gar ganz einzustellen. Womöglich könnte diese Art der Prioritätensetzung aber auch an den Alkoholpreisen in Schweden liegen. Aber selbst wenn der Alkohol nicht der wichtigste Punkt von allen ist, so ist es immerhin ein erster Schritt und hat sicher auch was mit Loyalität gegenüber den Frauen zu tun. Also, auf geht's Männer, entgegnen Sie den Skandinaviern mit ihren schlechten Zahlen, dass Sie hierzulande zu deutlich mehr bereit sind als die armseligen 17 Prozent. Das nächste Silvester, Après-Ski oder Männerwochenende kommt bestimmt, und da wäre es doch toll, wenn es bis dahin schon geklappt haben könnte. Und bis dahin geht es im nächsten Urlaub zum Wandern in die Berge, zum Zelten ans Meer – auf alle Fälle an die frische Luft, in der man besonders gut schläft und der Laptop daheim gelassen werden muss.

8 ÄHM JA ... DAS ALTER!
Warum wir nicht unendlich lange Zeit haben, Eltern zu werden

Auch wenn es biologisch logisch erscheint, dass Frau und Mann unterschiedlich lange an die Kinderplanung herangehen können, so ist es doch essentiell, sich über das richtige Alter beider zukünftiger Elternteile Gedanken zu machen. In der heutigen Zeit scheint bis ins hohe Alter ja so ziemlich alles möglich ... 80-Jährige werden als Berater von Firmen und Politikern eingesetzt, 90-Jährige laufen den Berlin-Marathon, als wäre es ein Kaffeekränzchen, ach, und Hundertjährige steigen aus den Fenstern ihrer Altersheime, um die Weltgeschichte zu verändern. Und liest man nicht andauernd von 60-jährigen Frauen, die auf dem Gipfel ihrer Gebärfähigkeit Kinder in die Welt setzen, als wären ihre Körper gerade in die Phase der Volljährigkeit eingetreten? Nun ja, vergessen wir mal alle Extreme.

Viele Paare planen erst nach abgeschlossener Ausbildung und mitten im Berufsleben, Kinder zu bekommen. Und sind da meist über 30 Jahre alt. Das ist natürlich erst mal nicht so schlecht, denn mit zunehmendem Alter sollte man reifer, gefestigter sein und mit beiden Beinen im Leben stehen. Im Optimalfall ist man sogar finanziell unabhängig – das sollte man zumindest meinen. Das hieße dann sozioökonomisch stabil. Klingt super, gell? Oder sehen Sie das anders, wenn Sie den Mann an Ihrer Seite so betrachten? Das mit der Reife? Na ja, das soll jeder für sich selbst entscheiden. Grundsätzlich sollte man natürlich ein Kind im fruchtbaren Alter bekommen, allerdings wird von der Allgemeinbevölkerung das fruchtbare Alter bei Frauen gerne falsch eingeschätzt. Wissen Sie es? Ganz sicher? Auch Ihr Mann? Eventuell aus den Medien? Unter anderem tragen diese mit ihrer Berichterstattung über Extrembeispiele – oft aus der Promi-Welt – nämlich dazu bei, dass das gebärfähige Alter überschätzt wird. Na sicher, Nicole Kidman war das erste Mal mit 41 schwanger, oder Geena Davis: Sie bekam ihr erstes Kind mit 46 und Zwillinge mit 48. Noch extremer Gianna Nannini, die im zarten Alter von 54 erstmals Mutter wurde. Dass die Prominenten mit 54 noch schwanger werden, ist sicherlich nicht allein ihrem eigenen Körper geschuldet. Denn oft genug kommt es durch Unwissenheit, wie lange man überhaupt im gebärfähigen Alter ist, zu einem unerfüllten Kinderwunsch. Und viel zu oft hören wir den Satz: „Hätten wir nur gewusst, dass …"

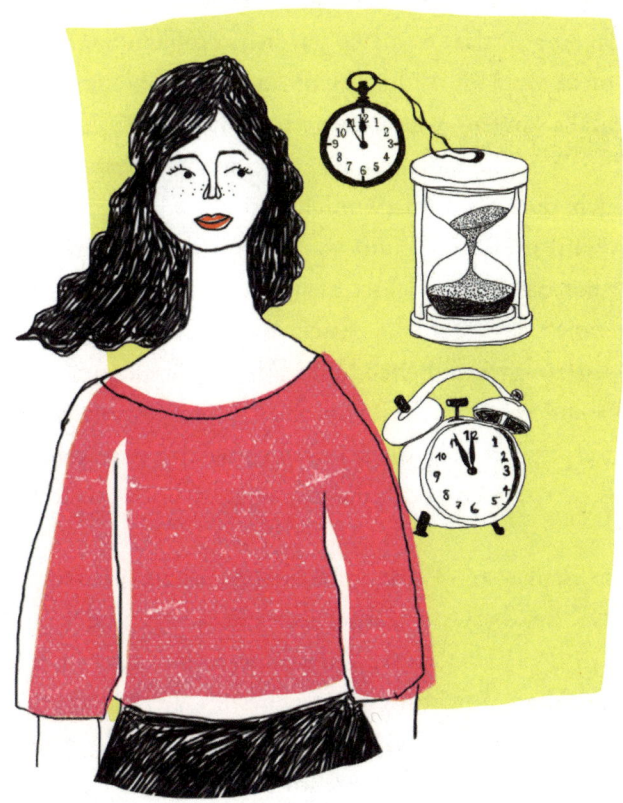

Was passiert, wenn wir älter werden?

Auf der einen Seite nehmen Bluthochdruck, Zuckerkrankheit, Übergewicht, Krampfadern etc. zu, was eine Schwangerschaft deutlich verkomplizieren und erhöhte Risiken für Mutter und Kind mit sich bringen kann. Alteleutekrankheiten eben, die plötzlich eine ungeahnte Rolle spielen können. Zudem steigt die Rate an Fehlgeburten mit zunehmendem Alter deutlich an. Auf der anderen Seite sinkt die Rate der Schwangerschaften deutlich ab.

So ist das beste reproduktive Alter zwischen 18 und 30. Das belegen Studien und die Geburtenraten. Und: Hätten Sie es gewusst? Sehr gut, dann sind Sie nämlich nur ein sehr kleiner und optimal aufgeklärter Teil der Bevölkerung. Denn leider gehen die meisten Paare davon aus, dass es bis 40 gar kein Problem ist, ein Kind zu bekommen. Und bis 45 höchstens kleinere Problemchen und gegebenenfalls längere Wartezeiten das einzige Hindernis auf dem Weg zum Wunschkind darstellen. Irrtümlicherweise denken viele Paare auch, dass ein Kinderwunschzentrum es im Bedarfsfall schon richten wird und den Traum vom Wunschkind jederzeit erfüllen kann. Aber das stimmt leider nicht. Auch in den Kinderwunschzentren spielt das Alter eine entscheidende Rolle beim Erfolg oder eben Misserfolg einer Behandlung. Ab 35 Jahren spricht man bei Erstgebärenden sogar schon von einer Risikoschwangerschaft, was im Mutterpass auch als solche dokumentiert ist und immer wieder für großes Erstaunen und Entsetzen sorgt.

Wieso ist das so? Bei den Frauen geht es zunächst um die Eizellreserve. Bei der Geburt einer jeden Frau liegen circa 1.000.000 Follikel in den Eierstöcken. Wir erinnern uns kurz: In den Follikeln reifen die befruchtungsfähigen Eizellen heran. Mit 30 Jahren sind es nur noch 100.000 und mit über 40 Jahren dann gerade mal 10.000 – und jetzt wäre eigentlich die natürliche Fruchtbarkeit vorbei. „Ach, aber wir haben doch noch 10.000 Stück, so viele Kinder will ich doch gar nicht ... alles easy!", werden Sie denken. Von diesen 10.000 lässt sich für unsere Zwecke aber leider nur noch ein kleiner Bruchteil, wenn überhaupt, aktivieren. Das war's dann eben einfach. Klingt irgendwie unfair? Ist aber leider so.

Allerdings ist es nicht nur die Eizellreserve, sondern auch die Rekrutierung der Eizellen, die zunehmend geringer wird. Das lässt sich im Blut mit dem sogenannten Anti-Müller-Hormon (AMH) messen. Daran kann man ganz gut ablesen, wie gut die Eizellreserve und das Rekrutieren der Eizellen noch funktionieren. Was bedeutet das genau? Ab welchem Alter sollte man sich ranhalten mit dem Kinderkriegen? In der Regel sind der AMH-Wert und die Eizellreserve bis zum 35. Lebensjahr ganz passabel (der Wert sollte so um die 2,0 Nanogramm pro Milliliter sein), danach nimmt er

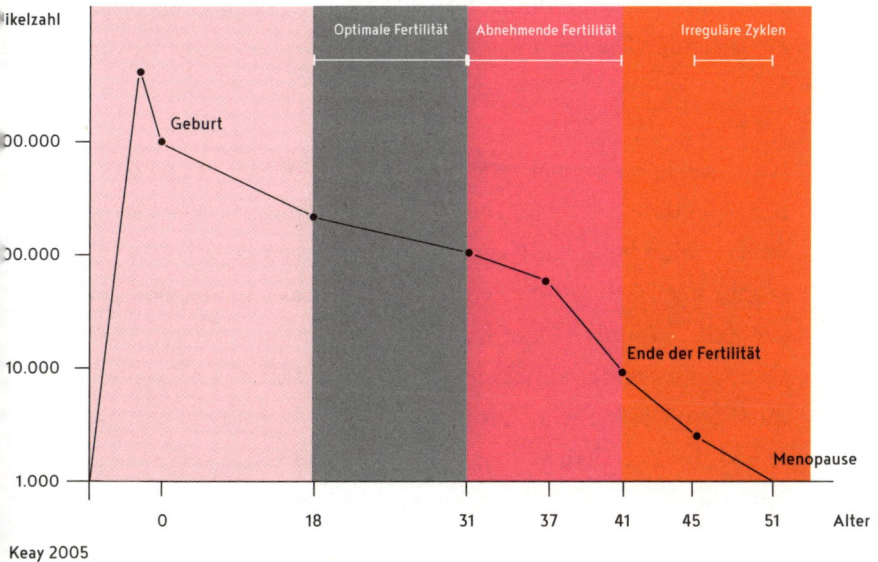

Keay 2005

85

allerdings zusehends ab (mit 40 Jahren ist er nur noch bei 1,5 Nanogramm pro Milliliter), und es wird deutlich schwieriger mit der Fortpflanzung. Das sieht man auch an den Erfolgen der künstlichen Befruchtung, die zunehmend in der zweiten Hälfte der 30er-Jahre und besonders mit Beginn der 40er-Jahre bei den Frauen ganz rapide abnehmen.

Also nochmal die magische Zahl 35, na ja, so magisch ist sie auch nicht, eher furchterregend. „Oh Gott!", denken Sie. „Ich bin ja schon über 35 und habe keine Kinder. Schnell, ich muss zum Frauenarzt und mein AMH bestimmen lassen." Stopp, nicht so voreilig. Und keine Angst, denn natürlich ist jede Frau anders, aber das ist so der Mittelwert. Und Vorsicht: Die alleinige Bestimmung des AMH reicht für eine zuverlässige Aussage, wie hoch die Möglichkeit ist, Kinder zu kriegen, definitiv nicht aus. Da spielen noch ganz andere Faktoren eine Rolle, unter anderem der Partner, eigene Vorerkrankungen, das Timing und, und, und … Zusammen mit vielen anderen Befunden gibt der AMH-Wert also lediglich Hinweise auf die individuelle sogenannte ovarielle Reserve.

Und bei Männern?

Nun, zunächst ist mal festzuhalten, dass Männer meist gar nicht richtig einschätzen, wie lange sich ihre Partnerin im besten gebärfähigen Alter befinden. Geschweige denn, dass sie davon ausgehen, es gäbe bei ihnen selbst so etwas Ähnliches wie den nagenden Zahn der Zeit. Stimmt's? Oder haben Sie vorhin etwa richtig geschätzt? Dann sind Sie definitiv eine positive, aufgeklärte und wahnsinnig intelligente männliche Ausnahme. Denn, warum sollte es anders sein als bei den Frauen auch: Mit dem Alter geht's bergab. Zumindest mit der Qualität der Spermien. Als Mann haben Sie aber ungefähr zehn Jahre mehr Zeit als die Frauen. Aber bei Männern über 45 Jahre verlängert sich die Zeit bis zum Eintreten einer Schwangerschaft ihrer Partnerin ganz deutlich um ein bis zwei Jahre allein aufgrund einer schlechteren Spermienqualität – und das erst einmal vollkommen unabhängig vom Alter der Frau. Okay, es ist also richtig, dass der Mann mehr Zeit hat, um für Nachwuchs zu sorgen. Dass aber Männer bis ins hohe Alter problemlos Kinder zeugen können wie ein 20-Jähriger, ist definitiv leider nicht so.

Um seine Lebensplanung sinnvoll zu gestalten, gehört das Wissen um die Altersfrage unabdingbar dazu. Denn es wäre zu schade, wenn eine so offensichtliche Tatsache den Traum vom Babyglück zerstört. Der Altersfaktor ist essentiell und kann die entscheidende Hürde in der Familienplanung sein.

9 KLEINE HELFER!

Was können der Storchentee, ein Ovulations-stäbchen und der postkoitale Kopfstand?

„Gibt es nicht irgendwas, was ich noch tun kann, damit ich endlich schwanger werde?", fragte einmal eine leicht verzweifelte Patientin. Mit dieser Frage ist sie nicht allein. Gerade am Anfang der Kinderplanung kommt diese Frage eigentlich immer. Und die Patientin hatte vorbildlich all unsere Ratschläge der letzten Kapitel befolgt ... aber scheinbar war es noch nicht zu DEM Glückstreffer gekommen. Somit ist die Frage durchaus berechtigt. Denn möchte man dem Schicksal ein wenig unter die Arme greifen, so gibt es durchaus noch die ein oder andere Möglichkeit. Ganz nebenbei zeigen sich dabei vielleicht doch ein paar Auffälligkeiten, die man dann seinem Arzt mitteilen kann und an die man vielleicht gar nicht gedacht hatte. Das kann ein wichtiger Baustein auf dem Weg zum Erfolg sein. Fertility Awareness wird dieser Prozess so wunderbar neudeutsch genannt, also die Wahrnehmung der eigenen Fruchtbarkeit, diese zu erkennen und mit ihr richtig umzugehen.

Eine Grundvoraussetzung des Schwanger-werden-Wollens ist so simpel wie effektiv: Zuallererst sollte man sämtliche Verhütungsmittel einfach weglassen. Sie lachen? Nicht selten hört man in der Praxis die nicht ganz nachvollziehbaren Rechenkünste: „Frau Doktor, wir versuchen schon seit fast zwei Jahren schwanger zu werden." Aber die Pille wurde dann doch erst vor sechs Monaten abgesetzt, weil ja immer noch so einiges zu tun war und eine Schwangerschaft nicht so ganz gepasst hätte. Aha! Also, da versucht jemand, doch erst seit sechs Monaten schwanger zu werden – für uns ein himmelweiter Unterschied. Und Vorsicht! Natürlich kann man mit dem Absetzen der Pille gleich im nächsten Monat schwanger werden, der Körper muss nicht erst monatelang „entgiften", denn die Pille ist zwar ein Hormon und ein Medikament zur Antikonzeption, aber ein Gift? Nein, das nun wirklich nicht. Da ist er wieder, unser Sprachkurs: „Antikonzeption"? Ist was? „Konzeption" gleich Empfängnis, „Anti-" gleich gegen. Also etwas gegen die Empfängnis, sprich das Verhütungsmittel.

Man hat also wild entschlossen die Pille abgesetzt, den Verhütungsring entfernt oder alle Kondomvorräte an den Nachbarn verschenkt. Dann kommt hier gleich unser erster Vorschlag. Es schadet nicht, einen Zykluskalender zu führen, in dem man jeden Monat den eigenen Zyklus genau dokumentiert. Dabei – das haben wir mehrfach erwähnt und werden wir noch mehrfach erwähnen, das kann gar nicht oft genug erwähnt werden –, also dabei ist der erste Zyklustag der erste Tag der Periode. Interessant sind hier Länge der Blutung, Blutungsstärke, mögliche Schmerzen und die gesamte Zyklusdauer. Und: Gibt es vielleicht Zwischenblutungen, oder blutet es immer schon ein bisschen vor der eigentlichen Periode? Das ist gar nicht so unwichtig, denn bei einem regelmäßigen, unauffälligen Zyklus ohne Beschwerden, ohne Zwischenblutungen oder sonst etwas ist die Wahrscheinlichkeit, dass bei Ihnen zumindest hormonell alles in Ordnung ist, ziemlich hoch. Das ist beim Schwanger-werden-Wollen schon mal viel wert. Und für Ihren Arzt, aber auch für Sie, eine beruhigende Information.

Ein normaler Zyklus dauert zwischen 24 und 35 Tagen. Das zeigt, was für eine Bandbreite möglich und keineswegs krankhaft ist. Kommt die Periode in kürzeren Abständen, spricht man von einer Polymenorrhö (also zu oft), dauert die Zeit von einer Periode zur nächsten länger, nennt man das Oligomenorrhö (also zu selten). Schmerzen bei der Periode bezeichnet man als Dysmenorrhö, und eine regelrechte beschwerdefreie Monatsblutung ist folgerichtig die Eumenorrhö (griechisch: „eu" ist gut und „dys" schlecht). Übrigens wurde schon bei den alten Griechen und Römern das Schröpfen gegen Blutungsunregelmäßigkeiten eingesetzt. Schröpfen kennen Sie nicht? Da wurde und wird mit Saugglocken auf der Haut ein Unterdruck erzeugt und damit Blut an die obersten Hautschichten gesogen. In der alten Zeit wurde außerdem ein leckerer Saft aus der wohlschmeckenden Kombination Wein, Senf, Mehlschrot und Hirschhorn gegen Periodenprobleme gereicht. Lecker!

Aber heutzutage kann man erst mal auf solche Methoden verzichten und ganz einfach mit einer Zyklusdokumentation beginnen. Das ist gar nicht so schwer. Entweder nimmt man ganz oldschool einen Zykluskalender in Papierform zur Hand und macht an entsprechenden Tagen ein Kreuzchen (ganz so wie beim Lottospielen, es winkt ja ebenfalls ein Gewinn), oder man bedient sich einer App und trägt dort alles ein. Letztere rechnet einem sogar den Eisprung aus und gibt die fruchtbaren, sprich erfolgversprechenden Tage gleich mit an. Praktisch, oder? Bitte tragen Sie es jeden, aber auch wirklich jeden Monat ein, denn ein einziger Zyklus allein ist für den Frauenarzt nicht besonders aussagekräftig.

Wann ist denn nun der optimale Zeitpunkt für Geschlechtsverkehr in der Kinderplanung? Wir erinnern uns: Bei einer Lebensdauer der Spermien von maximal circa fünf Tagen (sobald sie im weiblichen Körper angekommen sind) und einer Befruchtungszeitspanne der Eizelle von 12 bis 24 Stunden ist das optimale Zeitfenster pro Zyklus gar nicht so lang. Und wie kann der richtige Zeitpunkt oder besser gesagt der Eisprung, um den sich alles dreht, ermittelt werden? Denn wir wissen ja, dass die Frau an den meisten Tagen im Monat unfruchtbar ist. Der Eisprung findet in etwa 14 Tage vor der nächsten Periode statt. „Na super, das kann man ja gar nicht wissen!", werden Sie denken. „Was weiß ich, wann die sich das nächste Mal bemerkbar macht? Muss ich ein Hellseher sein und in die Zukunft schauen können?" Bei einem regelmäßigen Zyklus alle 28 oder 30 oder auch 32 Tage ist es natürlich leicht zu ermitteln. Denn wenn man vorher brav dokumentiert hat, weiß man, wie lange der Zyklus ist, und kann es ausrechnen: also 14, 16 oder 18 Tage ab Zyklusbeginn.

Aber leider funktioniert das nicht immer – besonders bei unregelmäßig wiederkehrender Regel. Nicht bei allen Frauen tickt der Zyklus so regelmäßig und zuverlässig wie ein Schweizer Uhrwerk. Was dann? Zum Glück gibt es noch das ein oder andere unterstützende Hilfsmittel. Und nicht alle Paare haben regelmäßig alle zwei Tage Geschlechtsverkehr, immer und immer wieder. Und Sie wissen ja, zu oft hilft zumindest für die Fortpflanzung nicht unbedingt. Aber lassen Sie uns offen sprechen: Die allerwenigsten Paare haben alle zwei Tage Sex, auch wenn das an Männerstammtischen im Testosteronrausch manchmal anders dargestellt wird. Haben Sie deutlich weniger Sex mit Ihrem Partner, gehören Sie zur absoluten Mehrheit. Und selbst in Umfragen bei Paaren, die angeben, ungefähr zweimal pro Woche regelmäßig miteinander zu schlafen, geht man davon aus, dass die Aussagen ein wenig geschönt sind. Sie sehen also, es kann sich durchaus lohnen, sich ein wenig mit dem eigenen Zyklusgeschehen und dem Eisprung zu beschäftigen.

Weiter geht es mit der Messung der fruchtbaren Tage: dazu zunächst ein Blick in die Vergangenheit. Im alten Ägypten wurde, falls die Überlieferungen stimmen, die weibliche Fruchtbarkeit mit einem Blick in die Augen der Frau geprüft. Hat die Frau in einem bestimmten Licht zwei verschieden aussehende Augen – das eine asiatisch, das andere südländisch –, dann sei sie unfruchtbar. Äh, ja dann ... Da kommt einem manchmal in den Sinn, wieso die Wörter fruchtbar und furchtbar so eng beisammenliegen.

Im Mittelalter stellte der Schuh das Symbol der Fruchtbarkeit dar. Damals war es üblich, dass der Ehemann seiner frisch angetrauten Ehefrau ein Paar Schuhe zur Hochzeit schenkte. Darin mag vielleicht der bis heute nicht abzustreitende Schuhtick einer jeden modebewussten Frau begründet sein. Sagen Sie also einfach Ihrem Mann: Die Vorfahren sind schuld! Und bei Paaren mit Kinderwunsch schadet es auch heute sicher nicht, wenn der Mann seine Partnerin mal mit einem schicken Paar Schuhe überrascht.

Zurück in die Gegenwart: Heutzutage geht es auch erst mal einfacher, kostengünstiger und ohne den Weg ins Schuhgeschäft. Es gibt zum Bespiel die Ovulationsstäbchen, auch Eisprungtests genannt. Diese messen einen Hormonwert im Urin, den LH-Wert. Zur Erinnerung: Das LH (luteinisierendes Hormon) sorgt dafür, dass die reife Eizelle aus dem Eierstock Richtung Eileiter springt. Und ein erhöhter LH-Wert ist ungefähr 24 bis 36 Stunden vor dem Eisprung messbar. Wie funktioniert das Ganze? Sie tauchen einfach das Teststäbchen in Ihren Urin und schauen mal, was dabei herauskommt. Wie bei einem Schwangerschaftstest: ein Streifen bedeutet negativ, kein LH ist messbar, zwei Streifen bedeuten positiv. Aber Vorsicht! Zwei Streifen bedeuten jetzt nicht, dass Sie schon schwanger sind. Da gehört dann doch etwas mehr dazu, als bloß auf einen Teststreifen zu pieseln. Es heißt erst mal nur, dass LH im Urin messbar ist und der Eisprung bevorsteht. Und weil wir davon ausgehen, dass Sie versuchen, schwanger zu werden, dürfen, sollen, müssten Sie jetzt auch Geschlechtsverkehr haben. Zum Glück haben Sie ein wenig mehr als ein paar Minuten Zeit. Der Anruf „Schatz, komm auch schnell von der Arbeit und lass uns daheim treffen, wir müssen ein Kind machen…" kann für das Liebesleben beflügelnd sein, muss es aber nicht.

Empfohlen wird, je nach Zykluslänge, ungefähr ab dem elften Zyklustag die Ovulationsstäbchen anzuwenden. Am besten immer zur gleichen Zeit und sicherheitshalber zweimal täglich. Also gern einmal morgens und einmal abends. So kann man individuelle Schwankungen besser erkennen. Bei einem ganz und gar unregelmäßigen Zyklus lohnt es sich vielleicht sogar, sie jeden Tag zu bemühen. Außerdem sollte man ein paar Stunden vorher nicht allzu viel trinken und möglichst nicht zur Toilette gehen. Von daher bietet sich schon mal morgens direkt nach dem Aufstehen an, denn da ist der Urin besonders konzentriert. Ja, wir wissen, dieses ganze Regelwerk nervt, nutzt aber nichts. Jedes Stäbchen hat einen Kontrollstrich. Kommt ein zweiter Strich hinzu, ist dafür wie gesagt das LH verantwortlich. Bleibt es bei dem einen Kontrollstrich, ist kein LH messbar. Ist kein Kontrollstrich zu sehen, funktioniert das Stäbchen nicht, der Test muss wiederholt werden. Kommt es nie im Zyklusgeschehen zu einem zweiten Streifen, sollte man das ärztlich abklären lassen. Es könnte tatsächlich ein medizinisches Problem dahinterstecken. Aber es kann auch sein, dass Ihr ausgewähltes Ovulationsstäbchen einfach nicht sensibel genug für Ihre individuelle LH-Konzentration ist. Die LH-Konzentration und auch der Anstieg können eine ziemliche Bandbreite haben. Und vielleicht schlägt Ihr favorisiertes Produkt einfach erst ab einem höheren Wert an. Dann kann man es mal mit einem anderen Hersteller versuchen.

Die Ovulationsstäbchen, verkürzt und liebevoll auch gerne mal Ovus genannt, sind insgesamt ein ziemlich benutzerfreundliches Hilfsmittel.

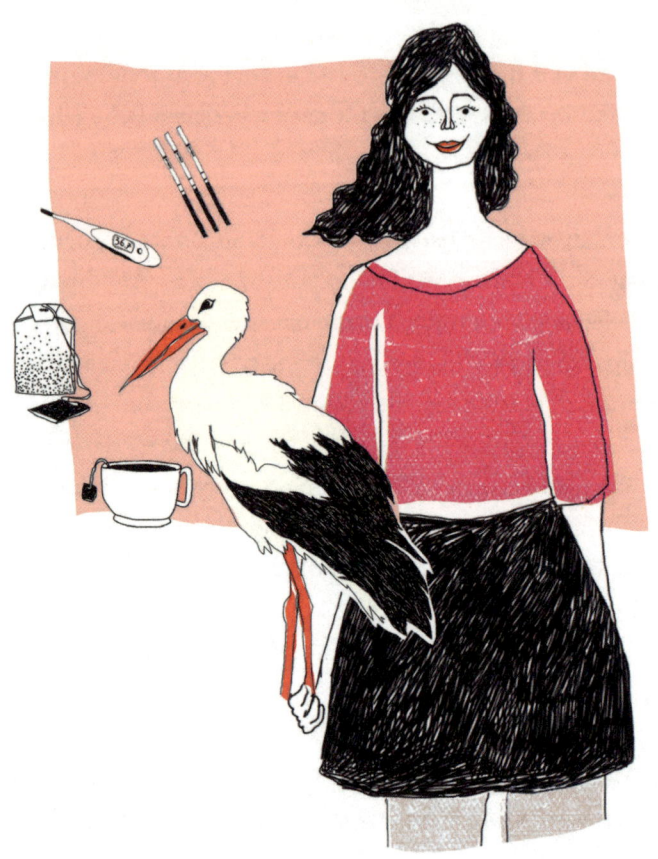

Es gibt aber noch etwas aufwendigere und teurere Ovulationsstäbchen, die man in der Apotheke bekommen kann und die auch etwas
mehr für ihr Geld können: Sie messen zusätzlich das Östrogen, was
bereits vor dem LH im Blut und Urin ansteigt. So kann man das
Zeitfenster um den Eisprung herum noch genauer bestimmen. Er
zeigt dann erstens die Tage mit hoher Fruchtbarkeit an. Und zweitens die Tage der höchsten Fruchtbarkeit, also den LH-Anstieg, wie
die anderen Tests auch. Dazu muss allerdings auch an mehreren Tagen aufs Stäbchen gepieselt werden. Man wird aber dafür nicht nur
mit einem einfachen Streifen, sondern mit einem Smiley belohnt,
der beim alleinigen Östrogenanstieg vor dem Eisprung euphorisch

auf und ab hüpft... Niedlich, oder? Und wenn dann ein bis zwei Tage später das LH auch noch dazukommt, hört das Smiley auf zu hüpfen, bleibt aber permanent auf dem digitalen Anzeigenfeld lächelnd zu sehen. Spätestens jetzt sollte man unbedingt zielführend Sex haben, besser noch beim ersten Erscheinen des Hüpf-Smileys. Und das alle zwei Tage, um jedes Mal bestens präparierte Spermien in ausreichender Menge ins Rennen zu schicken und das reproduktive Potenzial optimal auszunutzen. Das empfiehlt auch die American Society for Reproductive Medicine (ASRM). Also: Sex alle zwei Tage – das kann man nicht oft genug erwähnen.

Und nicht, dass Sie jetzt glauben, es ginge nicht noch komplizierter: Etwas aufwendiger ist die Basaltemperaturmessung. Dabei wird täglich die Körpertemperatur der Frau überprüft, weil man weiß, dass sie bei nahendem Eisprung ansteigt. Dies wiederum ist mal wieder hormonell bedingt. Messen sollte man morgens direkt nach dem Aufwachen und vor dem Aufstehen – also am besten im Bett liegend. Die WHO definiert folgende Kriterien, um von der Basaltemperatur einen Eisprung ableiten zu können: Nach einem Eisprung kommt es innerhalb von 48 Stunden oder weniger zu einem Temperaturanstieg. Und die Temperatur von drei aufeinanderfolgenden Tagen sollte mindestens 0,2 °C höher sein als in den sechs vorausgegangenen Tagen.

Man ahnt es schon, dafür braucht man ein ziemlich genaues Thermometer, zwei Stellen hinterm Komma sollten es schon sein, die das Gerät anzeigt. Wo dann Ihre Temperatur gemessen wird, dürfen Sie entscheiden: axillär, oral, vaginal oder rektal. Das sind bei konventionellen Thermometern demnach die Messungen unter dem Arm, im Mund, in der Scheide oder im Po. Ach ja, aural haben wir vergessen. Das wäre dann die Temperaturmessung im Ohr. Welche Körperöffnung Sie bevorzugen, bleibt Ihnen überlassen. Allerdings gelten die Achselhöhle oder das Ohr als die störanfälligsten. Und bitte den Messort nicht während eines Zyklus wechseln, das bringt nur alles durcheinander, und Sie können eine aussagekräftige Auswertung dieses Zyklus vergessen.

Dann tragen Sie das Ergebnis in ein Formblatt und verbinden die einzelnen Punkte miteinander – fertig ist die Basaltemperaturkurve. Am Ende kommt eine Mischung zwischen einer Aktienkurve und Malen nach Zahlen heraus. Danach dürfen Sie auch aufstehen und Ihr Tagwerk beginnen.

Das Verfahren ist besonders für Frauen geeignet, denen oft langweilig ist im Leben. Umgekehrt gesagt: Es ist tatsächlich so zeitaufwendig, wie es sich anhört, und somit sicherlich nicht für jeden geeignet. Man denke da nur an die Schichtdienste in einem Krankenhaus oder an andere Berufsgruppen mit unregelmäßigen Arbeitszeiten. Denn zur Verwertbarkeit solcher Basaltemperaturkurven wird eine gewisse Regelmäßigkeit im Alltag und vor allem des Schlafrhythmus empfohlen.

Dem aufmerksamen Leser ist sicher aufgefallen, dass der Temperaturanstieg nach dem stattgefundenen Eisprung messbar ist. Das heißt, die Temperaturmethode ist hilfreich bei einem regelmäßigen Zyklus, um den Zeitpunkt für seine zukünftigen Eisprünge zu ermitteln – vorausgesetzt, die Temperatur wird regelmäßig gemessen. Ein gewisser Zeitaufwand und ein wenig Geduld sind dabei nötig. Die Messung der Basaltemperatur fällt unter die Methoden der sogenannten natürlichen Familienplanung, kurz NFP genannt. Das klingt doch toll, oder? Und „natürlich" liegt ja gerade voll im Trend. Gemeint ist damit, sich mit den Geschehnissen rund um den weiblichen Zyklus – insbesondere dem Eisprung – auseinanderzusetzen. Für viele Frauen, die über Jahre eine hormonelle Verhütung eingenommen, eingesetzt, gespritzt oder geklebt haben, ist es manchmal überraschend, wie doch der eigene Körper monatlichen Schwankungen ausgesetzt ist. Und die allermeisten Frauen beschäftigen sich nach Jahren der Verhütung – meist der hormonellen Variante seit Teenagerzeiten – das erste Mal wirklich mit ihrem Zyklusgeschehen und dem Thema Eisprung.

Nur der Vollständigkeit halber sei erwähnt, dass viele Frauen die Methoden der NFP auch zur sicheren Verhütung nutzen, aber das ist hier ja gerade nicht oder nicht mehr das Ziel. Allerdings wissen wir aus Erfahrung, dass diese Methode nun wirklich nicht zu den sichersten Verhütungsmethoden zählt, denn der Körper unterliegt ständigen Schwankungen – und da reden wir nicht nur vom Schlafrhythmus. Sollten Sie technikaffin und zeichnerisch eher weniger begabt sein, können Sie auch gern die körperlichen Symptome wie Hormonkonzentration, Temperaturverlauf und anderes (dazu gleich mehr) mithilfe von computergestützten Geräten auswerten lassen. Sie ersparen sich so manche Handarbeit.

Und nun ist es an der Zeit, ein anderes bemerkenswertes Phänomen ins Spiel zu bringen: den Zervixschleim. Igitt, was ist das denn? Also die Zervix ist der untere Teil der Gebärmutter, der Gebärmutterhals. In ebenjenem Hals sind kleine Drüsen, die ständig ein Sekret absondern, nämlich den Zervixschleim. „Das wissen wir doch schon!", denken Sie jetzt – wir erinnern uns an die Bienen und die Blume als Bild für die aufsteigenden Spermien. Zur Vervollständigung: Dieser Schleim verändert sich durch die hormonellen Schwankungen während eines Zyklus so eindrücklich, dass dies tatsächlich für jede Frau erkennbar ist. Von zäh, fest und zerreißbar bis zu flüssig und spinnbar sind alle Konsistenzen denkbar. Eigentlich logisch, die Beschaffenheit des Schleims muss sich während des Zyklus ja fast schon ändern, denn mal gibt es eine Eizelle zu befruchten, und die Spermien müssen auf ihrem Weg in die Gebärmutter unterstützt werden, und mal eben nicht. Dann kann der Gebärmutterhals auch unpassierbar bleiben.

Was genau soll das denn bitte heißen? Das kommt Ihnen jetzt doch ein wenig komisch vor? Ganz praktisch gesagt, kann jede Frau ihren Zervixschleim selbst testen, indem sie mit ihrem Zeigefinger vorn an der Scheide entlangstreicht und die Schleimkonsistenz zwischen diesem Zeigefinger und dem Daumen testet. Bildlich gesprochen, unterscheidet man zwischen Menge, Aussehen und Konsistenz dieses Schleims. Es gibt die zähe, dicke, auch als klumpig beschriebene Konsistenz (dies ist ein Zeichen für unfruchtbare Tage), die sich in eine cremige Konsistenz wandelt. Auch diese kommt an den unfruchtbaren Tagen vor. Diese Konsistenz wird dann aber zunehmend dünnflüssiger (man gilt als fruchtbar), um schließlich als der klassisch wässrige, durchsichtige, spinnbare Zervixschleim an den sehr fruchtbaren Tagen daherzukommen. Durch diesen dürfen dann die Spermien nach oben in die Gebärmutterhöhle hinaufschwimmen. Alles klar? Oder vielleicht etwas zu bildlich beschrieben? Klingt eher komisch und ein bisschen ekelig? Und auch als relativ missdeutbar? Da stimmen wir zu, Sie müssen Ihren Schleim schon sehr genau kennen, damit sich hier ein verlässliches Ergebnis einstellen kann.

„Schatz, mein Zervixschleim ist gerade sehr wässrig, magst du mal eben kurz ins Schlafzimmer kommen?" Vielleicht nicht für jedes Paar das Richtige. Trotzdem kann es von großem Vorteil sein, die Signale seines Körpers deuten zu können. Denn Temperaturmethode und die Prüfung des Zervixschleims zusammen gelten als sehr zuverlässig, um ein genaues Bild seines Zyklus und damit seiner fruchtbaren Tage zu erhalten. Das Ganze nennt man übrigens die symptothermale Methode: Sie vereint das Symptom (den Zervixschleim) und die Temperatur. Dafür gibt es richtiggehende

Schulungen. Wo macht man denn das? An der VHS oder am International Institute for Zervixschleim? Nein, ganz so aufwendig ist es nicht. Es reicht erst mal völlig aus, sich über die einschlägige Literatur oder ein paar Lehrvideos im Internet von der Arbeitsgruppe NFP schlauzumachen. Aber bitte passen Sie auf, dass das nicht zu sehr ins Extreme ausartet und Sie sich ab jetzt nur noch mit diesen Dingen beschäftigen.

Vielleicht steht Ihnen sowieso (noch) gar nicht der Sinn nach so viel Rechnerei, und Sie versuchen einfach ganz entspannt, das Kinderwunschthema anzugehen. Dann ist womöglich bei den folgenden Vorschlägen etwas für Sie dabei, bedenken Sie jedoch, dass die Wirkung der folgenden Praktiken nicht wissenschaftlich belegt ist.

Sind Sie eher der sportliche Typ, dann können Sie es mal mit Luna-Yoga oder Hormon-Yoga versuchen. Bei diesen speziellen Yogastilen steht die Weiblichkeit im Mittelpunkt. Bei Luna-Yoga wird mit besonderen Übungen das Becken gestärkt, und verschiedene weibliche Beschwerden können gelindert werden, eben auch ein unerfüllter Kinderwunsch. Beim Hormon-Yoga wird, wie der Name schon andeutet, das weibliche hormonelle Regelwerk gestärkt, um auf einen unerfüllten Kinderwunsch positiv einzuwirken. Nun gut, das hatten wir ja schon, eine gewisse Bewegung, ein körperliches Bewusstsein und nicht zuletzt Entspannung sind dem Kinderwunsch in jedem Falle förderlich.

Man kann sich aber auch mal mit einer heißen Tasse Tee zurücklehnen. Aber nicht bei irgendeiner Tasse bitte. Denn es existieren auf dem Markt eine ganze Reihe an wohlüberlegten Teekompositionen. Sehr beliebt dabei ist der Storchentee. Ja, richtig gehört. Dabei sind der Fantasie jetzt keine Grenzen gesetzt. Doch, ein Gedanke ist der falsche: Es handelt sich nicht um Tee, der aus Storchenpro-dukten, wie zum Beispiel Federn, gebraut wird. Storchentee soll durch seine Wirkstoffe die Fruchtbarkeit an sich steigern oder sogar die Gebärmutter reinigen, um sie optimal auf eine Schwangerschaft vorzubereiten. Aber wie schafft es der Tee überhaupt, in die Gebär-mutter zu kommen? Und von was eigentlich reinigen? Bitte was soll in der Gebärmutter drin sein, das durch einen Tee hinausge-

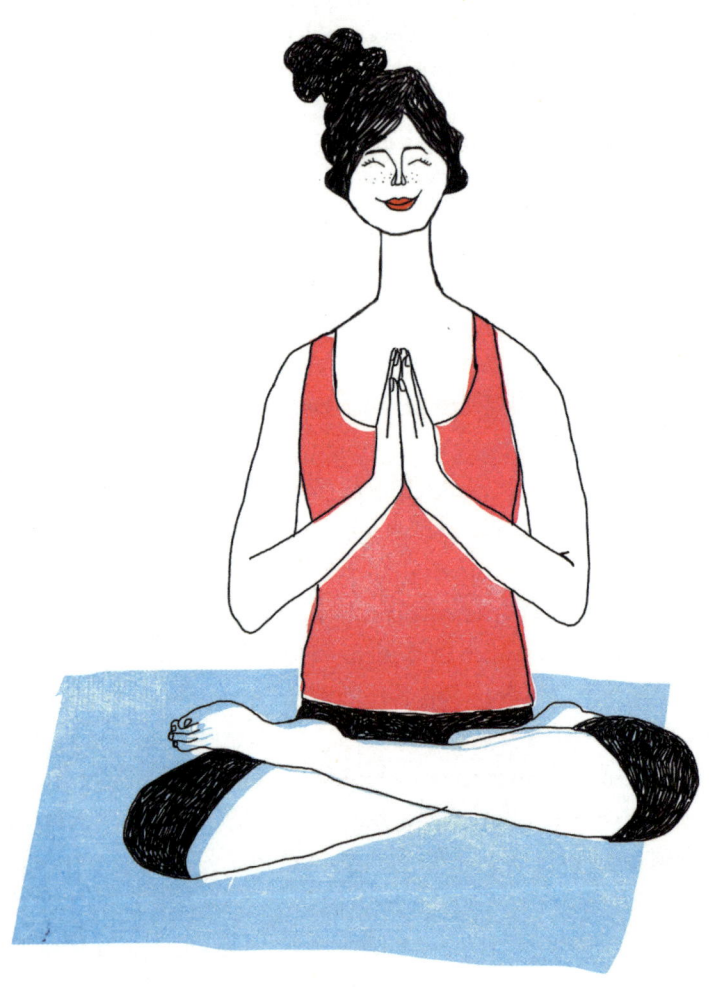

spült werden kann? Hoffentlich weiß er auch, dass er das tun soll ... Oder sollte dank des Tees vielleicht plötzlich der Storch mit dem ersehnten Wunschkind am Fenster vorbeifliegen oder gar vor der Tür stehen – es wird so einiges im Internet versprochen.

Aber wissenschaftlich bewiesen ist dann leider doch nicht alles davon – außer vielleicht, dass positives Denken und der Glaube an so einen Tee den Besuch vom Storch höchstpersönlich zur Folge haben kann. Andererseits schadet so eine heiße Tasse Tee nun wirklich nicht und dient im besten Falle der Entspannung. Und wenn Sie ab und zu gemütlich auf dem Sofa sitzen, mit einer guten Tasse Storchentee vor sich – am besten mit Ihrem Liebsten, der natürlich auch etwas von dem herrlichen Getränk zu sich nehmen darf –, dann passiert vielleicht im Laufe des Abends etwas, was einer Schwangerschaft sehr zuträglich ist. Und damit hätte der Storchentee seine Wirkung doch noch voll entfaltet.

Doch nochmal zurück ins Mittelalter. Storchentee ist ja gar nichts, wenn man an die gereichten Mixturen aus Eberhoden, Elfenbeinschnipseln, Kümmel und immerhin Rosenblüten denkt, die damals als angesagt galten, um eine Schwangerschaft herbeizuführen. Genauso wie auch das Verspeisen von Hyänenaugen, Hasengebärmüttern oder auch Würmern. Na dann, guten Appetit. Aber auch heute noch gilt: andere Länder, andere Sitten. Eine sehr gute und erfahrene Hebamme berichtete uns kürzlich von einem Ritus aus ihrem Geburtsland Serbien. Ein altes Hilfsmittel zum Schwangerwerden sei, die Scheide mit Kochsalz zu spülen. Das entferne das saure Milieu und schenke den Spermien dadurch ein längeres Leben. Sodass sie besser an Ort und Ziel gelangen und nicht schon vom ätzenden Scheidenmilieu vergrault werden. Hm, richtig wissenschaftlich belegt ist das auch nicht. Selbst serbische Studien konnten wir dazu nicht finden.

Und noch etwas von ganz wesentlichem Interesse für alle Paare: die Stellung beim Sex spielt trotz einiger anderslautender Vermutungen keine Rolle beim Schwangerwerden. Und auch das umständliche Beckenhochlagern, der Kopfstand oder gar die sportliche Kerzenhaltung, in die sich einige Frauen nach dem Sex schwingen und stundenlang verharren, erhöht die Chance auf eine Schwangerschaft – nicht. So mutet es auch etwas befremdlich an, wenn Paare in die Kinderwunschsprechstunde ihr „Sexkissen" mitbringen, das jedes Mal nach dem Sex unter das weibliche Becken geschoben wurde. Um dann mit dem Arzt die Frage zu erläutern, ob dieses Kissen auch ergonomisch richtig geformt sei, um nur ja bald schwanger zu werden. Das kommt tatsächlich vor. Man kann natürlich das Raketenkissen empfehlen, um die Spermien auf ihrem Weg richtig zu motivieren. Aber ganz ehrlich, das ist Quatsch, das hilft nicht, und somit sparen Sie sich bitte den Aufwand, Ihr wundervolles Federwerk mit zum Arzt zu bringen. Zwar wird vermutet, dass Stellungen, bei denen der Penis weit in die Scheide dringt (sprich, die Spermien sehr nah am Muttermund abgesetzt werden), das Schwangerwerden unterstützen, aber es bleibt bei Vermutungen. Zu nennen wäre da beispielsweise die Hündchenstellung. Aber auch, so ein Glück, die gute alte Missionarsstellung. Oder andersherum, Sex im Stehen oder in der Reiterposition sollen dafür sorgen, dass die Spermien schneller ihren Rückzug antreten als gewünscht. Auch hier wurden schon unter Hippokrates Überlegungen angestellt, dass Einlagen direkt an Ort und Stelle oder auch Einreibungen aus Weihrauch, Melisse oder zerriebenes Blei den Samen in der Frau halten sollten oder auch Kuhmist, Rinderurin oder Essig…

Aber auch das nur am Rande. Die Idee, dass unterschiedliche Stellungen die Fruchtbarkeit beeinflussen, sind nur theoretische Überlegungen und keinesfalls wissenschaftlich bewiesen. Schade eigentlich, oder? Das wäre doch DIE Gelegenheit, um seine altbekannte Komfortzone zu verlassen und Neues auszuprobieren. Das können Sie jetzt natürlich trotzdem tun: wild übereinander herfallen in allen erdenklichen Positionen. Und gern das gesamte Kamasutra durcharbeiten – das hatten Sie doch bestimmt sowieso immer schon mal vor. Denn Sex braucht es, wie wir ja wissen, sehr wohl, um ein Kind zu zeugen. Aber Sie können es auch ganz entspannt beim Blümchensex angehen. Das Ergebnis ist in allen Fällen oder besser gesagt Stellungen dasselbe. Hauptsache, es macht Spaß.

Und, ist etwas für Sie dabei? Wir hoffen, dass Sie aus allen Möglichkeiten das ein oder andere in Ihrem Alltag anwenden können, um so schneller Ihr Ziel zu erreichen.

WIR SIND WAS „BESONDERES"!

Was, wenn die Partnerschaft nicht nullacht-fünfzehn ist – aus Sicht von „Normalos"?

Wir haben uns ja bisher mit dem Kinderwunsch der zweigeschlecht-lichen Paare beschäftigt. Also mit denen, die im Allgemeinen als he-terosexuell bezeichnet werden. Das ist übrigens ein Begriff, der erst im Jahr 1868 das Licht der Welt erblickte, als der Schriftsteller Karl Maria Kertbeny ihn zusammensetzte: aus dem griechischen Begriff „heteros" für „das andere" und dem lateinischen „sexus" für „das Geschlecht". Und weil er gerade so gut drauf war, erfand er neben „das andere Geschlecht (lieben)" auch gleich das Hybridwort „Ho-mosexualität", bei dem er nochmal das lateinische „sexus" mit dem griechischen „homos" für „gleich" verschmolz. Denn die Heterose-xuellen sind nun mal weiß Gott nicht allein auf dieser bunten Welt.

Es gibt viele Frauen im gebärfähigen Alter, die gern ein Kind möchten, aber gerade entweder gar keinen Partner, nicht den rich-tigen oder eben eine Partnerin haben. Auch möglich: Es ist einfach gerade nicht der richtige Zeitpunkt. Natürlich gilt das auch für die Männer. Gerade Männer in homosexuellen Beziehungen wün-schen sich zunehmend auch Kinder. Und zum Glück hat sich seit dem Jahr 1868 einiges getan, wenn auch gesetzlich noch nicht alles möglich ist. Da stellt sich nun also die Frage: Was tun? Machen wir also einen kurzen Ausflug und beschäftigen wir uns zunächst mit den Damen, die erst später in ihrem Leben Kinder kriegen wol-len – und das magische 35. Lebensjahr schon überschritten haben. Im Anschluss daran werfen wir auf die gleichgeschlechtlichen Paare einen Blick.

Social Freezing

Da wäre zunächst einmal der Begriff des Social Freezing. Äh, was bitte? Wofür steht das? Dass man so ungern soziale Kontakte pflegt, dass diese geradezu eingefroren sind? Mitnichten. Es handelt sich vielmehr um ein Konzept mit und für die Zukunft. Wenn also eine Frau jung genug ist, weitsichtig plant und weiß, dass sie gerne Kinder hätte, aber eben nicht zum jetzigen Zeitpunkt, gibt es die Möglichkeit des sogenannten Social Freezing. Bei dieser Methode werden eigene Eizellen eingefroren, um bei späterer Gelegenheit darauf zurückgreifen zu können. Der Kinderwunsch kann also aufgeschoben, muss aber nicht aufgehoben werden. Zunächst einmal ist dieses Prinzip nicht so neu. Früher war das Patientinnen vorbehalten, für die aufgrund einer krebsbedingten Chemo- oder Strahlentherapie eine natürliche Schwangerschaft ausgeschlossen war. Der Gedanke bei diesem Ansatz ist, dass junge und frische Eizellen dann zum Einsatz kommen, wenn frau eigentlich ihr optimales fruchtbares Alter überschritten hat. Man hält sich seine Option auf Kinder mittels aufwendiger medizinischer Verfahren offen.

Wie funktioniert das Ganze? Zunächst einmal sollten die Frauen unter 35 Jahre alt sein. Denn die Eizellqualität ist dann noch am besten – das haben wir ja im vorigen Kapitel gelesen. Unter 30 ist sie sogar noch besser, da hatte Mutter Natur sowieso eine Schwangerschaft vorgesehen. Also: Je früher, desto besser. Somit erhöht eine 45-jährige Frau ihre Chancen auf eine Schwangerschaft kaum, wenn sie mit 40 ihre Eizellen konserviert. Das Verfahren funktioniert genau wie bei der künstlichen Befruchtung, das erklären wir später noch ganz genau. Nur kurz: Die Frau nimmt Hormone, dann wachsen die Eizellen und werden in einer kurzen Operation entfernt – und schließlich eingefroren. Und weil die Gefriertruhen, in denen sie aufbewahrt werden, nicht zu vergleichen sind mit den Zwei-Sterne-Tiefkühlfächern in Ihren Kühlschränken, können sie erstens beliebig lange aufbewahrt werden und überleben zweitens stolze 90 bis 95 Prozent der Eizellen. Diese jungen Mittzwanzigerzellen werden dann mit den Spermien durch künstliche Befruchtung zusammengeführt (siehe dazu Kapitel 15, Seite 158) und nach dieser „Befruchtung im Glas" der nun vielleicht 43-jährigen Mother-to-be wieder eingesetzt.

Der Typ, der in Ihrer Beziehung aktuell war, als eingefroren wurde, hat sich womöglich eh als nicht beziehungsfähig herausgestellt, Sie haben Mister Perfect aber inzwischen gefunden? Bestens! So weit, so gut, und sicherlich kann und soll man sich dem medizinischen Fortschritt nicht verschließen. Heutzutage wird die Familienplanung (sei es die natürliche oder künstliche) halt einfach immer weiter nach hinten verschoben. Die Gründe sind vielfältig und in der Regel sehr persönlich. Wie Sie als aufmerksame Leserin oder als akribischer Leser in diesem Buch mehrfach bemerkt haben: Es gibt für alles ein Für und Wider. Ein paar Risiken oder zumindest Nachteile existieren – und auf die wollen wir hier kurz eingehen. Dabei lautet das oberste Gebot: Es gibt leider keine hundertprozentige Garantie. Es werden auch nicht unbegrenzt Eizellen eingefroren, mit ungefähr 20 an der Zahl ist man im Schnitt schon mehr als zufrieden. Sollten die dann irgendwann verbraucht sein, und es hat sich keine Schwangerschaft eingestellt, dann war's das eben leider auch.

Natürlich kann man theoretisch und auch praktisch mehr als 20 Eizellen für die Zukunft aufbewahren, aber letztendlich ist es jedes Mal eine ziemliche Prozedur und auch ein Kostenfaktor. Apropos Kosten: Das Ganze ist ja nicht umsonst, man muss mit circa 3000 Euro für die Behandlung rechnen (Medikamente, Stimulation, Punktion sowie Narkose). Dann kommen noch die Kosten für das Einfrieren hinzu, ein paar Hundert Euro jährlich. Denn die Krankenkasse übernimmt nichts davon. Wenn man das Ganze also im optimalen Alter zwischen 25 und 30 Jahren macht, ist es unter Umständen gar nicht so leicht, das selbst zu stemmen. Da ist es schon sehr hilfreich, wenn der Arbeitgeber wie zum Beispiel Google in den USA die Kosten übernimmt. Bei uns ist das leider noch nicht üblich ...

Haltbar sind die Eizellen in der Regel 15 bis 20 Jahre, und an sich gibt es auch keine Obergrenze fürs Einsetzen. Allerdings empfehlen die Fachleute, das 50. Lebensjahr nicht zu überschreiten. Jaja, wissen wir, es gibt immer wieder diese Geschichten mit den über 60-jährigen Frauen, aber medizinisch sinnvoll ist das keineswegs. Denn bei einer älteren Frau mit Kinderwunsch ist häufig (aber sicherlich nicht immer und erst recht nicht zwangsläufig) auch der Partner älter. Und beim Mann lässt ja, wie wir inzwischen wissen, mit zunehmendem Alter die Qualität der Spermien nach, was die Chance auf eine erfolgreiche Schwangerschaft weiter verringert. Und auch wenn die Gebärmutter – anders als die Eierstöcke – keiner Altersgrenze unterliegt und somit nahezu lebenslänglich eine Schwangerschaft austragen kann, stellt schon eine Schwangerschaft an sich für ältere Frauen (und das zukünftige Kind) ein höheres Risiko dar.

Und da es hier nicht um das pure Glorifizieren medizinischer Errungenschaften gehen soll, sei erwähnt, dass auch das Verfahren des Social Freezing an sich Risiken – wenn auch geringe – birgt. So kann es im Rahmen der Eizellgewinnung zu einer sogenannten Überstimulation kommen, das heißt, die Eierstöcke werden zu stark zur Eizellproduktion angeregt. Allerdings ist das genauso selten wie allergische Reaktionen auf Medikamente oder Nebenwirkungen bei der Narkose. Langzeitschäden durch eine Stimulationsbehandlung sind bislang nicht bekannt.

Zusammenfassend lässt sich sagen, dass das Social Freezing eine moderne Ergänzung im Rahmen der Kinderwunschbehandlung darstellt und die individualisierte Familienplanung erweitert. Wie so oft sollte jeder Einzelfall ausführlich und ehrlich mit dem behandelnden Arzt besprochen und abgewogen werden, ob und wieweit es eine sinnvolle Investition in die Zukunft ist. Noch etwas: Wenn eine Frau ihre Eizellen schließlich eingefroren hat und unabhängig von einem Partner ein Kind möchte, kann sie, um sich diesen Wunsch zu erfüllen, auf die Spermien einer Samenspende zurückgreifen.

Gleichgeschlechtliche Paare

Weil wir glücklicherweise alle liberaler geworden sind, kann man mittlerweile fast von einem regelrechten Babyboom homosexueller Paare sprechen. Die Zahl der Kinder gleichgeschlechtlicher Paare hat nämlich in den letzten zehn Jahren deutlich zugenommen.

Eine erste große Studie zu homosexuellen Paaren von 2009 beschreibt sehr gut „die Lebenssituation von Kindern in gleichgeschlechtlichen Lebensgemeinschaften". Was viele vielleicht gar nicht auf dem Schirm haben: 40 Prozent aller Kinder, die mit gleichgeschlechtlichen Eltern aufwachsen, stammen aus einer früheren heterosexuellen Beziehung. Da hat sich Mami oder Papi halt irgendwann umorientiert, sich vielleicht erst spät getraut zu outen, weil das Umfeld es anders nicht akzeptierte. Der andere große Teil von Kindern in Regenbogenfamilien (wie gleichgeschlechtliche Eltern mit Kindern auch farbenfroh genannt werden) ist zu etwa 50 Prozent leiblich und in die bestehende Partnerschaft hineingeboren. Der Rest verteilt sich auf Pflege- oder Adoptivkinder.

Noch ein Prozentsatz, der so vielleicht unerwartet ist: 93 Prozent aller Regenbogenkinder wachsen bei homosexuellen Müttern und nicht bei zwei Vätern auf. Gucken wir also einmal etwas genauer darauf, was ein lesbisches Paar machen kann, um ein Kind zu bekommen. Vorneweg: Bei aller Gleichberechtigung, die wir ja angeblich in diesem Land erreicht haben, muss man ganz klar sagen, dass die Ladys es hier leichter haben. Denn naturgemäß ist das eine Geschlecht, welches für das Austragen einer Schwangerschaft unabdingbar ist, in einer Beziehung zwischen zwei Frauen ja gleich doppelt vorhanden.

Die Samenspende ist in Deutschland seit über 30 Jahren erlaubt, existiert aber schon seit circa 80 Jahren. Der Erste, der sich je mit dem Thema Samenbank beschäftigt hat, war im Jahr 1866 ein Italiener namens Paolo Mantegazza. Dieser hätte es gut gefunden, wenn die Soldaten vor Eintritt in einen Krieg ihr Sperma eingefroren hätten, damit die Frau auch noch Kinder bekommen kann, wenn ihr Mann nicht mehr zurückkehrt. Man mag das makaber finden oder pragmatisch, heute jedenfalls ist das – obwohl theoretisch natürlich möglich – in den meisten europäischen Ländern (inklusive Deutschland) unter Freiheitsstrafe verboten. Man nennt das Post-mortem-Insemination.

Aber Samenspenden sind wie gesagt erlaubt: Das Paar kann sich also ganz pragmatisch an eine Spenderbank wenden und dort Spermien bestellen. Bei der Samenspende geben Männer (also die Spender) Sperma nach bestimmten Qualitätskriterien ab, das bis zum Gebrauch dann eingefroren wird. Heutzutage hat das eingefrorene Sperma quasi die gleiche Qualität wie das frische. Das kennen Sie vielleicht aus den Kochshows im Fernsehen, da heißt es auch immer: Tiefkühlerbsen hätten die gleiche Qualität wie frische vom Feld. Man kann es erschreckend oder faszinierend finden, aber es ist in der Tat bei einigen Samenbanken auch möglich, Blutgruppe, Augenfarbe, Körpergröße, Statur, Nationalität, ja sogar das Körpergewicht des Spenders auszuwählen. „Ich hätte dann gern einen 1,92 Meter großen, schlanken schwedischen Surfer als Spender, der 81 Kilo auf die Waage bringt. Könnten Sie da was machen? Wäre gut, wenn er eine Professur in Quantenphysik vorweisen kann…" Na, so einfach ist es dann auch nicht. Es gelten selbstverständlich sehr strenge Kriterien, auch der Ausschluss bestimmter Krankheiten sowie rechtliche Grundlagen und Sicherheiten für Spender und Empfänger sind gewährleistet.

Die Samen werden dann meist mittels der sogenannten Insemination in die werdende Mutter transportiert. Wie das genau funktioniert, erklären wir bei der künstlichen Befruchtung auf Seite 170. Leider müssen wir hier aber schon wieder einhaken: Obwohl die künstliche Befruchtung im wunderschön liberalen Deutschland nicht verboten ist, ist sie laut der Bundesärztekammer und dem geltenden Gesetz bisher nur heterosexuellen Paaren vorbehalten. Viele homosexuelle Paare suchen daher Hilfe in Ländern, in denen die Gesetzeslage anders ist. Mittlerweile gibt es aber auch immer mehr Samenbanken bei uns, die nach der Einwilligung durch die Spender auch lesbischen Paaren legal (in verschiedenen Verträgen geregelt) Spermien zur Verfügung stellen. Und die auch mit Ärzten kooperieren, die die Insemination durchführen. Momentan ist das für Spender und Empfängerpaar die medizinisch und rechtlich sicherste Möglichkeit, die zur Verfügung steht.

Sie merken schon, wie unübersichtlich und teilweise auch rechtlich ungeklärt dieses Thema ist. Deswegen ergreifen weiterhin viele Paare die Eigeninitiative neben dem Suchen nach Spendern in anderen Ländern, indem sie private Vereinbarungen mit Männern für sogenannte Heiminseminationen treffen. Selbstverständlich ist auch das rechtlich sowie medizinisch immer noch ein Graubereich, und wir verweisen hier ebenfalls auf die geltenden Gesetze. Der Vorteil bei einer Heiminsemination sind natürlich das Umfeld und der persönliche Kontakt zum Samenspender. Das lesbische Paar sucht sich dabei gezielt einen Mann aus und nimmt mit diesem das Projekt „Wunschkind" gemeinsam in Angriff – man kennt seinen privaten Samenspender sozusagen aus dem Effeff. Vielleicht wird es etwas schwieriger, einen baumlangen Schweden von der Universität Göteborg dafür zu gewinnen, mag sein. Aber egal. An dieser Stelle raten wir jedenfalls dringend, rechtliche Fragen dabei vorher abzuklären und festzuhalten. Weil es eben kein rechtlich abgesichertes „Geschäft" dieser Art geben darf. Und wer regelmäßig Vorabendsendungen im ZDF guckt, kennt den Spruch: Zu Risiken und Nebenwirkungen fragen Sie bitte Ihren Arzt oder Apotheker. Wir weisen hiermit darauf hin, dass die Heiminsemination auch medizinische Risiken bergen kann.

Andere lesbische Paare wiederum nutzen die Möglichkeit, eine gemeinsame große Familie mit einem schwulen Paar zu gründen. Das nennt sich dann Queerfamilie (aus dem Englischen „queer": homosexuell) und ist womöglich ein eleganter Lösungsansatz, ohne extremen behördlichen Stress ans Ziel zu kommen – ob das weniger liberal eingestellten Menschen nun passt oder nicht.

Kommen wir nun zu einem Männerpaar, das Kinderwünsche hegt. Und wie sonst kaum im Leben, muss hier konstatiert werden, dass Männer es in Deutschland tatsächlich nicht so leicht haben, diese Wünsche in die Realität umzusetzen. Vielleicht auch eine Erklärung dafür, warum nur sieben Prozent der Regenbogenkinder bei zwei Vätern aufwachsen.

Wieso ist das so? Der erste Punkt liegt auf der Hand: Männer benötigen zwangsläufig zur Erfüllung ihres Kinderwunsches eine

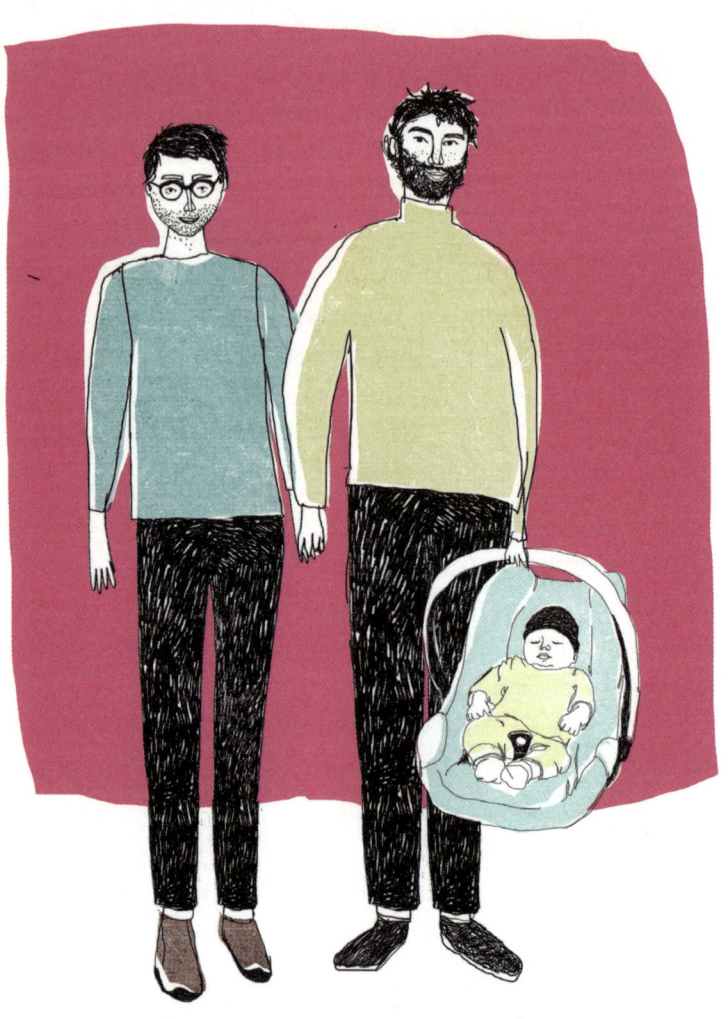

Frau. Wenn sie sich nicht privat eine Möglichkeit welcher Art auch immer schaffen, stehen die Vorzeichen alles andere als gut. Leibliche Kinder schwuler Väter lassen sich quasi nur mittels privaten Engagements wie zum Beispiel über die oben erwähnte Queerfamilie zeugen. Denn sowohl Leihmutterschaft als auch Eizellspende sind in Deutschland verboten: Die Freiheitsstrafe dafür beträgt drei Jahre. Und die Väter benötigen ja nicht nur das Ei einer Spenderin, sondern auch die Schwangerschaft-austragende Mutter. Eine Leihmutter ist, wie der Name schon sagt, eine Frau, die ihren Körper zur Verfügung stellt, um ein Kind für andere auszutragen. Dieses Kind entstammt meist nicht ihren eigenen Eizellen, sondern wird mittels künstlicher Befruchtung aus Eizellen einer Eizellspenderin und einem männlichen Sperma erzeugt – dazu später mehr. Bei Eizellspenderinnen wiederum handelt es sich um Frauen, die ihre Eizellen spenden, und nachdem das nicht eben mal so einfach geht wie das Spenden von Sperma, sind sie recht rar gesät. Viele Männer wenden sich daher an Zentren im Ausland, wobei die Gesetzeslage weltweit sehr unterschiedlich ist.

In unserem Bekanntenkreis gibt es ein ganz tolles schwules Paar, das treu und verliebt seit vielen Jahren in einer eingetragenen Lebensgemeinschaft zusammenlebt (es wäre lieber gleichberechtigt zu uns „Heten", also mit gleichen Rechten gesegnet, aber auch da geht es ja voran) und sich seit langer Zeit Kinder wünscht. Glück für die beiden, dass einer von ihnen gut verdienender Geschäftsführer einer Grafikagentur ist, sodass sie sich, abgesichert durch die örtlichen Gesetze, in den Vereinigten Staaten darum kümmern konnten, eine Leihmutter zu finden. Und bei aller Liebe zu Kindern: Nicht nur der Aufwand nach Amerika zu reisen kostet, auch eine Leihmutter will für ihren Job bezahlt werden. Das Ganze nennt man dann auch kommerzielle Leihmutterschaft und kann schon mal in sechsstellige Beträge gehen. So technokratisch sich das anhört, bei so einem Deal ist zwischen allen Parteien vom ersten Tag an klar geregelt, wer welche Aufgabe hat und wer dafür was bezahlt. Inzwischen haben sie wunderbare Zwillinge, ausgetragen von Beth, einer, wie sie sagen, ganz tollen, kinderlieben Frau, selbst zweifache Mutter. Übrigens gibt es in den USA nur eine Handvoll Staaten, in denen die Gesetzeslage so ist, dass die Wunscheltern vollkommen abgesichert sind.

Neben der Leihmutterschaft im Ausland gibt es für alle kinderwünschenden Paare – egal ob männlich oder weiblich – natürlich immer noch die Möglichkeit einer Adoption, sei es im In- oder im Ausland. Es ist zwar ähnlich der künstlichen Befruchtung mit einem großen rechtlichen Aufwand, vielen Auflagen und einer Menge Bürokratie verbunden, aber eine gute Alternative, die gar nicht so selten genutzt wird. Ein weiteres befreundetes Paar von uns hat darüber hinaus ganz tolle Erfahrungen damit gemacht, zwei Kinder als Langzeit-Pflegekinder aus zum Teil katastrophalen Verhältnissen in ihre Familie aufzunehmen. Sowohl Adoption als auch Pflegeelternschaft sind unglaublich schöne Möglichkeiten, den eigenen Wunsch nach einem Kind zu erfüllen und gleichzeitig einem bereits lebenden Kind eine wunderbare Tür zu zwei liebenden Eltern zu öffnen. Und, wie die Studie von 2009 zeigen konnte, mit zum Teil deutlich besseren Bedingungen und Chancen für das Kind als in mancher heterosexuellen Partnerschaft.

1

PER DEFINITIONEM!
Was sind eigentlich Unfruchtbarkeit und unerfüllter Kinderwunsch?

Der erste Teil unseres Buches widmet sich, das haben Sie als aufmerksame Leserin und hoffentlich auch hochkonzentrierter Leser bestimmt schon gemerkt, der Möglichkeit, ein Kind zu zeugen. Wenn es noch nicht geklappt hat: nicht hektisch werden. Das ist bisher noch absolut normal, auch wenn wir schon die ein oder anderen Hilfsmittel herangezogen haben, gewisse Dinge hinter uns lassen mussten. In unserem zweiten Teil werden wir uns jetzt damit beschäftigen, was passiert, wenn es nicht so recht klappen will. Wenn aus dem Kinderwunsch schleichend der unerfüllte Kinderwunsch wird, der sich, wie ein Freund von uns so unschön, aber leider treffend sagte, irgendwann zum Kinderwunschwahn – ja, sogar zu einer Obsession – entwickeln kann.

Wir erwähnten es bereits eingangs. Und das passiert immer genau dann, wenn das perfekt geplante Leben, in dem wir alles in der Hand haben und so gestalten können, wie wir es mögen, eben nicht mehr von einem selbst bestimmt werden kann, sondern von Mutter Natur. Sie zeigt uns hier die Grenzen auf, und es ist recht ernüchternd, sich diese einzugestehen. Was ist also, wenn es nicht klappt? Wenn uns dieser verdammte Storch kein Kind bringt? Lassen Sie uns zunächst sehen, wann wir überhaupt von unerfülltem Kinderwunsch sprechen, ab wann Sie also unser Buch unbedingt weiterlesen sollten oder sagen können: „Ach, bei uns ist ja doch noch alles im Rahmen, ich lege das Buch erst mal weg und lese in sechs Monaten weiter." Sehen wir uns also erst mal einige Definitionen an.

Wussten Sie, dass die Weltgesundheitsorganisation (WHO) den Begriff Gesundheit als den Zustand des vollständigen körperlichen, geistigen und sozialen Wohlbefindens und nicht nur des Freiseins von Krankheit definiert? Heißt das demnach, dass Unfruchtbarkeit – weil es ja ein Zustand von verminderter Gesundheit und sozialem Wohlbefinden ist – laut WHO eine Krankheit ist? Das ist tatsächlich so und mag erst einmal ein wenig merkwürdig klingen – mal abgesehen davon, dass selbst für uns Ärzte die WHO nicht unfehlbar ist. Nehmen wir einfach eine zweite Kapazität zu Hilfe, um weiter zu ergründen, ob es denn hier eine klare Antwort gibt. Der Duden, der uns immer dann hilft, wenn wir unfähig sind, in diesem Buch die einzig wahre Rechtschreibung anzuwenden, definiert „unfruchtbar" erst mal so: Es wächst wenig, sei es nun in der Landwirtschaft oder auch bei den Tieren. Beim Menschen wiederum ist damit der Zustand gemeint, keine Kinder zeugen zu können – man spricht auch von Zeugungsunfähigkeit. Bevor Sie sich jetzt irritiert am Kopf kratzen, vollkommen resigniert die Flinte ins Korn werfen wollen und sich fragen: Ja, verdammt nochmal, ich versuche das mit dem Kinderkriegen ja schon etwas länger, es klappt aber nicht... Bin ich jetzt unfruchtbar, zur Hölle? Unfruchtbar, wie der vom Duden definierte Acker, auf dem wenig wächst...

was für ein schreckliches Wort. Aber keine Angst, die meisten Menschen, die das von sich denken, sind es nicht – und es dauert verdammt lange, bis man es denn wirklich ist. Und überhaupt, oft ist es dank der modernen Medizin auch nur von kurzfristiger Dauer.

Ja, aber wann sprechen wir schließlich von einem unerfüllten Kinderwunsch? Laut WHO besteht unerfüllter Kinderwunsch erst, wenn innerhalb eines Jahres keine Schwangerschaft bei Partnern im gebärfähigen Alter mit regelmäßigem ungeschütztem Geschlechtsverkehr (richtige Machart, erinnern Sie sich an unser Paar mit dem analen Geschlechtsverkehr?) eintritt. Ein Jahr! Das ist wirklich lange! Das Ganze nennt man dann auch Sterilität (aus dem Lateinischen „sterilitas"). Sterilität ist definitionsgemäß die Unfruchtbarkeit. Diese, das sollte an dieser Stelle erwähnt werden, kann natürlich durch beide Partner bedingt sein: Frau und/oder Mann. Egal ob für Mann oder Frau, für beide Partner gilt, dass man zwischen der primären und der sekundären Sterilität unterscheidet. Bei Ersterer ist noch nie eine Schwangerschaft eingetreten. Sekundär steril ist man hingegen, wenn es sehr wohl schon mal eine Schwangerschaft mit erfolgreichem Ausgang (ja, so heißt es tatsächlich recht unromantisch in den eiskalten Begrifflichkeiten des Ärztehochdeutsch, gemeint ist natürlich: ein Kind) gab, eine erneute Schwangerschaft allerdings bei regelmäßigem ungeschütztem Verkehr im zeugungsfähigen Alter der Frau nach einem Jahr ausbleibt.

Es ist nicht das Gleiche wie Infertilität, wird aber häufig gleichbedeutend verwendet. Infertilität bei Frauen ist das Unvermögen, eine Schwangerschaft auszutragen. Da wird man schwanger, kann es aber nicht bleiben, hat also in der Folge eine oder mehrere Fehlgeburt(en). Bei Männern spricht man von Unfruchtbarkeit, Sterilität oder Infertilität. Diese Begriffe werden oft gleichbedeutend gebraucht und bezeichnen das Unvermögen, ein Kind zu zeugen. Die Unfruchtbarkeit des Mannes ist Folge der Impotenz. Dabei spricht man einerseits von „Impotentia generandi", der Zeugungsunfähigkeit – darunter versteht man zum Beispiel eine schlechte Spermienqualität. Andererseits von der „Impotentia coeundi", der Unfähigkeit, den Geschlechtsakt an sich zu vollziehen.

So, genug von trockenen Definitionen. Lassen Sie uns mal sehen, ob wirklich eine der Definitionen zutrifft oder ob es noch nicht gar so dramatisch ist. Und was man in den unterschiedlichsten Fällen alles unternehmen kann.

2 DIE RUHE VOR DEM STURM!

Was, wenn es nicht sofort klappt mit dem Schwangerwerden?

Wir haben ja einen ziemlichen Vorteil: den „Besserwisservorsprung". Wir haben immer schlau reden, und Sie müssen dann alles befolgen. Fies, stimmt. Aber wir haben Ihnen bis hierhin hoffentlich auch ein paar Dinge ans Herz legen können, die neben all dem Fachchinesisch, den Ratschlägen und Belehrungen hängen geblieben sind. Nachdem Sie jetzt auch über die Definitionen der Unfruchtbarkeit Bescheid wissen, müssen Sie uns versprechen, dass Sie nicht gleich verzweifeln, wenn die erste Periode doch nicht ausgeblieben ist. Wir können noch so viel fachlichen Rat geben, eines müssen Sie leider selbst mitbringen: Geduld. Denn – wir erinnern uns – bis zu einem Jahr darf es schon mal dauern, bis sich eine Schwangerschaft einstellt, vorausgesetzt natürlich, es liegen keine gravierenden Fehler im System vor.

Und wo Geduld gefragt ist, schließt sich sofort die wichtigste Empfehlung an dieser Stelle an: Bitte bewahren Sie Ruhe. Unruhe kommt mit der Schwangerschaft und erst recht, wenn das Kind dann auf der Welt sein sollte, von selbst. Jetzt, hier und heute, auf Ihrem bestimmt erfolgreichen Weg, dürfen Sie ruhig ruhig bleiben. Und um sich die Wartezeit zum positiven Test so angenehm wie möglich zu gestalten, können Sie gern noch zusätzlich in die Trickkiste greifen. Wobei es hier weniger um das sofortige Ausprobieren geht als vielmehr um den Zeitvertreib durch Lesen: Mit welchen Lösungsansätzen hat man sich früher beschäftigt, wenn die Frau einfach nicht schwanger werden wollte? Denn in all den verschiedenen Epochen liefen die Menschen schon immer zu kreativer Höchstform auf, wenn es darum ging, dem einfach „Nichtschwangerwerden-Wollen" Herr zu werden.

Was retrospektiv schon einmal als positiv vermerkt werden darf: Zunächst fanden über alle Jahrhunderte hinweg Reinigungsrituale statt, um sich von „Ungutem" zu befreien und den Körper für eine Schwangerschaft frisch zu machen. Vom Waschen im Nil im alten Ägypten bis hin zu Fruchtbarkeitsbädern in allen möglichen Tümpeln, Seen und Meeren ist bis ins 20. Jahrhundert zu lesen. Und auch heute noch: Wir erinnern uns kurz an die reinigende Wirkung des Storchentees. Im Mittelalter wurde tatsächlich gar nicht selten beschrieben, dass Frauen schwanger wurden, wenn sie nach den Männern das gemeinsame Badehaus besuchten, die darin selbstverständlich ejakulierten. Hm, auch eine Möglichkeit, aber da weiß man eben nicht genau, wer der werte Vater ist.

Ebenfalls von großem Nutzen erwies sich, einen guten Draht nach „oben" zu haben. Sich mit den Göttern gut zu stellen. Zu beten. Zu opfern. Das volle Programm. Nicht nur im alten Ägypten, auch in der Bibel wird das beschrieben. Angeraten wurde das Anbeten verschiedenster Heiliger – wie zum Beispiel des heiligen Wolfgangs – oder auch Wallfahrten zu verschiedensten Orten. Beides ist bei Gläubigen zum Teil immer noch ein gängiger Ritus. Also auf nach Altötting oder, wer sich an höchste Stelle wenden möchte, macht sich gleich auf den Weg nach Rom. Das Oberhaupt der römisch-katholischen Kirche wird ja wohl nicht umsonst mit Papa angesprochen.

Wer sich nicht in erster Linie mit den Dingen zwischen Himmel und Erde beschäftigen will und Glaubensangelegenheiten für vernachlässigbar hält, für den hat die Menschheitsgeschichte durchaus andere – man könnte sagen –, pragmatischere Lösungen in petto. Vielleicht setzt sich ja der ein oder andere Vorschlag auch bald in

Ihrem Leben durch? Oder vielleicht doch nicht, wenn Sie jetzt lesen, dass das Essen von Habichtkot für Frauen ein – so vermuten wir – wenig angenehmer Ritus war, um einer möglichen Unfruchtbarkeit entgegenzuwirken. Sie denken, die Geschichte hatte nicht auch fürs männliche Geschlecht ein Schmankerl auf dem Speiseplan stehen? Nun ja. Die Männer sollten zum Beispiel das Herz eines Falken oder, wem das besser mundete, eine ganze Eidechse verspeisen. Naheliegend auch, den ein oder anderen Tierhoden essen zu müssen. Na, lieber männlicher Leser, schon Appetit bekommen? Glücklicherweise ist das im Laufe der vielen Jahre dann doch aus der Mode gekommen. Stellen Sie sich nur die Protestaktionen vor, wenn alle Männer diese fruchtbarkeitsfördernden Maßnahmen umsetzen würden und jede Menge Falkenherzen, Eidechsen oder Tierhoden benötigten. An den Geschmack wollen wir gar nicht erst denken, beziehungsweise dank mangelnder Vergleiche können wir uns nur auf die Gesichter der C-Prominenz berufen, die sich Anfang eines jeden Jahres im Auftrag von RTL in Australien durch die örtlichen Hodenspezialitäten futtern muss.

Sollte wirklich gar nichts für Sie dabei gewesen und immer noch keine Schwangerschaft eingetreten sein, empfehlen wir ernsthaft: Machen Sie all die Dinge mit Ihrem Partner, Ihren Freunden, der Familie und für sich selbst, die Sie mit einem Neugeborenen vergessen können. Zum Beispiel hemmungsloser Sex mittags mitten auf dem Küchentisch – statt den Babybrei anzurühren oder aufzuwischen. Der Küchentisch möge hier nur ein Platzhalter sein. Hauptsache Sex. Oder wollten Sie nicht immer schon auf einem Abenteuertrip von Liane zu Liane schwingen? Oder so banale Dinge tun wie lesen, ins Kino gehen oder einfach nur ausschlafen? Im Übrigen: Wir kennen einige Paare, die in dem Moment, in dem der Druck von ihnen abfiel (dass nämlich endlich, endlich eine Schwangerschaft hermüsse) und sie beinahe schon aufgegeben hatten, mir nichts, dir nichts Eltern wurden. Da war Entspannung eingetreten. Und es gibt einige Hinweise darauf, dass Entspannung hilft und deshalb ein gemeinsamer Urlaub mit dem Partner zur gewünschten Schwangerschaft führen kann.

Also, Ruhe bewahren, den Krimi einpacken, und ab nach Mallorca, Amrum, auf den Großglockner oder auch in die Südsee. Und um wieder auf alte Ratschläge zurückzukommen: Es wurde bereits 1917, also vor über hundert Jahren, den Paaren neben Luft- und Aktivitätskuren empfohlen, auch die Abwechslung von der täglichen Routine zu suchen – etwa durch eine Reise. Na bitte!

3 KLAPPE, DIE ZWEITE!
Was, wenn es nach sechs bis 12 Monaten immer noch nicht geklappt hat?

Otto Normalverbraucher kennt die Weltgesundheitsorganisation eigentlich nur aus den „heute"- oder „Tagesschau"-Nachrichten. Die WHO rät ab und an, mal dies und das oder jenes zu tun – und das meiste, was sie rät, rät sie vollkommen zu Recht. Warum wir das schreiben? Weil wir Ärzte die WHO als Ratgeber im Grunde sehr ernst nehmen: Sie rät – wie wir bereits wissen – Paaren, die versuchen ein (zwei, drei) Kind(er) zu bekommen, ein Jahr regelmäßigen, ungeschützten Verkehr zu haben, bevor sie sich bei ihrem Arzt nochmal ausführlich beraten lassen und ggf. weitere Schritte einleiten. Entgegen der Empfehlung der WHO suchen jedoch – vollkommen verständlich – viele Paare schneller den Arzt auf. Auf den Punkt gebracht, hilft vielleicht folgende Faustregel: Frauen unter 35 sollten entspannt ein Jahr lang probieren, schwanger zu werden. Frauen wiederum, die älter als 35 Jahre alt sind, sollten nach sechs Monaten überlegen, sich ärztlich vorzustellen. Und was wir alles in diesen sechs bis 12 Monaten tun können – außer des regelmäßigen Sex –, haben wir bereits ausführlich besprochen.

Um herauszufinden, wieso es einfach nicht klappt, ein Kind in die Welt zu setzen, obwohl man es doch so sehr will, sollten Männlein und Weiblein sich mit den Gründen beschäftigen. Es geht also um Ursachenforschung und darum, ob der Grund bei ihm, bei ihr oder bei beiden zu finden ist. Und: Schwangerwerden ist nichts, was nach Schema F generalstabsmäßig abgearbeitet werden kann. Man kann sogar sagen, es ist vielfach wie ein Lotteriespiel – ein äußerst trickreiches noch dazu. Wenn der Entschluss aber gefallen ist, sich unter Einbeziehung von Fachleuten dabei helfen zu lassen, ein Kind zu bekommen, sind beide Partner gefragt. Ja, auch der Mann, obwohl er es ja gar nicht bekommt, das Kind. Fangen wir also diesmal beim Mann an ...

Selbst wenn Männer meinen, das unfehlbare, immer korrekt handelnde, perfekt funktionierende Geschlecht sein zu müssen, wollen wir hier als weibliche Frauenärzte kurz festhalten: Liebe Männer, obwohl es keiner von euch hören will und auch keiner von euch glauben kann, zu 50 Prozent seid ihr die Ursache eines unerfüllten Kinderwunsches. Oh Schreck! Das ist ja gar nicht so wenig. Heißt aber im Umkehrschluss auch, ihr seid nicht die Hauptschuldigen. Ist doch spitze, das Ganze ist recht ausgeglichen. Aber eben deshalb seid ihr jetzt auch gefordert. Ran an die Buletten, könnte man sagen – der große männliche Showauftritt ist gefragt. Und der steht nicht irgendwo an, sondern bei einem absoluten Fachmann beziehungsweise einer absoluten Fachfrau, von dem/der ihr wahrscheinlich noch nie gehört habt: Es ist an der Zeit, einen Andrologen aufzusuchen. Einen was? Sagen wir so, es ist das Gegenstück zum Gynäkologen. Und den kennen wir ja alle.

Viele Fachärzte haben diese Zusatzausbildung, besonders Urologen, weswegen eben ein Urologe die erste Anlaufstelle für den Mann sein sollte. Dort steht dann erst einmal eine ausführliche körperliche Untersuchung an. Außerdem, das ist spannend und eine Sache, die der Mann eventuell nicht gern hört oder liest, erstellt dieser Facharzt ein Spermiogramm und beurteilt es. Ein WAAAS? Ein Spermiogramm. Es ist eine essentielle und einfache Untersuchung, die zeigt, ob die Spermien das tun, was sie tun sollen. Im Samenerguss des Mannes werden die Spermien auf ihre Menge, ihr Aussehen (und damit ist nicht die individuelle Schönheit gemeint)

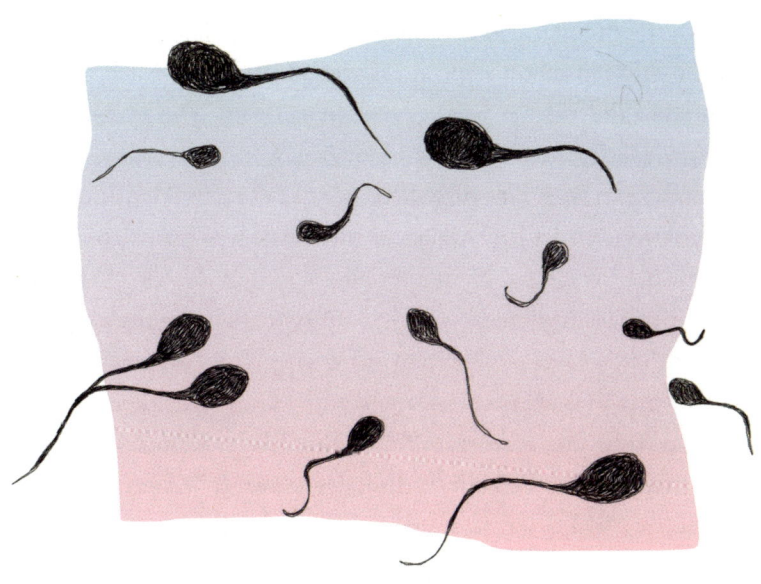

und ihre Beweglichkeit hin unter die Lupe genommen. Es werden auch die Farbe, der Geruch und der pH-Wert des Ejakulats beurteilt. Das Ziel dieser Untersuchung ist, eine sogenannte Normozoospermie zu diagnostizieren. In diesem Fall wären die gefundenen Werte der Spermien ohne Auffälligkeiten. Das hört sich erst einmal komisch an, schließlich möchte man nur ungern mit ein paar selbst gewonnenen Spermien zu einem bis dato noch unbekannten Facharzt laufen. Und sich danach anhören, dass das Ganze Auffälligkeiten zutage gebracht hat, von denen man nie geahnt hatte, sie würden existieren. Und überhaupt, wie kommt der überhaupt an mein Sperma? Das ist kein ganz unwichtiger Punkt. Die richtige Gewinnung der Probe ist wichtig und der Weg besagter Probe zum Arzt erst recht.

Zunächst sollte vor der Untersuchung ungefähr zwei bis sieben Tage auf Sex und Selbstbefriedigung verzichtet werden, denn je häufiger es zum Samenerguss kommt, desto schneller sind die perfekten, fertigen Spermien verbraucht. Das Ergebnis wäre verfälscht, und wer will sich schon schlechter machen, als er ist? Nach einigen Tagen kann der Körper wieder neue rekrutieren. Die Probe selbst kann in der Praxis oder auch zu Hause gewonnen werden. Wahrscheinlich kann man sich vorstellen, wie das Onanieren in einen Becher funktioniert. Ist jetzt vielleicht nicht das, was man sich immer erträumt hat im Leben, dient aber einem gutem Zweck. Wenn die Probe zu Hause gewonnen wird – die meisten Männer bevorzugen übrigens diesen Ort –, sollte man auf weitere Vorgehensweisen vorbereitet sein. Viele Menschen, nicht nur Männer, denken, die gewonnene Probe muss sofort im Kühlschrank oder Eisfach zwischengelagert werden, bis sie zum Andrologen kommt. Weit gefehlt. Die Probe sollte nicht gekühlt, sondern im Gegenteil am besten knapp unter Körpertemperatur wie erst kürzlich im Hoden innerhalb von 30 bis 60 Minuten zum Arzt transportiert werden. Wir erinnern uns an die Temperatur von 33 bis 35 Grad Celsius. Sie kann also gerne in die Hosentasche – also nah an den Produktionsstandort – gesteckt werden. Dabei sollte allerdings schon ein spezielles, beim Arzt erhältliches Transportgefäß verwendet werden.

Übrigens sollten Sie nicht einem einzigen guten oder vielleicht schlechten Ergebnis vertrauen. Die WHO empfiehlt eine Wiederholung des Spermiogramms nach ein bis drei Wochen. Nicht weil es so großen Spaß macht, sondern weil die Spermienqualität täglichen Schwankungen unterliegt, die durch alle möglichen Dinge beeinflusst werden, wie zum Beispiel Stress, Schlafstörungen, Konsum von Genussmitteln etc.

Der Arzt selbst wird sich dann ausführlich Zeit nehmen und die genaue Vorgeschichte des männlichen Patienten erfragen. Diese kennen übrigens ihre Kundschaft sehr gut: Sie sind im Allgemeinen spitzenmäßig darauf vorbereitet, Ihnen die Scheu vor dem womöglich als unangenehm empfundenen Thema – Sie könnten der

Grund sein – zu nehmen. Er wird in einem intensiven Gespräch herausfinden, ob es aktuelle Probleme und/oder Vorerkrankungen gibt, und im Anschluss daran eine körperliche Untersuchung vornehmen. Unter Umständen kann eine Bestimmung der Hormone nötig sein.

Welcher Mann jetzt denkt: „Aber es könnte doch auch zu 50 Prozent an der Frau liegen …", den wird natürlich interessieren, was auf die Frau zukommt: Sie stellt sich wieder beim Frauenarzt vor, der die letzten Monate mit ihr Revue passieren lässt. Dabei wird genau besprochen, was das Paar für den Kinderwunsch bisher versucht hat beziehungsweise eben auch nicht. Es ist beispielsweise sehr wichtig zu wissen, wie oft und vor allem wann der Geschlechtsverkehr erfolgt ist. Denn gar nicht so selten stellt sich bei genauerem Nachfragen heraus, dass in dem ach so langen halben Jahr der Kinderplanung nur zwei-, dreimal Geschlechtsverkehr stattgefunden hat. Und ob dies um den optimalen Zeitpunkt herum passiert ist, steht auf einem ganz anderen Blatt. Gründe dafür gibt es viele. Das kann Unwissenheit darüber sein, wann der perfekte Zeitpunkt überhaupt ist. Aber auch, dass mehr Sex die Wahrscheinlichkeit auf ein Kind erhöhen könnte, eben kein Selbstläufer ist. Und Gründe für wenig Sex gibt es ja immer: Sei es, weil keine Lust auf mehr besteht, keine Zeit, viel Arbeit, ein bereits vorhandenes Geschwisterkind und, und, und… Aber wir wissen ja aus den vorherigen Kapiteln, dass der Sex, der zum Kind führt, bestenfalls ab dem zehnten Zyklustag der Frau jeden zweiten Tag stattfinden sollte (und nicht dreimal täglich) – bis der Eisprung vorbei ist.

Im Optimalfall hat die Frau sich auf diesen Frauenarztbesuch gut vorbereitet. Jetzt ist der Moment gekommen: Die kunstvoll angelegten Grafiken dürfen endlich jemandem gezeigt beziehungsweise die Apps gezückt werden. Sie hat ihren Zyklus mit Länge, Blutungsdauer, -stärke und Besonderheiten wie Schmerzen dokumentiert. Vielleicht hat sie sogar ihren Eisprung gespürt oder getestet. Und selbst wenn die Frau nicht so detailliert in sich hineingehorcht hat, gibt es noch mehr Hilfestellungen…

Bei Bedarf kann das bereits kurz erwähnte Zyklusmonitoring durchgeführt werden. Dabei beurteilt der Frauenarzt mittels Ultraschall an verschiedenen Zyklustagen die Gebärmutterschleimhaut und die Eibläschen in den Eierstöcken. So kann er wie ein guter Sommelier sehen, ob mindestens ein Eibläschen für den Eisprung auf gut zwei Zentimeter heranwächst und sich die Gebärmutterschleimhaut vernünftig aufbaut, um das Einnisten einer Schwangerschaft zu ermöglichen. Außerdem kann zusätzlich ein Hormonprofil erstellt werden: Hier werden verschiedene Hormone mindestens einmal am Zyklusbeginn – meist am zweiten bis fünften Zyklustag – bestimmt. Je nach Ergebnis kann eine weitere Hormonuntersuchung zu einem anderen Zeitpunkt notwendig sein. Hormone, die bestimmt werden, sind zum Beispiel FSH, LH, Östrogen, Progesteron, Testosteron und die Schilddrüsenhormone. Das alles hilft schon sehr dabei, mögliche Ursachen des bislang unerfüllten Kinderwunsches herauszufinden.

Das sind die ersten Schritte, falls sich der Kinderwunsch nach sechs bis 12 Monaten noch nicht erfüllt hat, was – wie wir wissen – nur auf 20 Prozent der Paare zutrifft. Aber schauen wir uns nun einmal an, was es für mögliche Ursachen für einen ausgebliebenen positiven Schwangerschaftstest gibt, bevor der nächste Schritt ins Kinderwunschzentrum führt.

4 NACHWUCHS, WIR HABEN EIN PROBLEM!
Woran es liegen kann, wenn es partout nicht klappen will

Natürlich wäre es so schön und einfach, wenn es beim Kinder-in-die-Welt-Setzen eine Erfolgsgarantie geben könnte. So, wie das bei mancher Fertigkuchenteigmischung der Fall ist. Das Nachwuchszeugen ist aber leider kein Kuchenteigschlecken. Selbst wenn Sie sich, wie in den Vorkapiteln beschrieben, perfekt ernähren, richtig dosiert Sport treiben, vorbildlich Vitamine einnehmen und zu Eisprungtagen loslegen, bis der (geburtshelfende) Frauenarzt kommt. Sie ahnen es schon. Es kann durchaus mal nicht so schnell klappen mit dem Kindermachen. Nicht jeder Kinderwunsch führt sofort zum Wunschkind. Oftmals braucht es sehr viel Geduld, das besagte Jahr … Jaja, das wissen Sie ja bereits und beten jetzt schon herunter: zum richtigen Zeitpunkt, jeden zweiten Tag und vaginal … Doch leider, leider ist selbst das alles immer noch keine Garantie für eine Schwangerschaft. Wir sind ja keine Backmischung. Also ist es an der Zeit, zu erklären, wo darüber hinaus es noch hapern könnte.

Fangen wir dieses Mal bei der Frau an. Vorausgesetzt, Gebärmutter, Eileiter und Eierstöcke sind im weiblichen Körper vorhanden, kann es schon in der Struktur der jeweiligen Organe Auffälligkeiten geben, die eine Schwangerschaft erschweren oder schlimmstenfalls sogar unmöglich machen. In der Gebärmutter selber kann es Polypen, Septen oder Myome geben, die ein Einnisten der Eizelle oder ein vernünftiges Schwangerschaftswachstum verhindern. Das alles will man schon allein vom Namen her nicht in der Gebärmutter haben, das verstehen wir nur zu gut. Erst recht nicht, wenn wir erklären, was das denn eigentlich ist. Polypen sind Ausstülpungen der Gebärmutterschleimhaut, die in die Gebärmutterhöhle hineinragen wie die Finger einer Hand. Und Septen sind bindegewebsartige Strukturen, die von der Gebärmutterwand ausgehen und die Höhle ganz oder teilweise durchziehen und damit den Platz, den eine Schwangerschaft benötigt, einengen – so wie Spinnweben oder dicke Spinnennetze. Das merkt man selbst oft gar nicht, anders kann es bei Myomen sein. Myome sind gutartige Knoten der Gebärmuttermuskulatur, die ebenfalls im Weg sein können, wenn der Platz für ein heranwachsendes Kind gebraucht wird. Das kann schon mal Schmerzen oder Blutungsstörungen machen oder eben gar nichts. All dies stört das Platzangebot und somit die Funktionalität der Gebärmutterhöhle.

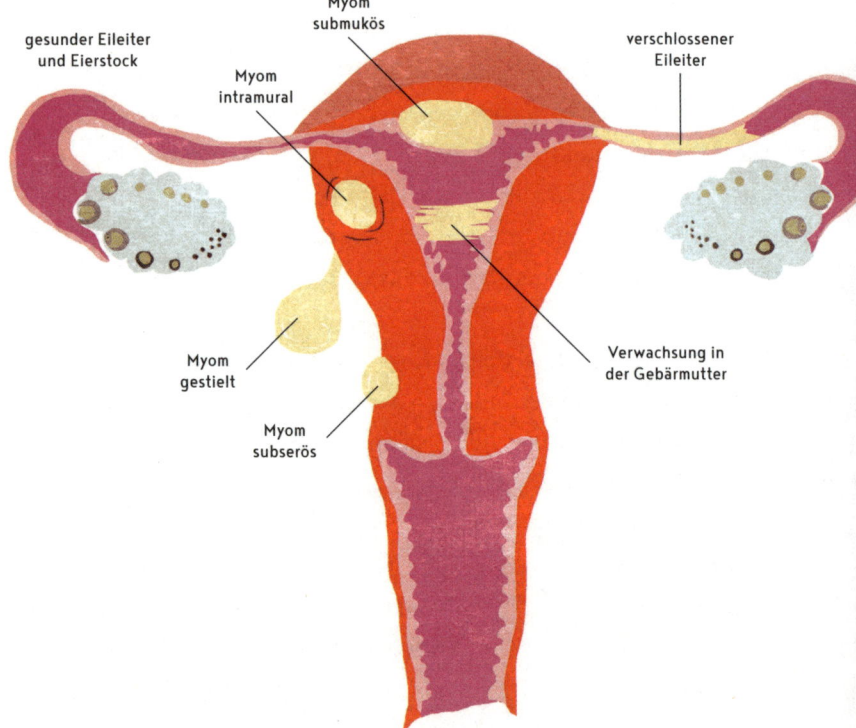

Bereits bei den Griechen und Römern kannte man mechanische Hindernisse und Engstellen bei der Frau und versuchte, sie durch unterschiedlichste Verfahren zu beseitigen. Allerdings nicht wie heute unter hygienischen Bedingungen und mit Betäubung. Hier sollten verschiedene Fette, Salben, Einreibungen – zum Beispiel mit Myrrhe, Kreuzkümmel und Harz – die Verklebungen im weiblichen Genitaltrakt beheben. Sie wurden an Ort und Stelle appliziert und mittels Räucherungen angewandt. Das findet man bereits in der hippokratischen Medizin. Weihrauch, Melisse oder zerriebenes Blei sollten den Samen in der Frau halten. Oder auch Kuhmist, Rinderurin oder Essig…

Besteht heute der Verdacht einer solchen Erkrankung, kann diese häufig durch eine kleine Operation behoben werden. Bei der Gebärmutterspiegelung wird vaginal (genauer gesagt: durch die Scheide in die Gebärmutter) eine Kamera eingeführt und sich ein Bild vom Inneren derselben gemacht. Das nennt man dann Hysteroskopie. Denn mit jeder zuvor durchgeführten Ultraschalluntersuchung lassen sich nur Verdachtsfälle äußern, mit dem direkten Blick durch die Kamera werden diese dann nachgewiesen. Besteht Gewissheit, wird – ebenfalls vaginal – ein Instrument in derselben Operation eingeführt und das Problem meist direkt behoben. Das ist wirklich eher ein kleiner Eingriff, für den Arzt reine Routine. Aber unsere drei Nervensägen namens Polypen, Septen oder Myome sind nicht die Einzigen, die es dem zukünftigen Leben schwermachen können. Als Nächstes kommen die Infektionen, also Entzündungen, an die Reihe, oder besser gesagt ihre Folgen.

Der „Klassiker" unter den Infektionskrankheiten sind die Chlamydien. Hört sich nicht gut an, ist es auch nicht. Falls man sie überhaupt bemerkt, dann an Schmerzen oder komischem Ausfluss. Und was stellt diese bakterielle Infektion, die meist durch Geschlechtsverkehr übertragen wird, an? Eine schwerwiegende Folge ist die Verklebung der Eileiter. Die zarten Härchen im Inneren der Eileiter, die ja für den Eitransport unfassbar wichtig sind, können ihre Aufgabe nicht mehr erfüllen. Meist kommen die Spermien zwar noch durch die Verklebungen durch – manchmal sind sie dort sogar im Stande, auf eine gesprungene Eizelle zu treffen. Im dümmsten Fall aber bleiben die befruchteten Eizellen auf ihrem Weg in die Gebärmutter hängen, und es kommt zu einer womöglich nicht ganz ungefährlichen Eileiterschwangerschaft. Diese muss zumeist durch eine Operation, eine Bauchspiegelung, behandelt werden.

Leider sind wir noch nicht am Ende angelangt, und so gibt es noch einige andere Infektionen, die zu Problemen führen können. Bei einer ausgeprägten vaginalen Infektion beispielsweise können Keime aufsteigen. Das bedeutet, die Erreger gelangen von der Scheide in die Gebärmutter und von da über die Eileiter in den Bauchraum. Hier können sich massive Entzündungen, sogenannte Tuboovarialabszesse, bilden, die den Eileiter (die Tube) und den Eierstock (das Ovar) miteinander verkleben, manchmal sogar Darmabschnitte miteinbeziehen und ein insgesamt sehr ausgeprägtes Krankheitsbild darstellen. Auch in diesem Fall sind oft eine aufwendige Operation und Antibiotikagabe nötig – und so unschön es ist, Unfruchtbarkeit kann die Folge sein.

Eine weitere häufige Ursache für ungewollte Kinderlosigkeit ist die Endometriose. Man schätzt, dass bei ungefähr der Hälfte aller Frauen, bei denen sich keine spontane Schwangerschaft einstellt, eine Endometriose vorliegt. „Wenn das gar nicht mal so selten ist, wieso hab ich davon noch nichts gehört?", denken Sie. Die Endometriose gilt als eine chronisch entzündliche Erkrankung. Hier ist

Gebärmutterschleimhaut (also das Endometrium), die normalerweise nur in der Gebärmutterhöhle vorkommt, auch in anderen Körperregionen zu finden. Wie die Schleimhaut an diese anderen Stellen gelangt, ist noch nicht abschließend geklärt. Man spricht in solchen Fällen von Endometrioseherden. Die Schleimhaut unterliegt hier (wie auch in der Gebärmutterhöhle selbst) dem hormon- und zyklusabhängigen Geschehen des Aufbaus und der Abblutung. Diese zyklustypischen Veränderungen führen an den fremden Stellen zu einer Entzündungsreaktion, da sie dort ja nicht hingehören, und hinterlassen Narben und Verwachsungen. Häufig finden sich diese Herden in der Gebärmutter selbst, in den Eierstöcken oder Eileitern. Hier können sie zu Verklebungen und den Verschluss dieser wichtigen Transportwege für eine befruchtete Eizelle führen. Aber auch in der Scheide, der Harnblase, im Darm oder im gesamten Bauchraum kommt Endometriose vor, sehr selten sogar an geradezu verrückten Orten wie zum Bespiel der Lunge.

Die Beschwerden, unter denen die Patientinnen in solchen Fällen leiden, können sehr vielfältig sein. Häufig geben sie schmerzhafte und/oder verstärkte Regelblutungen an oder Schmierblutungen vor der Periode. Auch kann es zu Schmerzen beim Geschlechtsverkehr kommen, was zum Kindermachen ja eher weniger förderlich ist, oder zu Beschwerden beim Wasserlassen oder Stuhlgang. Als Folge der Narben oder Verwachsungen können sich chronische Unterbauchschmerzen entwickeln.

Wir wollen es auch nicht überdramatisieren, nicht jede Diagnose muss zu Problemen, Operationen oder Kinderlosigkeit führen. Manchmal ist all das ein Zufallsbefund und hat keinerlei Beeinträchtigungen zur Folge. Viele Frauen haben keine Beschwerden und werden problemlos schwanger. Vor allem hängen Ausprägung und Beschwerdebild nicht proportional zusammen. Das heißt, ein kleiner Befund kann große Schmerzen und Beeinträchtigungen im

Alltag mit sich bringen, während umgekehrt auch größere Ausprägungen kaum Beschwerden verursachen können.

Überhaupt, um eine Diagnose stellen zu können, liefert erst mal die Anamnese entscheidende Hinweise. Die klassische gynäkologische Untersuchung und ein Ultraschall erhärten einen Verdacht, letztendlich können aber nur eine Operation und die Gewinnung einer Gewebeprobe (und deren feingewebliche Untersuchung) den Beweis einer Endometriose liefern. Dabei kann mittels Bauchspiegelung versucht werden, die Endometrioseherde zu beseitigen.

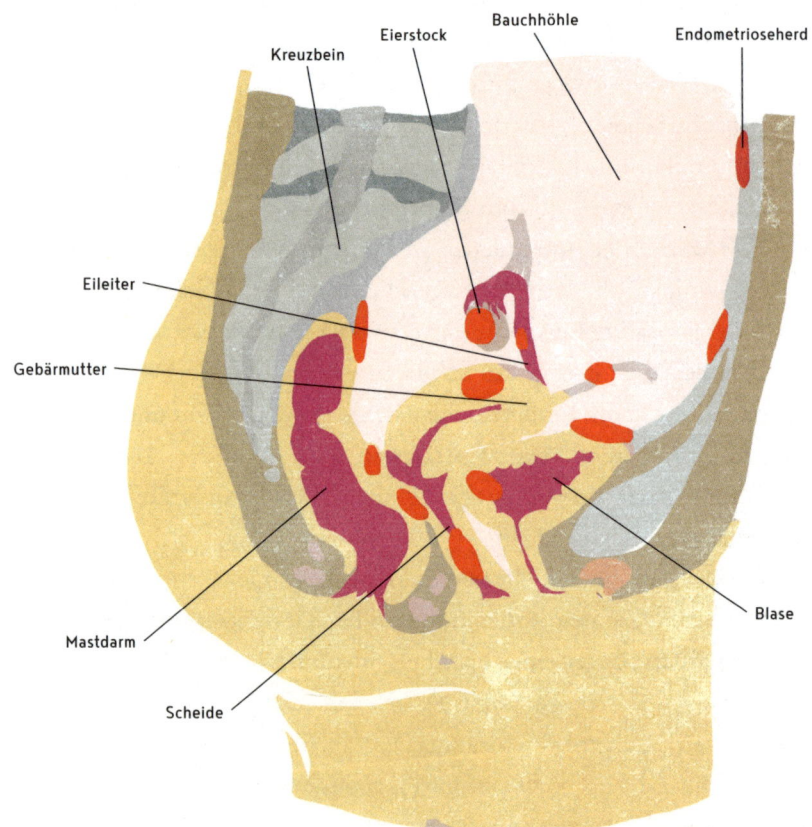

Kreuzbein
Eierstock
Bauchhöhle
Endometrioseherd
Eileiter
Gebärmutter
Mastdarm
Scheide
Blase

Allerdings ist die Operation nicht immer ein Muss, genauso wenig eine Garantie für hundertprozentige Beschwerdefreiheit. Zusätzliche Therapieansätze sind die Gabe von Schmerzmitteln oder auch Hormonpräparaten. Auch alternative Methoden ergänzen das Therapieangebot wie Akupunktur, physikalische Maßnahmen oder Entspannungstechniken. Dabei sind immer die Ausprägung der Beschwerden und die aktuelle Lebenssituation – vor allem das Thema Kinderwunsch – ein entscheidender Ansatz bei der richtigen Therapiewahl. Eine operative Entfernung möglichst aller Endometrioseherde erhöht die Chance auf eine spontane Schwangerschaft. Meist sind aber eine großzügige Vorstellung in einem Kinderwunschzentrum und eine Kinderwunschbehandlung mehr als sinnvoll.

So weit die wichtigsten organischen Ursachen und Probleme auf weiblicher Seite. Zu schön, wenn das alles wäre. Aber es gibt noch ein weiteres großes Thema – nämlich das hormonelle. Ein bisschen haben wir schon über unsere für die Fortpflanzung so wichtigen Freunde, die Hormone, gehört. Und würde man alles bis ins kleinste Detail auflisten, wäre auch das wiederum ein eigenes Buch, ein ziemlich dickes noch dazu. Versuchen wir also, hier einen kurzen Überblick zu geben und einige wichtige und vielleicht nicht ganz seltene Themen herauszugreifen. Denn wer will schon einen reinen Hormonwälzer lesen?

Fangen wir mit der sogenannten Hyperandrogenämie an. Hat nichts mit Astrologie zu tun, wir haben den Körper noch nicht verlassen. Kurz gesagt, bedeutet Hyperandrogenämie einen Überschuss an männlichen Hormonen im weiblichen Körper. Die Folge sind Zyklusunregelmäßigkeiten, zu wenige bis gar keine Eisprünge und ja, in der Folge auch ausbleibende Schwangerschaften. Hier sei als Dauerbrenner das Syndrom der polyzystischen Ovarien (PCO-Syndrom) erläutert. Aber aufgepasst, wir müssen fein unterscheiden: Es gibt polyzystische Ovarien und das Syndrom der polyzystischen Ovarien. Bei polyzystischen Ovarien zeigen sich im Ultraschall vermehrt kleine Eibläschen in den Eierstöcken, die perlschnurartig angeordnet sind. Mindestens 12 kleine Follikel mit einem Durchmesser von weniger als zehn Millimeter sollten es pro Eierstock schon sein. Zusätzlich kann die Kapsel der Eierstöcke verdickt sein.

Kommen außerdem noch andere Merkmale hinzu, spricht man vom Syndrom der polyzystischen Ovarien (PCO-Syndrom). Zum einen können beispielsweise Hautprobleme auftreten mit fettiger Haut, Akne, vermehrter Behaarung am Körper und im Gesicht oder umgekehrt Haarausfall am Kopf. Zum anderen kann es zu Zyklusunregelmäßigkeiten kommen mit deutlich verlängerten Zyklen und seltener oder ausbleibender Periode und ausbleibendem Eisprung. Klassischerweise spricht man vom PCO-Syndrom beim Auftreten von zwei dieser drei Merkmale (typisches Ultraschallbild: Hautprobleme, Zyklusstörungen). Schätzungsweise fünf bis acht Prozent aller schwangerschaftswilligen Frauen sind davon betroffen. Aber auch hier gilt: Nicht jedes polyzystische Ovar macht Probleme. Manchmal wird eine Frau mit Absetzen der Pille sofort schwanger – oder aber es bedarf einer Therapie und etwas Geduld.

Beim Thema Kinderwunsch ist das Risiko eines ausbleibenden Eisprungs aufgrund hormoneller Unregelmäßigkeiten das Hauptproblem. Diese sind unterschiedlicher Natur und müssen nicht zwingend alle gemeinsam auftreten. Am häufigsten zeigt sich ein erhöhter Spiegel an männlichen Hormonen wie zum Beispiel Testosteron. Oft ist auch der LH-/FSH-Quotient erhöht. Wir sprachen über ein geregeltes Hormonlaufwerk schon an anderer Stelle. Zur Erinnerung: Die Hormone LH und FSH werden von der Hypophyse ausgeschüttet, beeinflussen die Regulation von Östrogen und Progesteron in den Eierstöcken und damit die hier relevante Eizellreifung (Follikelreifung) und den Eisprung selbst. Dieses Hormonlaufwerk funktioniert ein bisschen wie in einer „guten" Klinik oder in jeder anderen wunderbaren hierarchischen Struktur: Der Chefarzt gibt Anweisungen an den Oberarzt. Diese Anweisungen sind im Körper gleichzusetzen mit den Hormonen. Nun gibt der Oberarzt weitere Befehle (also wieder Hormone) an die verschiedenen Assistenzärzte, die dann alles ausführen dürfen. Bei den Anweisungen handelt es sich zunächst um die Produktion der weiblichen Geschlechtshormone. Dadurch entsteht ein Gleichgewicht, denn sowohl Oberarzt als auch Assistenzarzt liefern immer wieder Berichte an die obere Etage, ob sie alles zufriedenstellend ausgeführt haben (also genug Hormone da sind). Dementsprechend werden von oben neue Befehle gegeben oder eben nicht.

Wie in unserem wundervoll funktionierenden Klinikum existieren auch im Körper drei bedeutende Entscheidungsorgane: Als Chefarzt fungiert der Hypothalamus, er ist ein wichtiges hormonelles Schaltzentrum in einem Bereich des menschlichen Gehirns, dem sogenannten Zwischenhirn. Dann wären da der Oberarzt, also die Hypophyse oder Hirnanhangsdrüse, und die Ovarien, die Eierstöcke, die beiden Assistenzärzte des „Klinikums zum perfekten Hormonhaushalt".

Das luteinisierende Hormon (LH) unterliegt normalerweise zyklischen Schwankungen. Ist das LH permanent zu hoch, kommen auch die Follikel in ihrer Entwicklung zu schnell mit zu viel LH in Kontakt. Der Reifungsprozess gerät aus dem Takt, und es liegen zu viele unreife, kleine Follikel im Eierstock vor. Das heißt, der LH-Oberarzt gibt zu viele Anweisungen, die alle durchgeführt, aber nicht bis zum Ende ausgeführt werden: Die Follikel bleiben unfertig liegen. Das follikelstimulierende Hormon (FSH) ist dementsprechend zu niedrig, denn die beiden beeinflussen sich gegenseitig. Ist der eine hoch, so ist der andere niedrig. Sprich: Der Chef ist so sehr mit seinem LH-Oberarzt beschäftigt, dass der FSH-Oberarzt zu kurz kommt. Zudem regt das LH die Bildung männlicher Hormone an, was zur Folge hat, dass bei zu viel LH entsprechend zu viele männliche Hormone im weiblichen Körper existieren. Wie man sieht, ein ziemlich fieser Kreislauf. Wir wollen wirklich nicht drauf rumhacken, aber der Form halber sei gesagt: Übergewicht spielt hier mal wieder eine Rolle. Denn zum einen werden mehr männliche Hormone aus den Fettzellen gebildet, zum anderen kommt es hier häufig zu der beschriebenen Insulinresistenz.

Der Frauenarzt kann an dieser Stelle einiges tun, um erst mal die Diagnose des PCO-Syndroms zu stellen, Anamnese, Ultraschall, Hormonanalyse. Die Therapie richtet sich dann nach der grundlegenden Frage: Besteht derzeit ein Kinderwunsch oder nicht? Sind Zyklusstörungen oder sogar Vermännlichungszeichen das führende Problem, reicht häufig eine Antibabypille als Therapie. Bei Kinderwunsch wird es natürlich etwas komplizierter. Gewichtsreduktion steht bei Übergewicht in jedem Fall auf dem Programm, um die Insulinresistenz und damit das Hormonungleichgewicht zu beeinflussen – Kinderwunsch hin oder her. Aber auch das Medikament Metformin kann zum Einsatz kommen, vielleicht kennen Sie dieses von Eltern, Großeltern oder aus dem Freundeskreis … Das sind die Tabletten, die man bei leichter Zuckerkrankheit schluckt, sie verbessern die Insulinresistenz. Das A und O beim Kinderwunsch ist ja immer die Ovulation, also den Eisprung, wieder in Schwung zu bringen. Denn wo kein Ei springt, können wir leider ewig auf eine erfolgreiche Schwangerschaft hoffen. Wird dieser so verdammt wichtige Eisprung nicht mit den beschriebenen Maßnahmen erreicht, kann es sinnvoll sein, diesen medikamentös zu beeinflussen. Ihm sozusagen auf die Sprünge zu helfen. Dazu an anderer Stelle mehr (siehe Seite 164, Stichwort: Clomifen). Vielleicht mögen Sie diesen Satz ja inzwischen, macht er doch neugierig auf all das, was noch kommen mag in diesem Buch …

Man merkt schon, dieses Krankheitsbild ist komplex und noch dazu eine Ausschlussdiagnose: Es kommt demnach keine andere Ursache in Betracht – das muss aber abgeklärt werden. Andere Gründe für die Hyperandrogenämie, also einen Überschuss an männlichen Hormonen im weiblichen Körper, müssen ausgeschlossen werden. Hier seien nur kurz die Differenzialdiagnosen erwähnt: adrenaler Enzymdefekt, Cushing-Syndrom, Steroidzufuhr oder androgenproduzierende Tumoren. Was soll denn das alles sein? Was eine Diagnose ist, weiß man, aber was zur Hölle ist eine Differenzialdiagnose? Von all dem, was wir hier erklären sollten, ist das am einfachsten: Die Differenzialdiagnose ist eine andere Diagnose, die man in Erwägung ziehen sollte, wenn man irgendetwas findet – also in unserem Beispiel zu viele männliche Hormone. Aber ehrlich gesagt ist es an dieser Stelle nicht wirklich notwendig, dass Sie diesen Kauderwelsch bis ins kleinste Detail verstehen, dafür gibt es ja unsere Spezies, die Gynäkologen. Im Endeffekt ist für Sie in erster Linie wichtig, was all diese Krankheitsbilder bewirken. Sie alle haben nämlich den Effekt – genau wie das PCO-Syndrom –, dass zu viele männliche Hormone im weiblichen Körper vorliegen. Und das ist über alle Maßen kontraproduktiv, um schwanger zu werden.

Leuchtet doch auch eigentlich ein, oder? Durch eine gezielte Anamnese, also die professionelle Ermittlung aller medizinisch relevanten Informationen, und eine körperliche Untersuchung lässt sich sicherlich schon so manches ausschließen. So zum Beispiel ein Steroidabusus, der Missbrauch von Einnahme synthetisch hergestellter Hormone (Anabolika). Bei Verdacht auf einen Tumor wiederum helfen bildgebende Verfahren wie die Computertomografie (CT), die Magnetresonanztomografie (MRT) oder vielleicht auch eine Ultraschalluntersuchung. Und um die Ursache der anderen, eher seltenen Krankheitsbilder herauszufinden, stehen weitere Möglichkeiten – zum Beispiel spezielle Funktionstests – zur Verfügung.

Aber es wäre natürlich zu einfach und überschaubar, wäre das schon alles, stimmt's? Natürlich gibt es noch eine Vielzahl anderer hormoneller Störungen, die als Ursache für einen unerfüllten Kinderwunsch infrage kommen. Dabei sind auch hier häufig Zyklusstörungen das deutlichste Zeichen – wir Mediziner nennen so einen Hauptpunkt auch Leitsymptom. Hat frau im fruchtbaren Alter einen regelmäßigen Zyklus ohne Blutungsauffälligkeiten, ist ein regelmäßiger Eisprung und damit die Chance auf eine Schwangerschaft ziemlich wahrscheinlich.

Ist dies nicht der Fall, ist es meist sinnvoll, das abzuklären. Fallen organische Ursachen wie zum Beispiel Polypen, Endometriose oder aber ein seltenes Karzinom, also eine Krebserkrankung, als Ursache für Zyklusstörungen aus (wir heben kurz, aber bestimmt und vollkommen berechtigt den mahnenden Zeigefinger und sagen: Genau deswegen ist eine regelmäßige gynäkologische Vorsorge sinnvoll!) und ist auch ein PCO-Syndrom eher unwahrscheinlich, werfen wir hier jetzt mit solchen Begriffen wie hypogonadotroper Hypogonadismus oder hypergonadotroper Hypogonadismus um uns. Aber davon hat erst mal keiner was. Falls Sie die Wörter allerdings richtig aussprechen können, sollte Ihnen ein Platz fürs Medizinstudium sicher sein – Sie sind ein Naturtalent.

Wichtig ist, die hormonelle Achse im weiblichen Körper abzuklären, um festzustellen, an welcher Stellschraube wir womöglich drehen müssen. Ist die Hormonproduktion aus dem Gleichgewicht gebracht, kann es zum Ausbleiben des Eisprungs, zu einer Störung der Eizellreifung oder einer sogenannten Lutealphaseninsuffizienz kommen. Juchhu, schon wieder ein neues medizinisches Wort. Seien Sie mal ehrlich: Es macht Ihnen bestimmt schon richtig Spaß, die ganzen Wörter zu lesen und zu erfahren, was dahintersteckt – wie beim Kreuzworträtselraten. Lutealphaseninsuffizienz heißt einfach nur, dass die zweite Phase des Zyklus (wir nennen sie Lutealphase), also die nach dem Eisprung, nicht richtig abläuft. Dabei wird zu wenig von dem Hormon Progesteron gebildet, das notwendig für die Einnistung einer Eizelle ist. Da haben die Assistenten gelinde gesagt Mist gebaut! Fehlt Progesteron, kann es sich eine befruchtet Eizelle nämlich nicht in der Gebärmutter gemütlich machen. Hormone können schon ziemliche Mistviecher sein. In seltenen Fällen kann auch ein weiteres Oberarzthormon mit dem sperrigen Namen Prolaktin außer Rand und Band geraten, heißt, sein Spiegel kann zu hoch sein. Spiegel? Ja das nennt man so: der Spiegel im Blut beziehungsweise die Menge im Blut. Wodurch der Prolaktinspiegel außer Kontrolle gerät und ebenfalls Zyklusstörungen verursacht. Die Ursachen dafür sind vielfältig. Von Stress bis hin zu einem Tumor ist alles möglich.

Derartige Erkrankungen werden vom Frauenarzt, einem Endokrinologen (Hormonspezialisten) oder im Kinderwunschzentrum abgeklärt. Nach all dem Gedöns, das wir allein in diesem Kapitel über Hormone zu Papier gebracht haben, verwundert es nicht, dass es Ärzte gibt, die sich auf Hormone spezialisiert haben: die Endokrinologen. Im Mittelalter versuchte man, noch ohne sie mit Schröpfen Blutungsstörungen zu beheben. Genauso wie unterschiedlichste Säfte aus den skurrilsten Zusammensetzungen helfen sollten, beispielsweise einer aus Wein, Senf, Hirschhorn und Mehlschrot…

Wo wir schon bei den lebenswichtigen Hormonen sind, müssen wir noch kurz ein anderes, sehr wichtiges Organ für die Erfüllung eines bestehenden Kinderwunsches erwähnen: die Schilddrüse. Ein kleines, aber feines und vor allem sehr sensibles Organ, das sich auf Halshöhe unterhalb des Kehlkopfs befindet und einen verdammt großen Einfluss auf die Geschehnisse im Unterleib nimmt. Bei Kinderwunsch empfiehlt es sich, den TSH-Wert (Thyreoidea-stimulierendes Hormon) bestimmen zu lassen. Das TSH wird ebenfalls von unserem Oberarzt Dr. Hypophyse gebildet und soll den Assistenten Schilddrüse zur optimalen Produktion der eigentlichen Schilddrüsenhormone anregen. Ist dieser Wert zu hoch oder zu niedrig, sollte auch dies abgeklärt werden. Meistens werden dann weitere Schilddrüsenwerte im Blut bestimmt und im Bedarfsfall eine Ultraschalldarstellung der Schilddrüse vorgenommen. Denn neben Problemen für Mutter und Kind in der Schwangerschaft und in der kindlichen Entwicklung nach der Geburt werden Schilddrüsenfehlfunktionen durchaus mit einer schlechteren Schwangerschaftsrate und vermehrten Fehlgeburten in Zusammenhang gebracht.

Bei Kinderwunsch sollte der TSH-Wert unter 2,5 mIE/l liegen. Das ist zwar deutlich niedriger als der Referenzwert in der Normalbevölkerung, man geht aber von so vielen nicht erkannten und sogenannten subklinischen Schilddrüsenunterfunktionen aus, dass die Gefahr besteht, einiges zu übersehen und so zu wenig zu behandeln. Subklinisch bedeutet: Es ist eine eingeschränkte Funktion vorhanden, die aber im Alltag – ohne Kinderwunsch oder einer Schwangerschaft – meist keine Rolle spielt. In einer Schwangerschaft muss die Schilddrüse allerdings unter Volldampf arbeiten und circa 150 Prozent ihrer normalen Leistung erbringen, sodass dieses Organ im Bedarfsfall unterstützt werden muss. Dann sollten nicht nur Schilddrüsenhormone, sondern auch Jod eingenommen werden. In diesem Fall gilt das für eine Schilddrüsenunterfunktion (Hypothyreose), wenn also zu wenig Schilddrüsenhormone zur Verfügung stehen.

Findet man dann noch bestimmte Antikörper im Blut, könnte auch eine sogenannte Hashimoto-Thyreoiditis vorliegen. (Manchmal macht es durchaus Sinn, dass Ärzte das kleine Latinum haben.) Das ist eine chronische Entzündung der Schilddrüse, die durch Autoimmunantikörper hervorgerufen wird und die häufigste Ursache für eine Unterfunktion der Schilddrüse in jüngeren Jahren ist. Autoimmunantikörper tun so, als wäre das Organ ein Fremdkörper und wollen es abstoßen.

Ein paar weitere Probleme kann es mit der Schilddrüse geben – diese sind jedoch viel seltener – durch angeborene Fehlanlagen der Schilddrüse, vorangegangene Operationen oder eine erfolgte Radiojodtherapie (beispielsweise nach einer bösartigen Erkrankung). Und wenn ein Organ eine Unterfunktion haben kann, da haben Sie Recht, kann es natürlich auch den umgekehrten Fall geben: eine Überfunktion der Schilddrüse. Bei so einer Hyperthyreose ist der TSH-Wert viel zu niedrig, und es empfiehlt sich, auch hier weitere Laborwerte bestimmen und eine Ultraschalluntersuchung durchführen zu lassen. Hauptursache ist eine Autonomie der Schilddrüse, sie arbeitet also unabhängig vom körpereigenen hormonellen Steuerkreislauf. Zu unserem Beispiel zurück: Der Assistenzarzt macht einfach, was er will, ohne auf seine Vorgesetzten zu hören. Wir waren auch mal Assistenzärzte, das geht meist nicht gut aus…

Morbus Basedow möchten wir auch kurz erwähnen, die Basedowkrankheit, eine Autoimmunkrankheit der Schilddrüse, die als klassisch auftretendes Symptom noch einen Kropf und ein deutliches Hervorquellen der Augen aufweisen kann.

Im höheren Alter ist darüber hinaus häufig ein autonomes Adenom die Ursache (Tumor der Schilddrüse), das Schilddrüsenhormone munter vor sich hin produziert. Eine Schilddrüsenüberfunktion kann leider auch eine Schwangerschaft negativ beeinflussen, gehört aber zur ausführlichen Diagnostik und Therapie als sehr komplexes internistisches Krankheitsbild in die Hand der internistischen Kollegen beziehungsweise Endokrinologen.

Aber wir Ärzte können ja auch nicht aus unserer Haut. Wir spielen einfach immer alles durch, was sein könnte, dabei ist nach so viel medizinischer Information durchaus Vorsicht geboten. Nicht jedes tatsächliche oder vielleicht auch eingebildete Symptom lässt sich in Zusammenhang mit einer Erkrankung bringen. Und auch nicht damit, dass eine Schwangerschaft oder ein Kinderwunsch nicht umgehend erfüllt wird. Also: Alles kann, nichts muss. Wichtig ist einfach, an alle Eventualitäten zu denken, um im Bedarfsfall – und nur dann – auch handeln zu können.

Und beim Mann?

Traurig, aber wahr: Obwohl in all den Jahrhunderten auch Fruchtbarkeitstherapien für Männer beschrieben wurden, galt meist die Frau als Schuldige, wenn keine Kinder auf die Welt kamen. Selbst als das im 20. Jahrhundert widerlegt wurde, blieb der Glaube daran weiter bestehen und ist bis heute in einigen Kulturen noch nicht aus der Welt. Allerdings gab es von der Antike bis fast in die Neuzeit doch den ein oder anderen wundersamen und sonderbaren Ratschlag zur Förderung der männlichen Fruchtbarkeit. Lassen Sie uns einen kleinen Ausflug machen auf das Forum, wie es damals hieß, und nachsehen, was zum Beispiel im alten Rom alles in den Einkaufskorb des schlaffen Römers gelangte. Größtenteils waren das durchaus schmackhafte Sachen wie Fenchel, Orchideenknollen, verschiedene Samen, Pinien- und Granatapfelkerne, Ingwer oder auch Kresse.

Auch das Weizenbier wurde früher empfohlen, um die hängende Mannesrute wieder aufzurichten. Es sollte als Trank und auch als Zutat für verschiedene Speisen eingenommen werden – und wird heute immer noch gerne getrunken. Die Wirkung auf die Fruchtbarkeitsförderung des Mannes entspricht dabei, das haben wir ja in Bezug auf Alkohol und Kaloriengehalt gelernt, nicht mehr ganz der gängigen Lehrmeinung. „Das ist schade", werden Sie nun denken. Aber ebenso wenig erscheint das Einreiben des besten Stücks mit durchblutungsfördernden Ölen wie beispielsweise Knoblauchöl heute noch allzu erstrebenswert. Die meisten von Ihnen werden es also weniger schade finden, das Knoblauchöl wegzulassen – das nehmen wir zumindest an. Vor allem Ihre Partnerin wird darüber dankbar sein, dass dieser Glaube der Vergangenheit angehört. Es sei denn, Sie lieben beide wie wahnsinnig Knoblauch …

Zurück in die Gegenwart, in der wir nun einen genauen Blick auf die Optionen werfen, die dank der sich rasant entwickelnden modernen Medizin zur Verfügung stehen. Wie bereits erwähnt, ist immer wieder von einer weltweiten Abnahme der Spermienqualität zu lesen. Ursachen dafür können viele sein, und unzählige Studien versuchen aufzuzeigen, was die Hintergründe sind. Es ist zum Beispiel eine Tatsache, dass im Trinkwasser immer mehr Östrogen gefunden wird. Falls Sie brav mitgelesen haben, wissen Sie auch noch, dass das wiederum das Testosteron senkt und sich die Spermien schlechter entwickeln können.

Wie aber kommt das Östrogen ins Wasser – das hat doch sicher etwas mit der Frau zu tun? Das stimmt. Denn durch die Pilleneinnahme und über den Urin gelangt das Östrogen ins Grundwasser. Allerdings dürfte die Einnahme der Antibabypille durch die Frau oft genug im Interesse des Mannes liegen. Auch Kosmetika, die häufig mit Hormonen angereichert sind, könnten eine Rolle spielen, und mit jedem Abschminken oder Duschen fließen Östrogene in die Kanalisation. Ganz frauenunabhängig finden sich aber auch in vielen Kunststoffen östrogenähnliche Weichmacher.

Weitere Ursachen namens Stress, Genussgifte wie Alkohol und Zigaretten haben wir, genauso wie den oxidativen Stress, vorher bereits eingehend beschrieben. Andere Gifte, Drogen, Medikamente, Vorerkrankungen, Leistenbrüche, Verletzungen des Hodens oder anderer Intimorgane sind wichtig, beim Arztbesuch zu erwähnen. Selbst wenn solche Ereignisse weit zurückliegen und nur in der Vergangenheit eine Rolle gespielt haben.

Ein paar Sätze noch zu Giften, Stichwort Anabolika: Die Einnahme dieser künstlichen Hormone führt neben der gewünschten muskelaufbauenden Wirkung über kurz oder lang zu Testosteronmangel – und damit zu Unfruchtbarkeit und Lustminderung. Anabolika sind Hormone, die ähnlich wirken wie Testosteron. Das heißt, sie geben den übergeordneten Zentren das Signal: Es gibt genug, stoppt die Produktion. Das kann eine Oligozoospermie oder sogar Azoospermie (zu wenige oder gar keine Spermien) zur Folge haben, aber auch Veränderungen der Beweglichkeit der Spermien und deren Aussehen. Leider sind manche Effekte nicht mehr rückgängig zu machen. Daher ist hier größte Vorsicht geboten.

Auch die Organe selbst können natürlich das Problem beziehungsweise Teil eines Problems sein, wenn sie nicht intakt sind. In diesem Zusammenhang schmeißen wir mal wieder unseren Latein-Vokabulator an und nennen als ein paar der wichtigsten Ursachen Maldescensus testis, Infektionen und Varikozele. Was? Sie haben außer Infektionen nichts verstanden? Immerhin. Das andere erklären wir jetzt, eins nach dem anderen.

Anatomie

Bei der ärztlichen Untersuchung sieht sich der Urologe das beste Stück und seine Anhängsel genau an, um sich zu vergewissern, dass beispielsweise kein Penispiercing den Verkehr unmöglich macht beziehungsweise alles dort ist, wo es sein soll. „Also bitte, das bisschen Stahl am Schniedel hat mich doch noch nie gestört – das hätte ich doch gemerkt!", werden Sie jetzt vielleicht denken... Aber selbst wenn das so ist, könnte es eine Reihe an Störungen verursachen, die erst durch eine gezielte Untersuchung auffallen. Könnte ja auch sein, dass der liebe Gott oder die Evolution sich was dabei gedacht hat, das männliche Glied erst einmal ohne Stahlkappen auszustatten. Der beste Formel-1-Wagen braucht neben einem guten Fahrer (das sind Sie ja, wissen wir) den optimalen Aufbau für die beste Performance, sonst wird er niemals auf die vordersten Ränge fahren. Und wie beim Autorennen gibt es auch für Sie Spezialisten, die nennen wir nur nicht Mechatroniker, sondern Urologen beziehungsweise Andrologen.

Sollte es anatomische Problemchen geben, liegen deren Ursachen im Übrigen manchmal auch schon längere Zeit zurück. Bereits im Mutterleib oder während der Pubertät kann es an jeder Stelle zu Fehlern gekommen sein: Es können keine, einer oder nur kleine Hoden angelegt sein oder sich an der falschen Stelle befinden.

Falsche Stelle? Ja, denn der Hoden ist hier fälschlicherweise nicht vollständig außerhalb des Körpers gelangt (Maldescensus testis, der Hoden ist schlecht herabgetreten) und liegt nicht im Hodensack, sondern vielmehr in der Bauchhöhle, in der Leiste oder am Eingang zum Hodensack. Vielleicht hat auch mal eine Hodenverdrehung stattgefunden. Oder der Penis oder die Prostata ist nur spärlich angelegt oder deformiert.

Ah die Prostata, von der haben wir ja noch gar nichts gehört in diesem Buch, es wird also Zeit: Trommelwirbel für die Prostata! Man nennt sie auch Vorsteherdrüse und lapidar gesagt, ist sie für das optimale Milieu des Samenergusses verantwortlich. Man könnte auch sagen, die Kommandobrücke oder Schaltzentrale, in der das Sperma seine optimale Zusammensetzung erhält. Und da ein Samenerguss zum Kinderzeugen zwingend notwendig ist, sollte auch die Prostata allerbeste Arbeit abliefern. Die Ingenieure des Formel-1-Stalls müssen ja auch die richtigen Reifen aufziehen, die perfekte Menge Benzin tanken etc. Das Sperma muss auf dem Weg in die Freiheit eben durch jene Schaltzentrale namens Prostata und bekommt dort die Ausrüstung für den erfolgreichen Befruchtungsfeldzug: einmal ein Sekret, um das saure Milieu der Scheide zu überwinden, und ein weiteres zur besseren Beweglichkeit. Oftmals können – vor allem mit zunehmendem Alter – sowohl Entzündungen zu Problemen führen als auch eine Vergrößerung der Drüse Engstellen für den Abfluss von Sperma oder auch Urin (die Blase ist ja auch in der Nähe) bedingen. Hierzu nochmals die anatomische Darstellung.

Es ist nicht selten, dass das Sperma aufgrund einer Fehlanlage oder einer mechanischen Störung – zum Beispiel einer Verengung – nicht aus dem Hoden kann. Wir haben die Funksprüche zwischen Sperma und Prostata abfangen können: „Kann ich raus?" – „Du kannst die Boxengasse verlassen! Raus mit dir!" – „Geht nicht, ist zu eng hier! Ich komm hier nicht raus!" – „Verdammt, dann müssen wir einen Mechaniker oder einen Klempner rufen!" Der Stau, der unter Umständen beseitigt werden muss, begegnet uns gleich nochmal an anderer Stelle. Und der Klempner, also der Urologe, kennt sich in diesem Bereich bestens aus.

Infektionen in der Vergangenheit

„Dieser Harnarzt hat aber auch wirklich den Drang, neugierig zu sein! Warum will der denn alles aus meiner Vergangenheit wissen? Das geht ihn ja nun wirklich nichts an. Zumindest nicht alles." Wir geben Ihnen den Rat: Verschweigen Sie nichts, selbst wenn es Ihnen schwerfällt oder unsagbar peinlich ist. Ansonsten wird es für den Arzt nur kompliziert, herauszufinden, warum das mit dem Kindermachen nicht klappt.

Er wird zum Beispiel wissen wollen, ob Sie als Kind Mumps hatten. Mumps ist zum Glück seit der Erstbeschreibung durch Hippokrates selten geworden. Das liegt unter anderem an der 1969 eingeführten Impfung. Diese oft harmlose Kinderkrankheit mit Schwellung der Ohrspeicheldrüse kann jedoch bleibende Schäden am Hoden hinterlassen. Es kann zu einer sogenannten Orchitis, einer Hodenentzündung, gekommen sein. Auch wenn diese damals vielleicht erkannt wurde, kann es trotz Therapie eine bleibende Zerstörung des Hodeninneren mit sich gebracht haben. Unfruchtbarkeit ist je nach Literaturquelle in bis zu 60 Prozent die Folge. Also ist das mit der Mumpsimpfung wirklich nicht ganz unwichtig! Genauso wie es für Ihren Arzt wichtig zu wissen ist, ob diese stattgefunden hat.

Außerdem wird abgeklärt, ob früher Entzündungen (Infektionen) aufgetreten sind. Diese können ebenfalls bleibende Schäden hinterlassen haben und sind sehr häufig eine Ursache für die nun bestehende Unfruchtbarkeit – nämlich in bis zu zehn bis 35 Prozent der Fälle. Infektionen, das können eben eine durchgemachte Mumpserkrankung, aber auch besonders Geschlechtskrankheiten sein. Uhhh, das klingt unschön, und da redet man natürlich nicht gern drüber, und die hat man ja auch wirklich nicht gern. Wissen wir. Aber Sie glauben gar nicht, wie oft die vorkommen. Und wenn es bei Ihnen bemerkt wurde – egal ob früher oder erst kürzlich – beziehungsweise Sie selbst einen Verdacht haben, müssen Sie dies unbedingt beim Arzt erwähnen.

Oft sind die Keime dafür verantwortlich, dass die Funktion der Spermien herabgesetzt, der Weg nach außen versperrt oder gar ihre Produktion gestört ist. Das ist wie bei der Frau, wenn die Eileiter verklebt sind, denn dann geht auch nichts mehr durch die Stelle, wo es eigentlich durchsollte. Relevante Keime sind da vor allem die Chlamydien, die Escherichia-coli-Erreger (E. coli) und die Ureaplasmen. Nur, um mal die Namen erwähnt zu haben. E. coli kommen aus dem Darm, sind dort auch harmlos – allerdings nicht mehr ganz so harmlos, wenn sie über die Harnröhre in die männlichen Reproduktionsorgane aufsteigen. Diesen Weg nehmen überhaupt die allermeisten Keime, genauso wie auch die Ureaplasmen, die wie die Chlamydien über Geschlechtsverkehr übertragen werden. Chlamydien sind die berühmtesten Geschlechtskrankheitskeime, vor denen man sich in Acht nehmen sollte. Die haben wir oben schon bei der Frau kennengelernt. Der andere Weg führt die Keime über das Blut zu den Geschlechtsorganen. Den nehmen zum Beispiel eher die Viren.

Die Diagnose einer solchen Infektion ist meist recht einfach anhand eines Spermiogramms zu stellen – ansonsten im Blut oder Urin erkennbar. Infektionen sind mit Antibiotikagabe oft gut behandelbar, vor allem eine frische Erkrankung.

Allerdings – und das gehört auch zur ganzen Wahrheit – sind die Schäden, die diese Biester hinterlassen haben, oft nicht rückgängig zu machen. Denn leider gehen viele Infektionen ohne Beschwerden einher, werden also nicht erkannt und dementsprechend auch nicht behandelt.

Varikozele

„Varikowas? Was ist das?" Varikozelen sind Erweiterungen von kleinen Gefäßen im Hoden. Anders gesagt: Nichts anderes als Krampfadern. „Bitte was? Krampfadern? Die hat meine Oma an den Beinen! Und das soll ich am Hoden haben? Niemals." Gemach, gemach. Varikozelen treten je nach Studie bei 15 bis 40 Prozent der unfruchtbaren Männer auf. Allerdings haben nur 20 Prozent aller Männer, die eine Varikozele haben, auch Probleme, ein Kind zu zeugen.

Was macht nun so eine Varikozele? Ähnlich eines Staus auf der Autobahn durch eine Fahrbahnverengung führt diese zu Behinderungen der zu transportierenden Güter, in unserem Fall der Spermien. Im Hoden kommt es zu einer Abflussstörung des Blutes, die Gefäße nehmen an Größe zu, schwellen an. Anderes Gewebe wird verdrängt, und es kann zu Schädigungen und Überwärmung kommen. Erinnern Sie sich noch an die überwärmten Eier? Zu warme Eier sind nicht gut, denn sie führen gern mal zur Unfruchtbarkeit. „Oh mein Gott, und wie merke ich das?" Leider oftmals gar nicht. Manchmal treten Schmerzen auf, die Hormonwerte können durcheinander sein, ein Hoden kann größer als der andere sein, es kann sich wie eine Schwellung anfühlen. Ein seltsam anmutendes Detail dabei: 90 Prozent treten aufgrund des anatomischen Aufbaus des männlichen Körpers links auf und sind fast immer ohne Beschwerden und Folgen. Treten tatsächlich Beschwerden oder Fruchtbarkeitsprobleme auf, kann eine Operation durch ein minimalinvasives Verfahren (also Schlüssellochchirurgie; ne, das heißt nicht, dass die Operation heimlich beobachtet wird) Abhilfe schaffen und die Probleme beseitigen. Die Fruchtbarkeit kann so mit einem kleinen Eingriff wiederhergestellt werden. Der Stau ist weg, die Autos respektive Spermien haben Platz und kommen wieder ohne Behinderungen durch.

Hormone und Genetik

Hormonstörungen, wie etwa ein Mangel unseres wichtigsten Hormons Testosteron, können vielfältig sein. Gar nicht selten sind sie der Grund für Unfruchtbarkeit: in über 20 Prozent der Fälle. In diesem Zusammenhang ist es für den behandelnden Arzt wichtig zu wissen, ob und wie die Pubertät verlaufen ist. Und zwar nicht, wie viele Nachbarsmädels das Herz haben höherschlagen lassen, sondern ob der Mangel durch eine Ursache in der Zentrale (dem Gehirn) zu suchen ist oder ein paar Stockwerke tiefer (den Hoden). Wir kommen kurz zu unserem Klinikbeispiel zurück, das funktioniert auch gut beim Mann. Da es jetzt aber ein anderes Krankenhaus ist, gibt es auch andere Ärzte: Jetzt sind Dr. Linker Hoden und Dr. Rechter Hoden die Assistentsärzte. Im Gehirn sitzen Chefarzt Prof. Dr. Hypothalamus (hat er die Klinik gewechselt, oder ist er ein Verwandter?) beziehungsweise Oberarzt Dr. Hypophyse, die Befehle geben, also Hormone ausschütten, die die Hodenassistenten zur weiteren Hormonproduktion anregen.

Ob das gut funktioniert, kann man anhand von Bluttests untersuchen. Dabei werden Hormone, nicht nur das Testosteron, sondern auch andere, die die Steuerungsorgane ausschütten, wie zum Beispiel LH, FSH oder Prolaktin, bestimmt. Die letzteren drei sind sozusagen Befehle der oberen Instanzen, also der Oberärzte. So kann man sehen, wo der Fehler liegt. Wenn das Ärzteteam der Klinik schlecht zusammenarbeitet, es Kommunikationsstörungen

152

gibt, also eine Hormonstörung festgestellt wurde, kann das fehlende Hormon auch gleich verabreicht werden, sodass in der Regel wieder alles nach Plan läuft.

Es gibt auch Hormonstörungen, die eine genetische Ursache haben, also erblich bedingt sind. In zehn bis 15 Prozent sind diese für die männliche Unfruchtbarkeit verantwortlich. Da können die Ärzte noch so viel miteinander reden, sie reden einfach in verschiedenen Sprachen und können sich nicht verständigen. Meistens ist das allerdings in der Phase, in der ein Mann Kinder zeugen möchte, schon bekannt. Denn Probleme dieser Art machen sich oft schon in der Pubertät bemerkbar. Eines davon sei erwähnt, da es sehr auffällig ist: Es geht mit einem verminderten Geruchssinn einher. Falls Sie also unter Geruchsstörungen leiden: Lieber einmal einen Arzt aufsuchen und ein Hormonbild machen lassen.

Ein anderes Mal ist es das männlichste aller männlichen Chromosomen, nämlich das Y-Chromosom, das die Schäden trägt. Bei manchen Syndromen sind es aber auch die X-Chromosomen, die Fehler auslösen können. Es gibt beispielsweise das sogenannte Klinefelter-Syndrom, da besteht ein X zu viel. Die Wahrscheinlichkeit beim Mann liegt bei 1:500, was gar nicht so selten ist. Demnach begegnet es Ärzten in einer Kinderwunschpraxis beim Mann mit fehlenden Spermien im Spermiogramm (Azoospermie) immerhin in bis zu 14 Prozent der Fälle. Oft fällt das bis zum Kinderwunsch gar nicht auf, weil die äußerliche körperliche Erscheinung dieser Männer oft wie bei allen anderen Geschlechtsgenossen ist. Nur sind sie eben oft unfruchtbar – und das kann nachgewiesen werden.

Viele dieser gerade eben genannten Ursachen können zu verminderter Spermienqualität führen: 75 Prozent der unfruchtbaren Männer haben Probleme mit den Spermien selbst, und 30 Prozent davon sind idiopathisch. Nein, nicht idiotisch: idiopathisch. Und das heißt, man weiß nicht, warum. Die Krankheit hat keine bislang bekannte Ursache. Also irgendwie doch auch idiotisch.

Werfen wir einen Blick auf das Spermiogramm. Hier werden die Spermien in Zahl, Beweglichkeit, Aussehen (nein, wieder nicht, wer hat den Schönsten im ganzen Land) und Ausstattung beurteilt. Das wussten wir ja bereits. Und Sie auch. Wie sieht aber nun so ein ungutes Spermiogramm aus? Was bedeuten all die Begriffe, mit denen wir unter Umständen konfrontiert werden? Fangen wir mit den bekannten Basics an: Sind zu wenig Spermien da, nennt man das Oligozoospermie. Finden sich zu wenig bewegliche, heißt das Asthenozoospermie. Häufig gibt es auch eine Kombination aus beiden und kommt bei Betroffenen von Varikozelen vor. Wenn gar keine Spermien im Samenerguss auszumachen sind, dann sprechen wir von Azoospermie.

Na super, keine Spermien im Samenerguss, und dann? Game over? Oder sind wenigstens doch noch ein paar Spermien im Hoden? Unter Umständen ja. Dann kann es sein, dass eine Probe aus dem Hoden genommen werden kann, die für eine künstliche Befruchtung benutzt wird.

Aber der Mann ist ja bekanntlich mehr als sein Spermiogramm. Deshalb ist es wichtig, zu wissen, dass ein einzelnes Spermiogramm kaum Aussagekraft hat, weil die Werte sich täglich ändern können. Von super bis miserabel und umgekehrt. In einem gewissen zeitlichen Abstand sollten daher immer zwei Spermiogramme angesehen werden. Die Tagesform kann also durchaus entscheidend sein. So sind Männer eben.

Jetzt wissen wir also, dass es zig Ursachen gibt, unfruchtbar zu sein, was ein schlechtes Spermiogramm ist und dass wir die ganze

Zeit von Zeugungsunfähigkeit, der Impotentia generandi, gehört haben. Aber da gibt es noch einen kleinen oder großen Bruder, nämlich die Impotentia coeundi. Das ist ein etwas veralteter Begriff (daher hatten wir ihn auch schon kurz bei den Definitionen) für die Unmöglichkeit, den Geschlechtsakt durchzuführen. Das bedeutet, der Penis wird nicht steif. Heute auch als erektile Dysfunktion bezeichnet. Eine Erektion für den Geschlechtsakt und somit die Kinderzeugung ist allerdings Voraussetzung. Umgangssprachlich heißt es auch gerne Impotenz.

An dieser Stelle sei im Sinne des Artenschutzes darauf hingewiesen, dass das in Asien sehr beliebte, aus Nashornhörnern gewonnene Pulver von uns zur Potenzsteigerung nicht empfohlen werden kann. Zudem fehlt jeglicher wissenschaftlicher Beweis.

Eine erektile Dysfunktion kann viele Ursachen haben. An sich kennt man das Problem eher bei älteren Männern, aber zunehmend sind auch jüngere davon betroffen. Warum? Früher nahm man an, dass das Problem einzig und allein in der Psyche zu finden sei. Daher mussten sich viele Männer – besonders vor Zeiten von Viagra und Konsorten – auf die Couch legen und Analysen über Analysen über sich ergehen lassen. Ganz sicher macht das, was im Kopf passiert, immer noch einen großen Teil aus: So können Stress und partnerschaftliche Unzufriedenheit zu einer schlechten Performance des Mannes führen.

Gerade aber bei jüngeren Menschen geht man mehr und mehr von einem – wie es so schön heißt – multifaktoriellen Geschehen aus. Klingt nach einem komplizierten Sachverhalt, oder? Medizinisch relevante Diagnosen können dabei leicht übersehen werden, denn eine Ursache kann im Herz-Kreislauf-System liegen. Herz-Kreislauf-System? Das befindet sich doch ganz woanders. Ja, das überrascht, allerdings hat das eine große Studie aus Italien herausgefunden. Nein, wir mutmaßen jetzt nicht über die Gründe, warum das gerade bei italienischen Männern erforscht wurde. Tatsächlich ist es aber so, dass Erkrankungen des Herz-Kreislauf-Systems eher älteren Menschen zugeschrieben und daher bei jüngeren oft gar nicht in Betracht gezogen werden. Zudem kann eine erektile Dysfunktion (vor allem wenn sie auch beim Masturbieren auftritt – wir verzichten auf eine Erklärung, jeder weiß, was das ist) oft ein erster Hinweis auf die spätere Entwicklung von Bluthochdruck, Herzinfarkt oder Schlaganfall sein. Es handelt sich hier ja auch um die Arbeit von Gefäßen, die für die Steifheit des Penis verantwortlich sind. Vor allem in Kombination mit Übergewicht, Zuckerkrankheit und weiteren Risikofaktoren wie zum Beispiel einem hohen Cholesterin, vermehrtem Alkoholgenuss und dem Rauchen.

„Nein, nicht schon wieder!", denken Sie. Aber sorry, das muss hier nochmal stehen, denn es ist ein nicht zu vernachlässigender Grund. Durch das Erkennen und Minimieren der Risikofaktoren kann man bereits frühzeitig spätere Komplikationen mindern beziehungsweise verhindern – und auch die Manneskraft wiederherstellen. Also kein Herzinfarkt mit 50, sondern ein Kind… Klingt nach einem guten Deal, oder?

Eine weitere Ursache kann in den oben erwähnten Hormonstörungen liegen. Neben dem uns gut bekannten Assistenten Testosteron können auch andere Regelkreisläufe außer Rand und Band geraten sein und zu verminderter Manneskraft führen. Die Schilddrüse kann, wie bei den Frauen, einer davon sein, die hormonproduzierende Nebenniere ein anderer. Man muss es bei der Ursachenforschung einfach im Hinterkopf behalten. Genauso wie Nervenstörungen (Störungen also, die neurologische Ursachen haben), die nach Operationen am Rücken, an der Prostata oder auch nach Unfällen ebenso bei Erkrankungen wie Multiple Sklerose auftreten können.

Schließlich kommen wir doch nochmal auf die Psyche zu sprechen: Denn Erkrankungen wie Depressionen und Angststörungen sind oft mit der erektilen Dysfunktion assoziiert – die eine verschlimmert die andere. Und nicht nur das: Es können auch die Medikamente dagegen zu ebendieser führen. Hm, ein Dilemma. Aber deshalb ist es umso wichtiger, diese Problematiken mit dem behandelnden Arzt zu besprechen, so intim sie auch sein mögen. Besonders die partnerschaftliche Beziehung, inklusive der gegenseitigen Befriedigung im Bett, gilt immer noch als Hauptursache und Therapie der erektilen Dysfunktion.

Und damit wir den Bogen wieder zurück zu den Frauen spannen: 20 Prozent aller festgestellten Unfruchtbarkeiten können laut der WHO weder einem Geschlecht noch einer Ursache zugeschrieben werden. Also nichts und niemand sind schuld – das mag tröstlich sein. Aber blöd ist es natürlich trotzdem. Deshalb gibt es auch die Kinderwunschzentren, zu denen wir jetzt kommen ...

15 PROFESSIONELLE NACHWUCHSHILFE!
Was passiert eigentlich im Kinderwunschzentrum?

Stellen Sie sich vor, Sie seien in einem Medizinquiz im Fernsehen gelandet, Ihr Fachgebiet: Gynäkologie, und es geht um die alles entscheidende 100.000-Euro-Frage. Der Moderator macht es unheimlich spannend. Aber Sie sind ja gut vorbereitet, haben viel zum Thema gelesen, selbst dieses zukünftige Standardwerk der Nachwuchszeugungs-Weltliteratur haben Sie verschlungen und es beinahe auswendig gelernt. Die alles entscheidende Frage tickert langsam auf den Bildschirm. Der Moderator liest sie süffisant vor. Die Anspannung ist zum Bersten. In welchem Jahr wurde die künstliche Befruchtung erstmals beschrieben? Antwort A) 1956, Antwort B) 1754 oder Antwort C) 1552? Stille. Die Zuschauer im Studio fiebern mit. Sie zögern mit dem Einloggen Ihrer Antwort. Wissend, dass Sie es nicht wissen, schließlich war es in diesem Buch bis jetzt noch gar kein Thema. Sie haben sich aber während der Lektüre ein psychologisches Wissen erarbeitet. „Wie blöd sind diese Fernsehfuzzis eigentlich?", denken Sie. „Auf A) soll man reinfallen, da es am wahrscheinlichsten klingt. C) ist viel zu lang her … Es muss also B) sein – es ist immer B)!", glauben Sie und loggen doch C) ein. „Das Unwahrscheinlichste muss das Wahrscheinlichste sein, so denken doch diese sensationsheischenden Typen vom Fernsehen!" Bingo! Wir können es selbst kaum glauben, gerade erst 1492 hatte Christoph Kolumbus Amerika entdeckt, und nun kommt schon der zweite berühmte Italiener auf den Plan. Denn das erste Mal wurde die künstliche Befruchtung 1552 von dem italienischen Arzt und Anatomen Bartolomeo Eustachius beschrieben, indem der männliche Samen unter Zuhilfenahme der Finger in die Scheide Richtung Gebärmuttermund der Frau eingebracht wurde. Eine Vorstufe dessen, was wir heute unter Insemination verstehen. Unglaublich, oder?

Und wie ging es weiter? Ende des 19. Jahrhunderts begann man mit Experimenten an den Eizellen. 1878 schaffte es Samuel Schenk, das erste Säugetierei außerhalb des Körpers der Mutter zu befruchten. Ein Meilenstein, denn damit war der Grundstein für die heutige Reproduktionsmedizin gelegt. Bereits 1888 berichtete Paul Levy in seiner Dissertation ganz selbstverständlich davon, wie er den Samen direkt in die Gebärmutter einbrachte. Also im Grunde genau das, was wir heute auch noch machen – es aber Insemination nennen. Andere berichteten davon, wie sie das Sperma mit einer kleinen Sonde in die Gebärmutter bliesen – mit ihrem eigenen Mund. Das wird „erstaunlicherweise" heute nicht mehr so gemacht.

Etwa zur selben Zeit wurden von Walter Heape die ersten Embryonen aus einem Kanincheneileiter in ein anderes Tier transferiert. Erkenntnisse über Hormone, Bevölkerungsrückgang und die Aufhebung der Geschlechterrollen förderten dann Anfang des 20. Jahrhunderts die weitere Entwicklung. Gregory Pincus begann mit der In-vitro-Fertilisation (IVF), der künstlichen Befruchtung im Glas (das ist übrigens die direkte Übersetzung), und trieb das anschließende Einsetzen in einen Körper in den 30er-Jahren weiter voran. Trotzdem dauerte es noch eine Weile, bis 1978 schließlich dank der Arbeit der Engländer Robert G. Edwards und Patrick Steptoe das erste IVF-Baby Louise Brown geboren wurde. Deutschland zog drei Jahre später nach. Die ersten Aufschreie und Ängste von damals sind mittlerweile überwunden, die Forschung schreitet in rasanten Schritten voran. Heute gibt es neue Aufschreie aus ethischen Gesichtspunkten, denn wir werden gleich sehen, was nun alles möglich geworden ist – selbst das Unmögliche.

Von daher beginnen wir mal mit den unglaublich positiven Zahlen des deutschen IVF-Registers. Das IVF-Register dient der Dokumentation und Forschung auf dem Gebiet der Reproduktionsmedizin und erlaubt Medizinern, auf erhobene Daten zurückzugreifen. Weltweit wurden bis heute mehr als fünf Millionen Kinder mittels künstlicher Befruchtung geboren – und es werden täglich mehr. In Deutschland sind das immerhin 2,5 Prozent aller Kinder, die geboren werden. Die zuletzt verlässlich erhobenen Zahlen zu diesem Thema stammen aus dem Jahr 2015 und teilweise auch aus 2016. Insgesamt kamen in Deutschland 2015 knapp 21.000 Kinder nach künstlichen Befruchtungen auf die Welt. Die Schwangerschaftsrate beträgt summa summarum durchschnittlich etwa 30 Prozent pro Zyklus. Die sogenannte Baby-take-Home-Rate (ja, auch wenn es sich nach einem Pizza-Lieferdienst anhört, so heißt das nun mal) beträgt circa 20 Prozent, da es immer wieder auch zu Fehlgeburten kommen kann. Das Ganze ist stark altersabhängig: Bei einer 35-Jährigen sind es 27 Prozent und bei einer 40-Jährigen 15 Prozent. So, genug der Zahlen. Aber 20.949 ist doch erstaunlich viel.

Es ist verständlich, dass es jedes betroffene Paar Überwindung kostet, sich in einem Kinderwunschzentrum vorzustellen. Eigentlich ein schöner Name, wäre es ein Zentrum, in welchem sich Kinder alles wünschen könnten. Wünschen darf man sich alles, die Erfüllung ist nur manchmal nicht ganz so leicht. Meistens gehen einem tausend Fragen durch den Kopf. Man befürchtet, nie wieder aus dieser „Mühle" der Fruchtbarkeitsmedizin herauszukommen. Ob es vielleicht falsch ist, den Wunsch nach einem Kind auf diesem Weg zu erzwingen? Auch die Kosten spielen bestimmt eine Rolle bei den Abwägungen. Und schließlich und endlich: Selbst wenn man es sich noch so sehr wünscht, ist dies keine Garantie, am Ende schwanger oder sogar Eltern zu werden. Die „Gelinggarantie" der Fertigbackmischung gibt ist nun einmal nicht, dafür ein sehr schönes Zitat, das ungefähr so lautet: „Prognosen sind äußerst schwierig, vor allem wenn sie die Zukunft betreffen." Das Zitat ist so zutreffend, dass es unklar ist, ob es von Mark Twain, Winston Churchill oder Kurt Tucholsky stammt. Eigentlich ist das aber ja auch irrelevant.

Kinderwunschzentren bergen große Hoffnungen für immer mehr Paare. Viele halten es unter Umständen geheim, wenn sie eines aufgesucht haben. Für sie ist es auch heute noch, so viele Jahrzehnte nach der ersten In-vitro-Fertilisation in Deutschland, ein großes Tabu. Man möchte sich nicht outen, dass man selbst nicht dazu in der Lage ist, auf „normalem" Weg ein Kind zu bekommen. Und wie wir ja gesehen haben, werden die Eltern immer älter ...

Erfreulicherweise schaffen es ja sehr viele Paare, am Ende mit einem Kind nach Hause zu gehen, aber die Frage ist: Wie weit möchte man gehen? Und wo zieht jedes Paar für sich seine Grenze? Das sind sehr wichtige Fragen, die man unbedingt vorher gemeinsam mit dem Partner besprochen haben sollte. Gibt es einen Plan B? Oder gar C? Was, wenn es nicht klappt? Was verändert sich dadurch in unserer Partnerschaft? Kommt Adoption für uns infrage? Was ist denn bitteschön, wenn auch das dann nicht klappt? Wo wir schon beim Paarthema sind: Ganz klar ist, dass es nicht reicht, wenn sich eine Frau allein in einem Zentrum vorstellt. Das alles ist eine Angelegenheit, die immer das Paar gemeinsam betrifft – von daher müssen auch beide gemeinsam kommen. Das Paar ist der Patient, und nicht die Frau oder der Mann allein.

Sehen wir uns mal an, was die einzelnen Schritte im Kinderwunschzentrum sind ... Man stellt sich dort also vor und beschreibt, wie lange der Kinderwunsch schon besteht. Wie immer beim Arzt wird auch hier als Erstes das ausführliche Anamnese-Gespräch geführt. Es mögen teils intime oder vielleicht sogar unangenehme Fragen für Sie sein, aber je ehrlicher Sie sind, desto besser. Wirklich! Danach werden dann die ersten Schritte in Richtung Diagnostik und Therapie unternommen: Von der Frau wird er den genauen Zyklus wissen wollen – Stichwort Zykluskalender. Wichtig ist, bereits bestehende Untersuchungsergebnisse mitzubringen, seien es Hormonwerte aus dem Labor, Operationsberichte, ein Spermiogrammbefund, der Impfpass oder Sonstiges. Blutwerte werden nötig sein, inklusive der HIV- und Hepatitis-Bestimmung, des Röteln-Titers, des Chlamydientests und des allseits bekannten PAP-Abstrichs. Wie, den kennt Ihr Begleiter nicht? Es geht hier um die Früherkennung von Gebärmutterhalskrebs und hat nichts mit Pappe zu tun – er wurde von einem Griechen namens George N. Papanicolaou entwickelt. Wir haben folgenden Vorschlag: Um alles ein wenig nachvollziehbarer zu machen, beschreiben wir die einzelnen Therapieoptionen anhand einiger Paarbeispiele.

Peter und Marie

Unser erstes Paar sind Peter, 35 Jahre, BMI 23 (bevor Sie nachblättern: Das ist Normalgewicht, prima, Peter!), und Marie, 30 Jahre, BMI 28 (Übergewicht). Beide sind seit zwei Jahren verheiratet und haben seither unerfüllten Kinderwunsch. Marie hat die Pille aber erst seit 18 Monaten abgesetzt. 18 Monate? Zwei Jahre Kinderwunsch? „Hä? Passt irgendwie nicht zusammen!" Stimmt, ist aber leider, wie schon erwähnt, oft die Realität. Der Kinderwunsch bestand wohl schon, aber man hatte sich dann doch irgendwie nicht sofort dazu durchringen können, die Pille abzusetzen. Weil einfach immer etwas dazwischengekommen ist: der Job, eine Reise, eine wilde Party, mal Stress in der Beziehung oder, oder, oder…

Die beiden beschreiben, dass es Geschlechtsverkehr gegeben hat (Bravo!) und dieser immer irgendwie in der Zyklusmitte stattgefunden hat. Leider sei Maries Zyklus unregelmäßig. Sie berichten, dass sie über lange Phasen jeden Tag mehrfach Verkehr hatten, um sicherzugehen, dass es auch klappt. (Das Schöne mit dem Nützlichen verbinden, da kann man eigentlich doch gar nichts dagegen sagen, oder?!) Eisprungtests, wir erinnern uns an unsere Ovus, wurden nie gemacht.

Beide haben keine Vorerkrankungen, keine Voroperationen, sind Nichtraucher und trinken bis auf das halbe Glas Crémant, als Maries beste Freundin neulich Geburtstag hatte, keinen Alkohol. Interessant ist: Peter hat bereits eine fünfjährige Tochter aus seiner ersten Ehe. Nicht nur, dass er ein Spermiogramm mitbringt, es ist von den Werten her auch noch ein wirklich wunderbares, das er vor drei Monaten machen hat lassen. Peter geht oft rudern im Sommer, Marie hin und wieder zum Yoga, doch zur ganzen Wahrheit gehört auch, dass sie sonst eher unsportlich ist. Maries Frauenärztin hat, bevor sie sie zu uns schickte, noch einige Hormonwerte abgenommen. Darin zeigen sich bei ihr etwas erhöhte männliche Hormone.

Es scheint also in unserem ersten Beispiel eher an Marie zu liegen, dass der Kinderwunsch bisher unerfüllt blieb. Denn Peter hat ja bereits ein Kind, und sein relativ frisches Spermiogramm sieht gut aus. Der Arzt in unserem imaginären Kinderwunschzentrum würde nun auf den ersten Blick denken, dass Maries Zyklen durch die etwas erhöhten männlichen Hormone unregelmäßig sind und kein Eisprung ausgelöst werden kann. Weshalb auch bei viel regelmäßigem Sex zur richtigen Zeit keine Schwangerschaft entstehen kann. Apropos: Dem aufmerksamen Leser ist sicher aufgefallen, dass der häufige Sex natürlich etwas zu gut gemeint war. Denn wir wissen ja, ein einzelner, optimal platzierter Verkehr zum richtigen Zeitpunkt ist immer noch der oder das Beste. Und nachdem der Eisprung nicht klar war, wäre ein Verkehr ab dem zehnten Tag etwa alle zwei oder maximal drei Tage laut der American Society for Reproductive Medicine besser gewesen als mehrfach täglich. Denn wir haben ja gelernt, dass die Spermien etwas Zeit brauchen, bis sie wieder optimal „performen". Aber gut, das war im wahrsten Sinne des Wortes etwas über das Ziel hinausgeschossen.

An weiteren Untersuchungen würden wir sicherheitshalber ein zweites Spermiogramm machen und vor allem eine gynäkologische Untersuchung bei Marie vornehmen. Vielleicht benötigen wir auch noch weitere Hormonwerte. Gesagt, getan. Im Ultraschall zeigen sich dabei einige Zysten an den Eierstöcken im Randbereich, die auf ein polyzystisches Ovarsyndrom hindeuten könnten. Wir erinnern uns vage daran, dass mindestens zwei Kriterien zur Diagnose eines polyzystischen Ovarsyndroms erfüllt sein sollten. Hier wären das die zystischen Eierstöcke und die unregelmäßigen Zyklen. Weitere Hinweise: der zu hohe BMI und die erhöhten männlichen Hormone im Blut.

Zunächst würden wir den Zyklus monitoren, also überwachen. Wir wissen ja bereits, dass die Ultraschallkontrolle meist ab dem zehnten Zyklustag (der erste Tag ist immer der Tag der Periode) funktioniert. Eine kleine Anmerkung: Maries Problem ist gar nicht so selten. Bei circa 20 bis 30 Prozent aller Paare mit Kinderwunsch besteht dieses Problem der anovulatorischen Zyklen. Entweder machen wir das nun für einen Zyklus, oder wir würden unter Umständen – wenn wir aufgrund der Hormonkonstellation ganz sicher sind – bereits jetzt mit einem Medikament beginnen, das den Eisprung auslösen soll. Dieses Medikament heißt Clomifen. Es sei hier als Beispiel angebracht, denn es wird vielfach verwendet. Allerdings gibt es auch noch andere Medikamente, die in bestimmten Fällen, wie zum Beispiel einer Clomifen-Resistenz, besser sind.

Das Ganze funktioniert dann so ... Wir erinnern uns doch an die Hormone? „Neeein, nicht schon wieder!", werden Sie denken. Nur ganz kurz zurück zu unserer Chefarzt-Oberarzt-Assistenzarzt-Hierarchie. Normalerweise gibt der Chefarzt dem Oberarzt einen Hormonbefehl und der wiederum einen an die Assistenzärzte Eierstöcke, sodass die Eizellen reifen und eine springen kann. Hier ist auf jeden Fall einiges durcheinandergekommen: Es springt kein Ei. Durch falsche Signale unter den Ärzten spricht sich keine Ansage von ganz oben nach unten durch – und es kann sich kein Ei entwickeln. Nun muss also dem Chefarzt geholfen werden, seine Befehle so zu präzisieren, dass sie an richtiger Stelle ankommen. Das geschieht durch das Medikament. Es gaukelt dem Chefarzt vor, es gäbe nicht genug Hormone, in diesem Fall genauer gesagt Östrogene, und der Chef und in Folge vor allem der Oberarzt produzieren wie wild immer neue Befehle (also die Hormone). Diese motivieren die Assistenzärzte, weiterzuschuften, damit alles wieder so läuft, wie es laufen soll. Also die Eierstöcke anregen, die Eizellbläschen – die Follikel – reifen zu lassen. Die Folge davon: Die Eizelle kann wieder springen.

Allerdings kann es sein, dass die Assistenten es durch zu viel positive Motivation etwas übertrieben haben und gleich mehrere Follikel reifen lassen. Das „Risiko" (wenn man es überhaupt so bezeichnen möchte) für Zwillinge ist während der Therapie etwas erhöht. Die ganze Prozedur wird mittels Ultraschall überwacht, so kann man genau sehen, wann wie viele Eizellen herangereift sind: eine, zwei oder drei … Im besten Fall zeigt sich eine einzelne Eizelle in perfekter Form und Größe. Wenn der Eisprung naht, soll der optimal platzierte Geschlechtsverkehr stattfinden. Sind wesentlich mehr als eine Eizelle zur Befruchtung bereit, sollte sicherheitshalber beim Sex verhütet werden. Dann muss man allerdings beim nächsten Zyklus wieder von vorne anfangen. Diese Therapie kann man bis zu einem halben Jahr machen. Unter Umständen werden noch andere Medikamente zusätzlich eingesetzt, damit zum Beispiel das Ei geplant zum richtigen Zeitpunkt springt – eine „Eisprung-Auslösespritze" – oder damit sich die Schleimhaut der Gebärmutter ideal vorbereiten kann.

Außerdem empfiehlt unser Arzt Marie und Peter das Übliche: Marie soll bitte Folsäure einnehmen. Außerdem mögen sich beide bitte gesund ernähren und das nächste Mal ihre Impfpässe mitbringen, und im Übrigen möge Marie (das empfiehlt er logischerweise nicht allen Patienten) ihre sportliche Betätigung steigern im Sinne einer zuvor beschriebenen „Lifestyle-Modifikation". Denn sie hat ja einen erhöhten BMI, und das ist der erste und wichtigste zielführende Schritt in der Behandlung, also somit zum gesunden Kind. Wir erinnern uns an die magischen fünf Prozent Gewichtsreduktion. Beide beherzigen das, sind sehr motiviert, und wir beginnen mit der Therapie. Marie verträgt das Medikament gut. Sie berichten über gemeinsame sportliche Ruderausflüge, die sie sogar etwas enger miteinander verbunden haben. Er ist stolz auf sie, weil sie sich für seinen Lieblingssport interessiert und sich dadurch sogar noch viel sportlicher betätigt, als er es für möglich gehalten hätte. Schon nach drei Monaten ist der Schwangerschaftstest dann glücklicherweise positiv, und beide werden neun Monate später stolze Eltern der bezaubernden Emma.

Das ist doch erst einmal eine wunderbare Erfolgs-Einsteiger-geschichte, oder? Und das Ganze mit relativ wenig Aufwand. Die Mühle und Mühen der Fruchtbarkeitstherapie haben Marie und Peter noch nicht allzu sehr vereinnahmt, und sicher hat auch die gemeinsame körperliche Aktivität ihr Zusätzliches zur Erfüllung des Kinderwunsches getan.

Max und Lara

Die beiden stellen sich in unserem Kinderwunschzentrum mit seit zwei Jahren bestehendem Kinderwunsch vor. Der freundliche Max ist 33 Jahre alt und die sehr nette Lara 27. Sie sind beide gesund, BMI je 22, alles bestens. Kein Nikotin, aber regelmäßiger Alkohol-konsum, zum Teil mehr als „verträglich", am Wochenende. Die einzige Vorerkrankung war ein mehrfach auffälliger gynäkologischer PAP-Abstrich bei Lara, sodass vor zweieinhalb Jahren eine kleine Operation am Gebärmutterhals durchgeführt wurde. Keine große Sache, denn danach war immer alles gut. Sie sind technikaffin und haben bisher immer eine Zyklusapp auf Laras Handy verwendet und seit über einem Jahr für uns nachvollziehbar Sex zum richtigen Zeitpunkt gehabt (auch nicht zu oft). Ein Eisprung scheint laut dem Urintest stattzufinden. Laras Zyklus ist alle 30 Tage regelmäßig, Schmerzen beschreibt sie nicht.

Hm, also eigentlich alles ziemlich gute Voraussetzungen. Sogar die Hormonwerte beider sind wie sein Spermiogramm einwandfrei. Bei Lara findet eine unauffällige gynäkologische Untersuchung statt. Wir vermuten, dass es irgendwo ein kleines Hindernis geben könnte, welches die Spermien und das Ei nicht zusammenfinden lässt. Wieso vermuten wir das? Also: Bei der Voroperation am Gebärmutterhals von Lara könnten Narben entstanden sein. Oder eine Infektion könnte irgendwann einmal stattgefunden haben, sodass wir eine Durchgängigkeitsprüfung der Gebärmutter und besonders der Eileiter vorschlagen, um dann im nächsten Schritt eine Insemination planen zu können. Was genau eine Insemination ist und wie sie funktioniert, erklären wir gleich.

Es gibt verschiedene Möglichkeiten, die Durchgängigkeit zu prüfen: Man kann per Bauchspiegelung (Laparoskopie, LSK) eine Chromopertubation (eine Prüfung der Durchgängigkeit der Eileiter) zusammen mit einer Spiegelung der Gebärmutter (Hysteroskopie, HSK) oder per 3-D-Ultraschall eine Hysterosalpingo-Kontrast-Sonografie (HyCoSy) machen. Oh, das war wieder verdammt viel Medizinerlatein auf einem Haufen. Wir dröseln das besser der Reihe nach auf.

Die HSK und LSK sind zwei Operationen, die man gut miteinander kombinieren kann, sodass nur einmal eine Narkose nötig ist. Allerdings eine Vollnarkose. Bei der HSK schaut man von der Scheide aus in die Gebärmutter hinein und sieht dabei, ob dort Verwachsungen, Septen, Polypen oder Myome existieren – und entfernt diese im Optimalfall gleich. Mittels der LSK blickt man in den Bauch und direkt auf die weiblichen Organe: Gebärmutter, Eileiter und Eierstock. Ist alles auf den ersten Blick normal und in Ordnung? Dann wird von der Scheide aus eine Flüssigkeit in die Gebärmutter gespritzt (wie in einen Luftballon), und man kann von oben aus live beobachten, wie die Flüssigkeit aus den Eileitern heraustritt, wenn sie nicht verklebt sind. Für alle, die dieses Detail vor dem geistigen Auge benötigen: Die Flüssigkeit ist blau. Falls eine Auffälligkeit besteht, kann man sie praktischerweise gleich entfernen. Zum Beispiel bei der Endometriose – da hatten wir es schon beschrieben. Dieses Verfahren ist sehr genau, man übersieht nur ganz wenig.

Die andere Möglichkeit wäre die HyCoSy. Dabei wird ebenfalls wieder eine Flüssigkeit in die Gebärmutter gespritzt, allerdings ist keine Narkose nötig. Denn man verfolgt per Ultraschall, wie das Mittel seinen Weg durch Gebärmutter und Eileiter in den Bauchraum nimmt, und kann unter Umständen Hindernisse sehen, aber keine entfernen. Man führt häufig die LSK und noch häufiger die HyCoSy durch, da man weiß, dass bereits durch das Spülen kleine Verwachsungen und Verklebungen gelöst werden können.

Wir entscheiden uns gemeinsam mit Max und Lara für das Verfahren der HyCoSy, da wir keinen Hinweis auf andere Probleme im Bauchraum haben. Dabei stellen wir fest, dass der Gebärmutterhals recht verwachsen ist und es eine kleine Verklebung im Eileiter links gibt, die sich aber durch das Durchspritzen mit der Flüssigkeit löst. Jetzt erinnert sich Lara, doch mal eine Infektion im Genitalbereich gehabt zu haben. Besser gesagt, sie wusste es die ganze Zeit, aber erst jetzt traut sie sich, es zuzugeben, da diese noch zu Zeiten ihres von Max verhassten Exfreundes Ulli war. Dieses Thema wollte sie auf keinen Fall anschneiden, da es deswegen immer wieder Ärger mit Max gab. Zum Glück gibt es keine größeren Szenen zwischen den beiden, und wir beschließen gemeinsam, als nächsten Schritt eine Insemination durchzuführen.

Definitionsgemäß werden dabei die Spermien „künstlich", also durch uns Ärzte, direkt in die Gebärmutter transportiert. So könnten wir das Hindernis des vernarbten Gebärmutterhalses überwinden. Wir empfehlen, diese Methode zur „Wiederherstellung der natürlichen Fruchtbarkeit" maximal drei- bis sechsmal durchzuführen, bevor wir eine wirkliche künstliche Befruchtung im Glas machen würden. Wir versprechen uns dabei einen Schwangerschaftserfolg von 12 bis 15 Prozent pro Zyklus. Wäre Lara älter, würde diese Wahrscheinlichkeit abnehmen, und diese Methode wäre hier nicht mehr die beste Wahl.

Wie ist das genaue Vorgehen bei der Insemination? Bei Lara werden ihr Zyklus und die Hormone sorgfältig beobachtet. Und wir haben entweder die Möglichkeit, es im sogenannten Spontanzyklus zu probieren, oder Lara ein bisschen mit dem Timing durch hormonelle Unterstützung zu helfen. Das haben wir ja in unserem ersten Beispiel Marie schon angeboten, aber dann nicht gebraucht. Wenn wir den Eisprung auslösen, wissen wir recht genau, dass nach ungefähr 36 Stunden das Ei springt. Und da es circa 12 bis 24 Stunden befruchtungsfähig ist, wird dann das aufbereitete Sperma in die Gebärmutter gebracht.

Zunächst versuchen wir es nach eingehender Beratung ohne Hormone, auch wenn die Wahrscheinlichkeit einer Schwangerschaft dadurch etwas vermindert ist. Wir wissen, dass um den Eisprung der optimale Zeitpunkt für das Einbringen der Spermien ist. Schließlich werden die Spermien mit einem kleinen Katheter unter Ultraschallkontrolle – wie bei einer gynäkologischen Untersuchung von der Scheide aus – in den oberen Teil der Gebärmutter transportiert, das dauert circa eine halbe Minute und ist nicht schmerzhaft. Max musste dazu vorher eine Spermienprobe abgeben: Die Spermien werden vor Einbringen in die Gebärmutterhöhle untersucht und konzentriert. Nur die Besten werden ins Rennen geschickt. Dadurch haben wir die größte Chance, dass die Spermien ihren Weg zu den Eileitern nehmen und so eine Befruchtung der gesprungenen Eizelle stattfindet.

Vorher sollen Max und Lara zwei bis vier Tage keinen Sex haben. Manchmal wird auch empfohlen, am Abend der durchgeführten Insemination nochmal miteinander zu schlafen. Man schlägt das

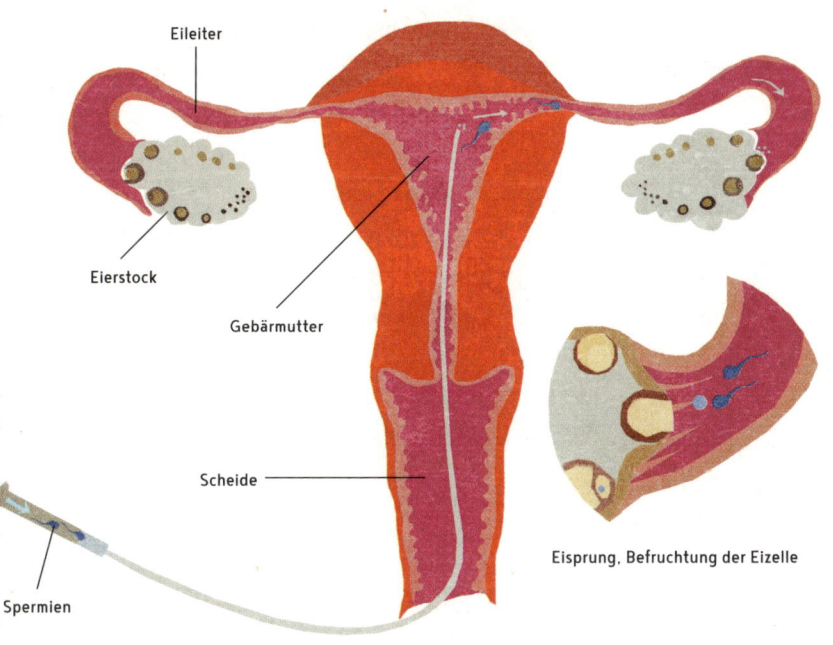

Eileiter

Eierstock

Gebärmutter

Scheide

Spermien

Eisprung, Befruchtung der Eizelle

deshalb vor, weil man hier davon ausgeht, dass durch das „nach-geschossene" Volumen die Chance auf Erfolg etwas steigen kann. Doppelt hält besser.

Leider klappt es nach zwei Zyklen immer noch nicht, sodass wir nun mit Hormonen versuchen, einen Erfolg zu erreichen – und siehe da: Im vierten Zyklus ist Laras Schwangerschaftstest endlich positiv. Eine Insemination ist also immer dann sinnvoll, wenn die Spermien den Weg in die Gebärmutter allein nicht schaffen. In unserem Beispiel wegen einer Voroperation am Gebärmutterhals. Dazu müssen die Spermien gut schwimmen können, das Spermio-gramm muss gut sein, und wir müssen vorher wissen, dass die Ei-leiter der Frau auch alles durchlassen, was durchmuss: also Ei und Spermium. War ein bisschen aufwendiger mit den beiden, aber letzten Endes hat alles geklappt. Schwamm über den Exfreund und was er Lara mitgegeben hat. Und „Happy Birthday" kleiner Lasse.

Eine kleine Anmerkung am Rande: Diese beiden Verfahren sind noch „relativ" kostengünstig. Je nachdem, was die Versicherung davon bezahlt oder nicht, kommt man auf 200 bis 800 Euro pro Zyklus. Das ist auch abhängig davon, welche Medikamente gebraucht werden. So, und ab jetzt wird's teuer...

Ole und Sabrina

Unser nächstes Paar ist vielleicht der sinnbildliche Klassiker unter den Paaren, die sich in einer Kinderwunschpraxis vorstellen. Ole ist 38 Jahre und Sabrina 35. Der BMI ist bei beiden 22. Sie versuchen seit einem Jahr, ein Kind zu bekommen, und haben bisher „nur" Sex nach der Temperaturmethode zum vermeintlich richtigen Zeitpunkt gehabt. Ole hat in der Vergangenheit viel geraucht, aber mittlerweile aufgehört und ist in Sabrinas Augen ein etwas „zu" gesunder Mensch geworden. Er achtet sehr auf die Ernährung beider – nur bio und bloß keinen Alkohol. Auch wenn Sabrina gerne mal ein Glas Wein trinken würde. Denn er hat gelesen, dass das alles fürs Kindermachen ganz giftig ist.

Sabrina hat lange die Pille genommen, da sie immer starke Schmerzen bei der Periode hatte und auch jetzt nach dem Absetzen wieder hat. Der Zyklus ist regelmäßig. Manchmal ist ihr der Sex etwas unangenehm. Die Frauenärztin hat deshalb immer wieder mal erwähnt, dass Sabrina eine Endometriose haben könnte. Dass also Gebärmutterschleimhaut außerhalb der Gebärmutter vorkommt. Daher hat sie jetzt auch einen Termin für eine Operation, eine Bauchspiegelung, ausgemacht. Wir halten das für eine gute Idee, bitten noch um das übliche Spermiogramm und die Hormonwerte beider sowie die Impfpässe zum nächsten Termin mitzubringen und geben unsere üblichen Empfehlungen ab. Die gynäkologische Untersuchung, die wir noch durchführen, ist für Sabrina schmerzhaft und erhärtet unsere Verdachtsdiagnose. Das ist ein typisches Zeichen. Ansonsten zeigen sich keine Auffälligkeiten.

Nach der Operation stellen sich die beiden wieder vor: Es wurden tatsächlich kleine Endometrioseherde gefunden, diese entfernt und außerdem eine Spiegelung der Gebärmutter und eine Chromopertubation (Prüfung der Eileiter-Durchgängigkeit) gemacht. Leider sind beide Eileiter nicht durchgängig, und nicht nur das, es scheint laut Operationsbericht unmöglich zu sein, sie wieder durchgängig zu machen.

Nach einem ausführlichen Gespräch empfehlen wir eine „richtige" künstliche Befruchtung, eine In-vitro-Fertilisation. Also eine IVF. Obwohl die Hormonwerte von Ole und Sabrina und das Spermiogramm gut sind, sind eine normale Empfängnis und der Erfolg einer Insemination bei dieser Form der Endometriose schier unmöglich. Denn das Ei, das gesprungen ist, kann nicht den normalen Weg durch den Eileiter nehmen. Jetzt sind das A und O die Aufklärung und ordentliche Vorbereitung. Wir besprechen alles ganz genau, beantworten jede Nachfrage, und nach kurzer Überlegung sind beide mit der Therapie einverstanden.

Wie funktioniert die IVF, und wie geht es jetzt weiter? Eigentlich kann man die Tätigkeit mit der eines guten Umzugsunternehmens vergleichen. Denn im Prinzip wird bei der IVF nur der Ort der Befruchtung von einem Ort, dem Eileiter der Frau, an einen anderen Ort, ein Glas, verlegt. Ein Wintergarten als perfekter Ort der außerkörperlichen Befruchtung. Für den Umzug in den Wintergarten benötigen wir primär Ei- und Samenzellen und den Wintergarten, also das Glas.

Sie möchten nun verständlicherweise noch wissen, was das Ganze kostet und ob es die Versicherung auch bezahlt. Die Kosten betragen pro Zyklus für eine IVF- und ICSI-Behandlung ungefähr 3000 bis 5000 Euro je nach Aufwand und Leistungsumfang. Zur ICSI kommen wir nachher noch ausführlich. Die Kostenübernahme setzt voraus, dass Mann und Frau verheiratet sind. Auch eine Altersgrenze wurde festgelegt. Bei der Frau liegt die Grenze zwischen 25 bis 40 Jahren und beim Mann zwischen 25 und 50 Jahren. In der Regel werden 50 Prozent der Kosten von bis zu drei IVF-Versuchen von der Krankenkasse übernommen. Dabei spielt es auch eine Rolle, ob man gesetzlich oder privat versichert ist. Kompliziert wird es, wenn ein Partner gesetzlich und der andere privat versichert ist. Und natürlich kann jede Krankenkasse freiwillige Mehrleistungen anbieten. In jedem Fall sollte man sich individuell bei seiner Krankenkasse erkundigen, bevor man so ein kostspieliges Projekt angeht, denn man benötigt häufig mehr als einen Zyklus. Da Ole und Sabrina nicht verheiratet sind, übernimmt die Krankenkasse keine Kosten.

Trotzdem entscheiden sich die beiden für einen Versuch. Sabrina müssen also erst einmal ein paar Eizellen entnommen werden. Das müssen auch die Frauen auf sich nehmen, die Social Freezing machen oder Eizellspenderinnen sind. Dazu beginnt sie am Zyklusanfang Hormone einzunehmen, um die Reifung der Eizellen zu fördern. So weiß der „Chefarzt beziehungsweise der Oberarzt" der Hormone, dass er diesmal mehrere Eier ins Rennen schicken muss, denn wir wollen ja nicht nur ein einziges entnehmen. Das nennt man Stimulation. Wir überprüfen das Heranreifen der Eier, also die Arbeit der „Assistenzärzte", wieder mit Ultraschall und Hormonwertmessungen im Blut. Sind genug Eizellen zur richtigen Größe herangereift, lösen wir künstlich mit einem anderen Hormon den

Eisprung aus – mit unserer „Eisprung-Auslösespritze" –, um dann die fertigen Eizellen unter kurzer Dämmerschlafnarkose zu entnehmen. Die Eizellen werden also wie die tollsten Steinpilze des Waldes eingesammelt: ganz vorsichtig und mit dem Bewusstsein, einen großen Schatz zu bergen. Über die Scheide wird unter Ultraschallkontrolle jeder Eierstock punktiert und jede Eizelle, kurz bevor sie selbst springen würde, abgesaugt. Das nennen wir Follikelpunktion. Sie werden dann in eine Nährlösung gegeben, und sobald das vollbracht ist, wird die Narkose sofort wieder beendet. Das dauert meist nicht länger als 15 bis 20 Minuten. Und: Es bleiben keine Narben zurück.

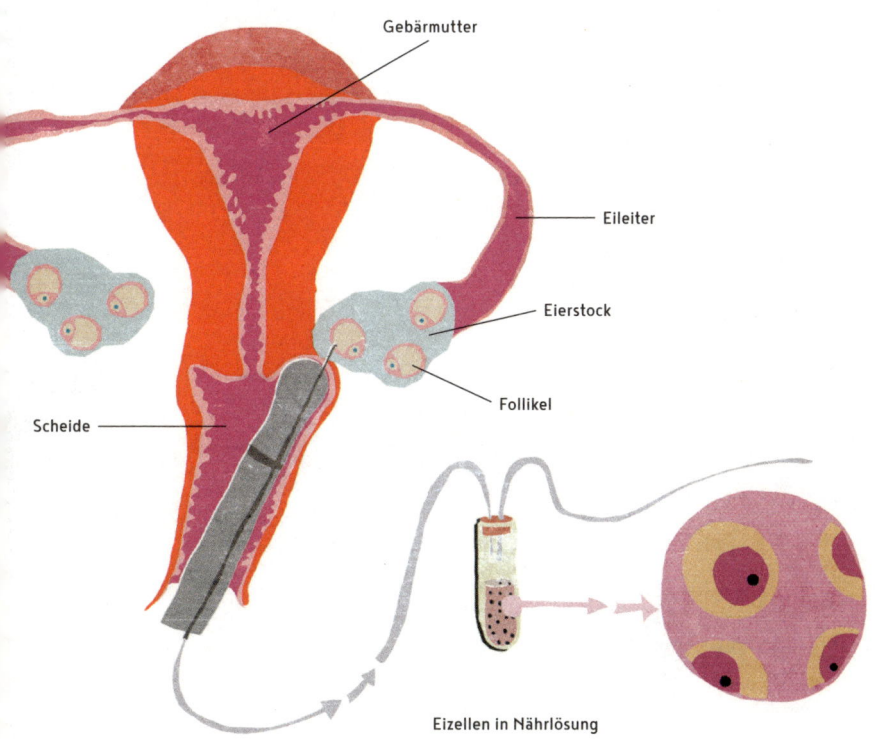

Gebärmutter

Eileiter

Eierstock

Follikel

Scheide

Eizellen in Nährlösung

Dann brauchen wir am selben Tag auch noch die Spermien von Ole, denn nun schauen wir uns im Labor alles genau an. Die weiblichen und die männlichen Zellen werden jeweils untersucht, etwas aufbereitet, die besten ausgewählt und zusammengebracht. Spermien und Eizelle. Nun müssen sie selbst weiterarbeiten. Okay, vielleicht ein erst mal ungerecht wirkendes Duell: Es werden circa 150.000 Spermien auf eine Eizelle losgelassen. Aber wir haben ja schon gelernt: Nicht jede kann befruchtet werden, und nicht aus jeder befruchteten Eizelle entwickelt sich ein Embryo. Der Erfolg des Ganzen ist also stark variabel und hängt logischerweise sehr vom Alter des Paares und der Qualität der Spermien ab.

Nach gut einem Tag wissen wir aus unserem Labor, ob und wie viele Eizellen befruchtet worden sind, und nach spätestens fünf Tagen (je nach Protokoll des einzelnen Zentrums, manchmal auch schon früher) werden die besten ausgewählt, um sie Sabrina in die

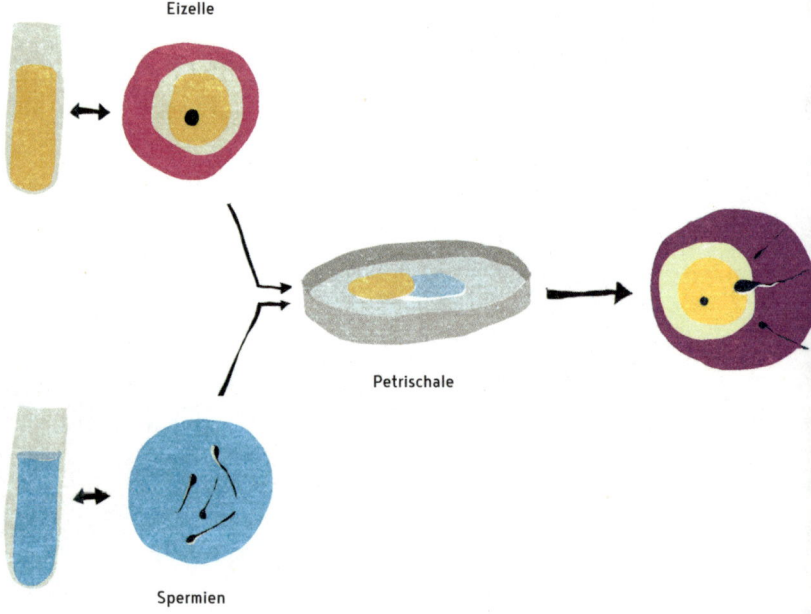

Gebärmutter übertragen zu können. Das geht wie bei der Insemination auch ohne Narkose. Über einen kleinen Schlauch werden sie unter Ultraschallsicht direkt in die hormonell optimal vorbereitete Gebärmutterschleimhaut an die beste Stelle gebracht.

Es können einer, zwei oder maximal drei Embryonen übertragen werden. Laut IVF-Register waren es 2016 im Durchschnitt 1,88. Je mehr, desto höher ist das Risiko für Mehrlinge. Mehr als drei sind in Deutschland verboten. In den skandinavischen Ländern wird der Single-Embryo-Transfer bevorzugt. In Deutschland und Westeuropa transferiert man meist zwei Embryonen. Wann, was und wie viele sinnvoll sein mögen und welche individuellen Risiken und Nebenwirkungen damit verbunden sind, sollte in einem ausführlichen Gespräch vorab geklärt werden.

Wenn wir zu viele gute Embryonen in unserem Glas haben, können diese – auch bereits in einem Vorstadium – eingefroren werden. Und wie für alles haben wir auch da einen Star-Wars-anmutenden Namen: Kryokonservierung heißt es dann nämlich. Natürlich haben wir Sabrina und Ole vorher über die verschiedenen Risiken aufgeklärt. Bei einer Hormonbehandlung können zu viele Eier gebildet werden, das nennen wir dann Überstimulation. Die Eierstöcke können auf beiden Seiten immense Dimensionen annehmen und so Risiken für Sabrina bergen. Das ist selten, muss aber trotzdem erwähnt werden. Durchaus möglich, dass Sabrina ein leichtes Druckgefühl im Bauch oder Unwohlsein bemerkt. Unbedenklich. Das kommt von den relativ großen Eierstöcken, die ja normalerweise nicht so groß sind, wenn nur ein Ei darin reift. Jetzt sollen ja mehrere darin reifen.

Genauso selten, da es ja durch Ultraschall überwacht und gesteuert abläuft, ist auch eine Verletzung anderer Strukturen durch die Punktion selbst.

Wir führen also den Eingriff problemlos durch und gewinnen insgesamt 14 Eier, von denen acht befruchtet werden können. Vier davon wachsen gut heran, sodass wir gemeinsam beschließen, wieder zwei Eier bei Sabrina einzusetzen, da sie die Behandlung gut verträgt. Die anderen zwei werden eingefroren und können – falls nötig – zu einem späteren Zeitpunkt eingesetzt werden. Sollte es zu diesem erneuten Versuch kommen, braucht man die ganze Prozedur mit Stimulation, Follikelpunktion und Spermiengewinnung nicht mehr zu machen.

Ole möchte genau wissen, was sie selbst noch tun können, damit sich der Embryo nach dem Transfer gut einnistet. Tatsächlich gibt es da gar nicht so viel, denn wenn die Zellen im Glas gut gewachsen sind, wird die Schwangerschaft sozusagen der Natur zurückgegeben. Schwupps, als wäre nichts gewesen. Gebetsmühlenartig möchten wir Folgendes wiederholen: Natürlich sind jetzt eine gesunde Ernährung, Bewegung, Sport und die Einnahme von Folsäure empfehlenswert, aber all das haben die beiden ja sowieso schon gemacht, genauso wie Alkohol und Zigaretten zu meiden. Man findet noch Empfehlungen zum Trinken von Frauenmanteltee, der die Gebärmutter stärken soll, wie auch das Einnehmen von Bryophyllum, einem pflanzlichen Arzneimittel. Aber ob das wirklich die Gebärmutter stärkt, ist wissenschaftlich schwierig nachzuweisen. Schaden tut es jedenfalls nicht. Als Nächstes heißt es nun gemeinsam entspannt (hahaha, entschuldigen Sie, dass wir lachen: Wir wissen, man ist in dieser Situation null entspannt – aber man sollte es zumindest versuchen.) abwarten und Tee trinken bis zum Schwangerschaftstest. Nur beim Teetrinken dran denken: Auf Tees mit hohem Koffeingehalt verzichten.

Zunächst ist der Schwangerschaftstest circa 12 Tage nach der Eizellentnahme positiv, und wir sehen im Verlauf eine kleine Fruchthöhle im Ultraschall. So weit, so gut. Aber dann fängt Sabrina nach vier weiteren Wochen stark an zu bluten, und es kommt zu einem Abgang der Schwangerschaft. Also einer Fehlgeburt. Das ist sehr schade. Aber leider passiert das laut Deutschem IVF-Register in einem Fünftel der Fälle. Sabrina und Ole sind natürlich enttäuscht, es sah doch alles so vielversprechend aus, und fragen sich, was sie hätten besser machen können. Die Antwort ist meist kurz und trotzdem schmerzvoll: nichts! Ob es zu einem Abgang kommt, entscheidet einzig und allein die Natur. Da sind wir Menschen machtlos. Es läuft nach dem Alles-oder-nichts-Prinzip: Entweder es klappt, oder es klappt nicht. Fast jede zweite Frau erfährt mindestens einmal in ihrem Leben ein solches Schicksal. Das ist zwar immer sehr hart, aber die Natur scheint sich da schon etwas bei gedacht zu haben.

Wir erklären den beiden, dass die Schleimhaut, in der sich die kleinen Embryonen einnisten sollen, gut aufgebaut sein muss – was in unserem Fall so war. Dabei ist das Essentielle das enge Zusammenspiel zwischen der mütterlichen Schleimhaut und dem Embryo. Die Qualität von Ei- und Samenzelle sowie die genetische Information darauf können wir natürlich nicht beeinflussen. Genauso wenig das Alter von Sabrina. Leider!

Glücklicherweise sind bei Sabrina und Ole noch zwei Embryonen übrig, sodass diese – nach Verarbeiten der Fehlgeburt und mit den üblichen hormonellen Vorbereitungen – bei Sabrina eingesetzt werden können. Um die Einnistung zu erleichtern, kann man ein sogenanntes Assisted Hatching machen. Das heißt, man hilft dem Embryo, in die Schleimhaut der Gebärmutter einzuwandern, indem man die manchmal ganz schön dicke Außenhülle mit einem kleinen Laser etwas „anritzt". Dadurch schafft das Innere der Eihülle (also der Embryo selbst) es leichter, in die Schleimhaut einzuwandern. Wir beschließen gemeinsam mit Sabrina und Ole, unter dem Mikroskop zu prüfen, ob die äußere Schicht besonders dick ist und wir dann dieses Verfahren zusätzlich anwenden.

Ole hat sich nochmal im Internet „schlaugemacht" und fragt uns nach dem sogenannten Endometrial Scratching. Jaja, das Internet. Schlau wird man dabei nicht immer, aber natürlich gucken alle erst mal nach... Wir würden sagen: „Leider!" Aber viele empfinden es natürlich als Segen, dort Antworten zu finden. Ob diese immer genau auf die einen selbst betreffenden Fragen zutreffen, sei mal dahingestellt. Wir erklären also beiden, dass dies ein immer populärer werdendes Verfahren ist, wenn es Einnistungsprobleme gibt. Dabei wird die Schleimhaut der Gebärmutter künstlich verletzt, sodass auch dadurch der Embryo leichter einwandern und sich an Ort und Stelle einnisten kann. Der Grund dafür könnte eine stärkere Durchblutung der verletzten Stelle sein. Bei Frauen, die viele Fehlgeburten hatten, sich also eine Schwangerschaft trotz guter Ei- und Samenzellen – und folglich guter Embryonen – nicht eingestellt hat, ist dieses Verfahren durchaus sinnvoll. Da Sabrina allerdings bisher „nur" einen Abgang hatte, gehen wir nicht davon aus, dass es sich um ein Problem der Schleimhaut handelt. Vielleicht war es einfach „Pech", daher würden wir zunächst nicht dazu raten. Das leuchtet den beiden ein. Ansonsten empfehlen wir noch begleitend Akupunktur am Transfertag und erneut zwei Tage später. Das optimiert die Einnistungschancen, da die Gebärmutter zur besseren Durchblutung angeregt wird.

Dieses Mal haben Ole und Sabrina „Glück": Von den beiden eingesetzten Embryonen hält sich einer. Der kleine Junge namens Anton wird nach einer problemlosen Schwangerschaft (geprägt von einigen Heißhungerattacken auf Marzipantorte auf der einen und Sodbrennattacken auf der anderen Seite) gesund geboren.

Felix und Gabriele

Der umtriebige Felix ist immer viel unterwegs, sehr erfolgreich im Job – kurz: ein Workaholic. Er achtet nicht sehr auf sich, schläft wenig und geht in der wenigen Zeit, in der er nicht auf Dienstreisen ist, immer wieder gern und heftig feiern. Sein BMI liegt bei 28, er ist also übergewichtig. Gabriele hingegen ist sehr sportlich. Sie trainiert viermal pro Woche Basketball (da sie gehört hat, dass Sport die Fruchtbarkeit fördert) und hat einen BMI von 20. Gabriele wünscht sich nichts sehnlicher als ein Kind. Beide sind 41 Jahre alt und versuchen schon seit drei Jahren, ein Kind zu bekommen. Sie sind wegen Felix' Arbeit erst kürzlich in die Stadt gezogen. Gabriele ist bisher noch nicht „richtig angekommen", allerdings unterstützt sie der Sport dabei. Die frühere Frauenärztin hatte ihnen geraten, nach Ausschöpfung aller „konservativen" Verfahren auch mal ein Spermiogramm zu machen. Zu Felix' Unmut war das tatsächlich nicht erste Sahne. Nicht einmal zweite Sahne. Denn die Spermien sind nicht nur etwas langsam gewesen, sondern auch etwas zu wenig. Das Spermiogramm ist zwei Jahre alt. Seither wurde nicht viel unternommen – Felix hatte bisher auch keine Zeit, sich näher mit dem Thema zu beschäftigen. Oder auch keine Lust dazu. Es erweckt auf jeden Fall den Anschein, dass es nicht seine allererste Priorität ist. Nun ist er in der neuen Arbeit mit der besseren Position etwas etabliert und konnte ein kurzes Zeitfenster einrichten, um zu diesem Termin mitzukommen.

Nun, da müssen wir mal genauer nachfragen: Wie läuft es denn in der Beziehung? Viele Freundinnen von Gabriele sagen schon seit Längerem ganz offen, dass Felix nicht zu ihr passen würde. Man mag ihnen Recht geben, denn schon seit einiger Zeit läuft es nicht mehr so gut. Sie versuchen gerade, auch mal wieder miteinander zu schlafen. Nicht dass es für einen der beiden schmerzhaft wäre oder nicht möglich, aber irgendwie passt es gerade nicht zwischen ihnen – geben sie an. Wir denken uns: „Sex wäre natürlich sehr hilfreich, sonst wird es mit der Erfüllung des Kinderwunsches auf natürlichem Weg eher schwierig."

Außerdem überlegen wir, dass bei den beiden das Thema Gewicht eine Rolle spielen könnte. Sowohl in die eine als auch in die andere Richtung. Bei Felix denken wir an das relative Übergewicht, den stressigen Job und das nicht optimale Spermiogramm. Bei Gabriele sehen wir, dass der BMI zwar noch normwertig ist, das Muskel-/Fettverhältnis sich aber bei viermal Sport pro Woche sicherlich in Richtung Muskeln verschoben hat. Wahrscheinlich besteht ein relatives Untergewicht mit einem gleichzeitig bestehenden Östrogenmangel. Aber warten wir mal ab, was uns die Hormonwerte sagen. In der gynäkologischen Untersuchung sehen wir jedenfalls nichts Auffälliges. Im Labor sind die Östrogenwerte von Gabriele tatsächlich etwas niedrig, der AMH-Wert ist grenzwertig schlecht. Wir erinnern uns, dass er uns anzeigt, wie die Eizellreserve im Eierstock ist. Bei Felix finden wir erneut ein nicht optimales Spermiogramm, ansonsten ist beim Urologen eine Varikozele aufgefallen, die aber noch nie Beschwerden gemacht hat. (Sie erinnern sich an Omas Beine? Eine Krampfader am Hoden.) Der Kollege empfiehlt zunächst keine Operation und das Thema Kinderwunsch angesichts des Alters des Paares zügig in einem Kinderwunschzentrum anzugehen.

Da bei beiden der Kinderwunsch nach eigenen Angaben schon lange besteht und es trotz ihrer Probleme und Unterschiedlichkeiten den Anschein macht, als würden sie es mit diesem Wunsch ernst meinen, gehen wir das Thema an. Und empfehlen ihnen neben der üblichen Lifestyle-Modifikation eine sogenannte ICSI. Eine was?

Eine Intrazytoplasmatische Spermieninjektion. Sie funktioniert ähnlich wie die IVF, außer dass den Spermien beziehungsweise einem Spermium geholfen wird, direkt in die Eizelle zu kommen. Also wörtlich genommen: Das Spermium wird in das Zytoplasma (also ins Innere) der Eizelle injiziert. Die ICSI ist relativ neu, es gibt sie erst seit 1994. Gerade entwickelt sie sich aber zur häufigsten Methode der künstlichen Befruchtung, da oftmals die Paare älter sind und somit die Spermien – selbst wenn sie eine gute Qualität haben – Schwierigkeiten haben, in das Ei einzudringen. Grund dafür ist auch das Alter der Frau. Bei unserem Paar ist es sinnvoll: Felix' Spermiogramm ist nicht gut, und die Spermien brauchen et-

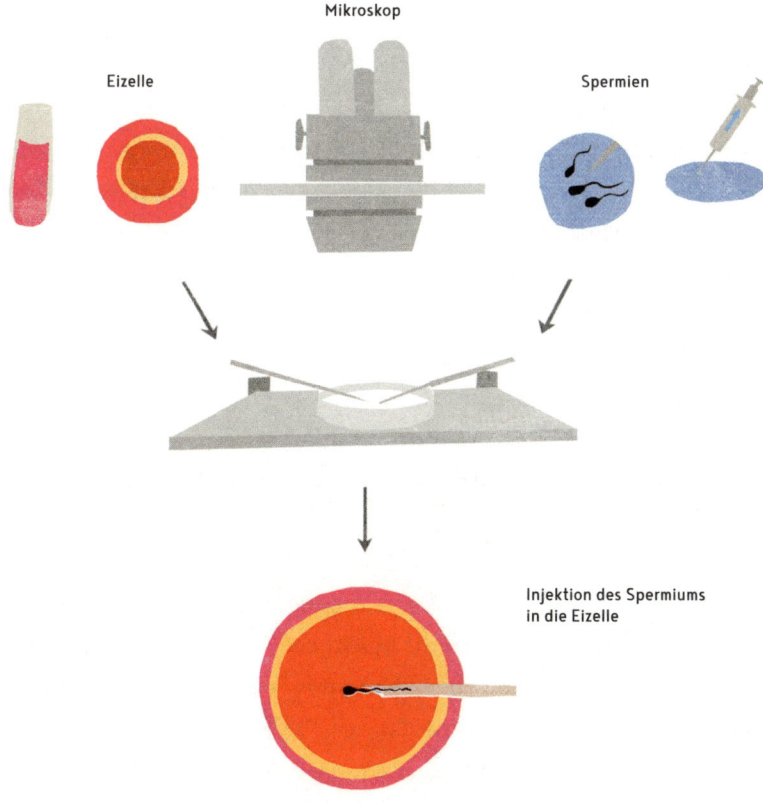

Mikroskop

Eizelle

Spermien

Injektion des Spermiums
in die Eizelle

was Hilfe. Da die beiden auch schon relativ alt sind, bereits seit drei Jahren erfolglos an einer Schwangerschaft arbeiten, wollen wir keine Zeit mehr verlieren. Zugegebenermaßen sind die Chancen insgesamt nicht die allerbesten, das erklären wir auch ganz offen. Wir fragen nach einem Plan B, wenn es nicht klappen sollte, aber darüber haben sie sich bisher noch keine Gedanken gemacht.

Wir machen also das volle Programm der ICSI. Die Vorbereitungen und der Ablauf sind die gleichen wie bei Olaf und Sabrina mit der IVF. Zusätzlich empfehlen wir den beiden, sich professionelle Hilfe bezüglich ihrer Beziehung zu holen, da diese jetzt schon nicht optimal läuft. Und wir wissen, dass der Stress einer Kinderwunschbehandlung eine noch größere Krise auslösen kann. Eine Paartherapie ist also durchaus sinnvoll. Psychologische Unterstützung aller Art, seien es Gruppentherapien oder einzelne Therapien für ein Paar, wird im Rahmen einer Kinderwunschbehandlung immer von uns angeboten. In unserem Fall scheint es auch dringend nötig. Zunächst sind beide schockiert davon, dass sie psychologisch beraten werden sollen – sie wollen nicht auf die „Couch". Primär lehnen sie die Betreuung ab, allerdings erfahren wir von ihnen im weiteren Verlauf, dass sie sich nach einigem Hin und Her doch bei unserer Kollegin vorgestellt haben und es für Gabriele eine große Unterstützung ist. Zur Wahrheit gehört natürlich auch, dass sie mehr Zeit für die Sitzungen hat als Felix, der sich weiterhin häufig auf Dienstreise befindet.

Gabriele macht sich große Sorge um die Behandlungsrisiken und fragt sich: „Kann man durch die künstliche Befruchtung überhaupt gesunde Kinder bekommen? Gibt es durch die Hormone Spätfolgen für die Frau?" Nachdem das erste IVF-Kind namens Louise Brown 1978 geboren wurde, existieren bereits Langzeitbeobachtungen über etwa 40 Jahre. Und es wurden reichlich Studien durchgeführt, die weder das Risiko für Brustkrebs noch Gebärmutterhals-, Eierstockkrebs oder andere gesundheitliche Probleme seitens der Mutter bestätigen konnten. Für das Kind konnten ebenfalls keine Langzeitrisiken nachgewiesen werden. Die Fehlbildungsrisiken, die hauptsächlich vom Alter der Eltern abhängen, sind genauso groß wie bei Kindern, die nicht durch eine künstliche Befruchtung entstanden sind. Es gibt sogar Daten, dass es aufgrund der bereits vorher getroffenen Auswahl der Embryonen eher weniger sind.

Gabriele und Felix sind mit der ICSI einverstanden, und es werden bei Gabriele durch Hormone die Eizellen zum Wachsen angeregt. Leider wachsen – wie wir bereits vermutet hatten – aufgrund ihres Alters und niedrigen AMHs nicht allzu viele Eizellen heran. Im Ultraschall sind insgesamt sieben an beiden Eierstöcken zu sehen, die auch abpunktiert werden. Davon können vier befruchtet werden, und drei davon wachsen gut heran. Immerhin. Wir besprechen, dass wir zwei davon transferieren, was dann auch problemlos funktioniert.

Leider wächst keine Schwangerschaft heran, sodass wir den letzten übrig gebliebenen Embryo einen Zyklus später auch noch transferieren. Leider klappt es auch dieses Mal nicht. Einen weiteren Monat später wird Gabriele erneut stimuliert, aber die Eizellen reagieren noch schlechter als vorher auf die Hormone, sodass am Ende nur zwei befruchtete Eizellen in mäßiger Qualität heranwachsen. Voller Hoffnung transferieren wir sie, allerdings führen auch sie zu keiner Schwangerschaft. Wir beschließen, einen letzten Versuch durchzuführen, da die beiden klar sagen, dass sie danach keinen weiteren mehr unternehmen wollen. Wiederum ist die Ausbeute gering, das Spermiogramm wird über die Zeit leider auch eher schlechter als besser. Felix ist sichtlich genervt, er hat kaum noch Hoffnung und ist frustriert über die schlechten Eizellen. Außerdem – auch wenn er es nicht zugeben will – ist er nicht zuletzt über seine nicht optimalen Spermien enttäuscht. Zugegebenermaßen hat sich sein Lebensstil seit Therapiebeginn nicht verändert, geschweige denn die Partnerschaft verbessert, trotz Therapie. Ein intimer Moment beziehungsweise Geschlechtsverkehr hat seit Therapiebeginn nicht mehr stattgefunden …

In diesem letzten Versuch kann nur eine befruchtete Eizelle in die Gebärmutter von Gabriele transferiert werden, und auch diese wächst leider nicht zu einer Schwangerschaft heran. Die beiden beschließen, die Behandlung zu beenden. Später erfahren wir, dass ein Plan B wie zum Beispiel eine Adoption oder eine Pflegeelternschaft für beide nicht infrage kommt. Mehr noch: Kinderlos glücklich zu werden scheint bei ihnen nicht funktioniert zu haben. Das lesen wir einige Monate später auf einer Postkarte von Gabriele aus Frankreich. Auch dass sie sich getrennt haben, sie aber weiterhin eine psychologische Therapie in Anspruch nimmt und dankbar für unsere Hilfe ist. Aktuell sei sie im Ausland und nehme sich eine kleine Auszeit. Sie sei auch bereit für eine neue Partnerschaft. Ob diese so schnell so vertrauensvoll sein wird, um das Thema Kinderwunsch noch einmal anzugehen, wird sie genau abwägen. Gerade wenn man ihr Alter bedenkt, bestimmt verständlich.

Sie sehen schon: Es ist natürlich recht selten, dass gar keine Behandlungsmöglichkeit zum gewünschten Kind führt. Aber leider müssen wir und – viel wichtiger – Sie natürlich damit rechnen, dass die Therapie manchmal erfolglos bleibt. In diesem Beispiel hat womöglich eine Rolle gespielt, dass es bei den beiden durch ihre ohnehin schwierige Beziehung eine zusätzliche Belastung gab. Ob

Gabriele einen neuen Partner findet und mit ihm einen neuen Versuch startet oder eine Samenspende hierzulande beziehungsweise Eizellspende aus dem Ausland überlegt, wissen wir nicht. Allerdings wird in vielen Zentren bei einer Frau ab einem Alter von 45 nicht mehr aktiv etwas getan, um eine Schwangerschaft herbeizuführen. Aber die Grenzen sind fließend, und es muss je nach Situation entschieden werden. Kommen wir zu unserem letzten Paar …

Juan und Melinda

Juan ist Argentinier, 38 Jahre alt, BMI 26 (leichtes Übergewicht), und kennt Melinda seit drei Jahren aus Spanien, wo beide gearbeitet haben. Sie ist 33 Jahre, BMI 24, und immer gesund gewesen. Juan war bereits verheiratet und hat in Argentinien zwei Kinder, die nach der Scheidung bei der Mutter leben. Sie sind elf und acht Jahre alt. Vor sieben Jahren hat er eine Samenleiterdurchtrennung durchführen lassen, da er sicher war, keine Kinder mehr haben zu wollen.

Allerdings hat sich seine Situation nun doch ganz anders entwickelt: Die Trennung von seiner Exfrau war schwierig, seine Zeit in Spanien und das Kennenlernen von Melinda haben sein Leben noch einmal grundlegend auf den Kopf gestellt. Die beiden sind sehr glücklich und wünschen sich nun trotz seiner Samenleiterdurchtrennung nichts sehnlicher als gemeinsame Kinder. Sie planen, in einigen Monaten zu heiraten, und sind kürzlich nach Deutschland gezogen.

Melinda hat einen regelmäßigen Zyklus alle 29 Tage. Seit ihrer Geburt ist sie nur ein weiteres Mal im Krankenhaus gewesen und wurde als Kind am Blinddarm operiert. Sie war regelmäßig bei der Frauenärztin, hatte immer gute Befunde. Der Geschlechtsverkehr bereitet keine Schmerzen, ist feurig, wie man es von beiden erwarten würde. Das unterstreicht ihr gemeinsames Glück, denn sie sind ein sehr harmonisches Paar und, wie es uns scheint, immer noch frisch verliebt. Beide sind mäßig sportlich, trinken gelegentlich ein Glas Rotwein und rauchen seit einigen Jahren nicht mehr. Aufgrund seiner Samenleiterdurchtrennung haben sie auf Verhütungsmittel jeglicher Art verzichtet. Aber da Melina einmal gelesen hat, dass es immer mal dazu kommen kann, dass nach solchen Operationen trotzdem „noch was gehen könne", haben sie im Grunde auf normalem Weg versucht, ein Kind zu zeugen. Wie gesagt, man weiß ja nie. Aber es hat nicht geklappt. Vor einiger Zeit dann hat sich Juan bei einem Urologen über eine sogenannte Refertilisierung, also ein Wieder-durchgängig-Machen der Samenleiter, informiert. Diesem Eingriff hat er sich dann unterzogen, allerdings erfolglos. Sein Spermiogramm ist schlecht. Der Kollege hatte ihn ohnehin bereits vorher darüber aufgeklärt, dass er sich nicht sicher ist, ob es klappt, da die Sterilisation schon so lange zurückliegt.

Im Internet stoßen sie auf Berichte über die Möglichkeit einer sogenannten testikulären Spermienextraktion, kurz TESE. Mittels dieser können Spermien direkt aus dem Hoden entnommen werden. Denn nach der Durchtrennung der Samenleiter werden ja trotzdem weiterhin Spermien im Hoden produziert, sie kommen nur nicht nach draußen, daher auch das schlechte Spermiogramm. Jetzt kommt die TESE zum Einsatz. Juan weiß, dass er das Verfahren direkt hätte machen können, aber die beiden wollten es gerne erst anders probieren.

Wir erklären, dass der Eingriff bei einer kurzen Narkose durchgeführt wird. Da Juan bereits zwei Kinder hat, gehen wir davon aus, dass seine Spermien qualitativ gut sein könnten. Nach der Untersuchung und Aufbereitung werden sie mittels des oben beschriebenen ICSI-Verfahrens den Eizellen der Frau zugeführt. Felix und Gabriele lassen grüßen. Eine TESE macht man übrigens auch, wenn aufgrund von Erkrankungen (zum Beispiel Mukoviszidose) oder genetischer Probleme keine Spermien im Samenerguss nachgewiesen werden können.

Vorher führen wir natürlich noch die Blutuntersuchungen beider durch sowie die gynäkologische Untersuchung von Melinda. Erfreulich ist nicht nur, zu sehen, wie die beiden in ihrer großen Liebe zusammenhalten, es zeigen sich auch nur gute medizinische Ergebnisse. Eine wichtige Frage treibt beide noch um: ob sie die Behandlung auch durchführen können, obwohl sie (noch) nicht verheiratet sind? Da können wir die beiden beruhigen. Da sie in einer festen Beziehung zueinander leben und die Ehe von Juan nachweislich geschieden ist, ist das rechtlich in Deutschland möglich. Die Kosten sind bei Unverheirateten allerdings meist selbst zu tragen – aber sie wollen ja bald heiraten.

Wie besprochen, wird die TESE durchgeführt, und es können einigermaßen gute Spermien gewonnen werden, die man bis zur ICSI-Behandlung einfriert. Melinda wird mittels der hormonellen Stimulation auf die Behandlung vorbereitet. Wir fangen bei ihr aufgrund des Alters und der Gesundheit mit einer sehr niedrigen Hormondosis an. Trotzdem reagiert ihr Körper sehr stark auf die Hormone und bildet viele, viele Eizellen. Das ist von Frau zu Frau verschieden. Wir punktieren über 20 Follikel. Daraus ergeben sich 18 Eizellen. Mit den Spermien von Juan lassen sich 14 Eizellen befruchten. Diese frieren wir ein, da Melinda starke Bauchschmerzen angibt und wir bei ihr kein weiteres Risiko eingehen wollen. Eine Ultraschalluntersuchung ergibt, dass die Eierstöcke sehr groß geworden sind: Es zeigt sich ein leichtes Überstimulationssyndrom, weswegen wir keinen direkten Transfer durchführen. Da beim Einsetzen und im besten Fall Heranwachsen einer Schwangerschaft weitere Hormone die Situation verschlechtern könnten, wäre das für Melinda zu gefährlich.

In der Regel dauert ein leichtes Überstimulationssyndrom ein paar Tage und meist weniger als zwei Wochen. Der Körper braucht eine Ruhepause, damit sich alles wieder gut zurückbilden kann. Glücklicherweise tut es das, wir kontrollieren es engmaschig. Schwere Komplikationen sind selten, in nur 0,3 Prozent aller Fälle kommt es aber zu Problemen der Lunge und der Nieren. Aber nicht bei Melinda. Bei ihr tritt neben den Bauchschmerzen nur etwas Übelkeit auf. Mit körperlicher Schonung und reichlich Flüssigkeitszufuhr kann das schnell gebessert werden. Im nächsten Zyklus können wir dann von den 14 vier „Vorkernstadien" auftauen (das nennt man so, das ist nichts anderes als die Vorstufe der Embryonen) und sehen, dass eine davon gut heranwächst, sodass wir den Transfer durchführen.

Leider wächst der erste Embryo nicht weiter, und es wird ein weiterer Transfer nötig. Wir besprechen ein neuerliches Auftauen. Melinda fragt, ob nicht die Wahrscheinlichkeit höher ist, schwanger zu werden, wenn drei statt zwei Embryonen eingesetzt werden. Laut IVF-Register ist die Schwangerschaftsrate aber bei Frauen unter 40 Jahren nicht geringer, wenn zwei statt drei Embryonen transferiert werden. Pro Transfer betrug 2016 die Schwangerschaftsrate circa 30 Prozent. Die beiden sind motiviert und einverstanden, dass wir nicht übermäßig viele auftauen. Wir wollen ja das Risiko für Mehrlinge nicht unnötig in die Höhe treiben. Daher werden erneut vier aufgetaut, von denen sich leider keins weiterentwickelt, sodass wir beschließen, die sechs restlichen im dritten Versuch aufzutauen. Glücklicherweise wachsen zwei Embryonen nun gut heran und können transferiert werden.

Melinda spürt schon nach einigen Tagen erste Schwangerschafts-anzeichen wie Brustspannen und leichte morgendliche Übelkeit. Der lange Atem der beiden hat sich gelohnt: Der Schwangerschafts-test ist nach 12 Tagen endlich positiv, und der Schwangerschafts-hormonwert im Blut sehr hoch. Wir vermuten bereits etwas, was sich im Ultraschall bestätigt: Es sind zwei Fruchthöhlen zu sehen, welche sich gut mit je einem Embryo weiterentwickeln. Und das, obwohl wir „nur" zwei eingesetzt haben – zum Glück haben wir nicht drei genommen ... Wenn jetzt nichts mehr schiefgeht, be-kommen Melinda und Juan Zwillinge: einen Jungen und ein Mäd-chen. Wir freuen uns schon auf euch, Andres und Sophia.

Einen Jungen und ein Mädchen? Sind Zwillinge nicht immer gleichgeschlechtlich? Nein, nicht immer. Machen wir hierzu am Ende unseres Kapitels einen Ausflug zu Mehrlingsschwangerschaf-ten. Auch zu denen, die außerhalb der künstlichen Befruchtung entstehen. Es ist nämlich kein Zufall, dass im Rahmen der Repro-duktionsmedizin vermehrt Zwillingsschwangerschaften entstehen. Aber der Reihe nach ...

Grundsätzlich unterscheidet man zwischen eineiigen und zwei-eiigen Zwillingen. Reifen im Eierstock der Frau zwei Eizellen zeit-gleich heran, können diese auch zeitgleich von zwei verschiedenen Spermien befruchtet werden. Es entstehen zweieiige Zwillinge, die sich genetisch wie Geschwister verhalten, also unterschiedlich aus-sehen und unterschiedliche Geschlechter haben können. Es kann sich aber auch eine befruchtete Eizelle nochmal in zwei Zellkerne teilen: Dann entstehen eineiige Zwillinge, die sich meist sehr, sehr ähnlich sehen (wie ein Ei dem anderen) und immer dasselbe Ge-schlecht haben.

Bei zweieiigen Zwillingen müssen die Eizellen nicht unbedingt mit einem Eisprung zusammen ihren Weg in den Eileiter antreten, es kann innerhalb von kurzer Zeit zu zwei Eisprüngen gekommen sein. Das heißt, die Befruchtung muss nicht unbedingt aus einem (Samener-)Guss stammen – rein theoretisch sind somit sogar zwei unterschiedliche Väter möglich.

Schon im alten Griechenland gab es die Sage um das Zwillingspaar Castor und Pollux. Während Pollux als Sohn des Gottes Zeus selbst ein Halbgott und unsterblich war, lebte Castor als Sohn des Tyndareos als Normalsterblicher. Bekannt ist das Paar durch seine besonders starke Geschwisterliebe, die man auch heute noch Zwillingspaaren nachsagt.

Zwillingsschwangerschaften kommen familiär gehäuft vor. Hatten Oma und Opa schon Zwillinge, erhöht sich auch Ihre Chance auf doppeltes Glück. Oder vielleicht sind Sie ja schon selbst ein Zwilling. Das ist natürlich keine Garantie, denn die Zwillingswahrscheinlichkeit kann auch mal ein bis zwei Generationen überspringen. Darüber hinaus spielt auch das Alter der Schwangeren eine Rolle. Das zunehmende Alter und die damit abnehmende Chance auf eine Schwangerschaft realisiert der Körper nämlich und feuert eine Zeitlang nochmal alles auf die Eierstöcke, was der Körper so hergibt. Damit steigt die Wahrscheinlichkeit von mehreren, zeitlich eng beieinanderliegenden Eisprüngen – und natürlich auch die auf Zwillinge.

Allerdings spielt die Reproduktionsmedizin mittlerweile auch eine wichtige Rolle beim doppelten Glück. So waren 2016 in Deutschland 20 Prozent der geborenen Zwillinge per Reproduktionsmedizin entstanden. Hätten Sie jetzt nicht gedacht, oder? Das Ziel ist zwar eine Einlingsschwangerschaft (ja, das nennt man tatsächlich so) und damit am Ende auch ein Kind. Das klappt auch in über 75 Prozent der Fälle, aber in Deutschland dürfen ja bis zu drei Embryonen pro Versuch eingesetzt werden. Doch Vorsicht ist geboten: So ist nicht nur die Schwangerschaft mit zweien für die Schwangere anstrengender, sondern auch mit deutlich mehr Risiken als mit nur einem Kind verbunden. Vor allem das Risiko einer Frühgeburt ist erhöht, was natürlich weitreichende Folgen für das weitere Leben aller Beteiligten haben kann. Eine ausführliche Beratung ist hier wieder mal unerlässlich.

Limits der Reproduktionsmedizin

Es gibt ein paar wichtige Dinge, die wir noch ansprechen müssen, da diese die Anwendung von Reproduktionsmedizin wie der In-vitro-Fertilisation oder ICSI, aber auch der Insemination und selbst der Stimulation unabdingbar verhindern: Drogen-, Alkohol- und Medikamentenmissbrauch gelten als Ausschlusskriterien für eine Behandlung im Kinderwunschzentrum. Selbst wenn diese erst während der Therapie auftreten. Nicht zu unterschätzen ist auch die emotionale Achterbahnfahrt. Anhand unserer Beispiele ist sicher jedem klar geworden, dass sich der gesamte Prozess zwischen himmelhoch jauchzend und zu Tode betrübt abspielen kann. Hoffnung und Enttäuschung liegen oft dichter beieinander, als einem lieb ist. Das führt natürlich häufig zu Frust, und der ist nicht zu unterschätzen.

Wie wir gesehen haben, konnten nicht alle Paare am Ende ein Baby mit nach Hause nehmen, was sicherlich auch am Alter lag. Und Fehlgeburten sind ab dem 40. Lebensjahr in 32 Prozent der Fälle und ab 44 Jahren sogar mehr als 50 Prozent wahrscheinlich. Als ganz schlimm empfinden es viele Paare, bei denen es nicht geklappt hat, dass man manchmal gar nicht weiß, woran es liegt. Und man einen langen Atem benötigt. Das bedeutet aber auch: Zusammenhalt. Keine Schuldzuweisungen dem Partner gegenüber. Positiv denken. Lieben.

Auf weitere Therapieoptionen außerhalb unseres Landes sowie die Visionen von morgen schauen wir nochmal im weiteren Verlauf des Buches. Denn die Entwicklung geht so schnell, dass es sich vielleicht bald gar nicht mehr um Visionen handelt. So wie Aldous Huxley seine Ideen der detaillierten Reproduktionsmedizin in seinem Roman „Schöne neue Welt" 1932 beschrieben hat, sind wir von den selektierenden, industriellen Produktionsszenarien vielleicht gar nicht mehr allzu weit entfernt.

6 FEINE ALTERNATIVEN!
Welche Anwendungen rund um Kräuter, Nädelchen und Co. sinnvoll erscheinen

Kinderwunsch und Komplementärmedizin sind seit jeher miteinander verwoben. Doch was heißt Komplementärmedizin eigentlich? In der Definition spricht man von alternativen Behandlungsmethoden, die abseits des Mainstreams der klassischen Schulmedizin liegen – und über den Tellerrand blicken. Wobei die Definition sicher nicht ganz treffend ist angesichts der Scharen von Menschen, die auf die Hilfe weiterer komplementärer Verfahren bauen. Gemein ist der Komplementärmedizin, dass es stets darum geht, die Selbstheilungskräfte des Körpers zu stärken und zu aktivieren, um so zu einem energetischen Gleichgewicht von Körper, gesellschaftlichem Umfeld und Geist beizutragen.

Und obwohl in diesem Buch schon oft an der ein oder anderen Stelle erwähnt wurde, welch enorme Rolle der Kopf und dessen Motivationskraft auf dem Weg, schwanger zu werden, spielt, liegt hier leider auch eine große Gefahr. Da, wo ein großer Wunsch im Vordergrund steht – und meist auch große Verzweiflung –, wird jedes Versprechen gern für bare Münze genommen. Häufig sogar wörtlich genommen: Verzweifelte Menschen geben schneller Geld für hoffnungsvolle Versprechen aus. Das kann die Komplementärmedizin nur leider in kaum einem Fall leisten. Das ist auch nicht der Sinn – sie soll unterstützend angewandt werden. Und das war schon immer so.

Im Mittelalter glaubte man beispielsweise, dass ein Bad in einem Extrakt aus Frauenmantel (einer Pflanzengattung der Rosengewächse) die Jungfräulichkeit der Badenden wiederherstellen würde. Womöglich mag die Dame duftend dem Bade entstiegen sein, und der fortpflanzungsgewillte Herr wird sich ob dieses Duftes überaus gefreut haben – das mag auch mal zu einem Kind geführt haben. Aber ansonsten, das wissen wir, führt Baden in Badeessenzen weder zur Wiederherstellung der Jungfräulichkeit noch zu Schwangerschaften, das ist völliger Humbug.

Aber in der Komplementärmedizin wird schon seit jeher viel versprochen. Und deshalb sind eine gewisse Vorsicht und ein kritisches Vorgehen durchaus zu empfehlen. Jetzt könnten Sie denken, dass wir schulmedizinisch geprägten Ärzte der Komplementärmedizin gegenüber negativ eingestellt seien, weil wir die Konkurrenz fürchten oder nur der klassischen westlichen Medizin trauen. Dann wären Sie nicht die Einzigen, die das annehmen. Dieses Vorurteil führt oft auch zu einer großen Angst vieler Menschen: Der eigene Arzt könnte einen auslachen. Aber glauben Sie uns, das ist nicht der Fall. Im Gegenteil, wir würden kein Extrakapitel darüber schreiben, wenn wir die Komplementärmedizin in Teilen nicht für durchaus sinnvoll hielten. Ein guter Arzt nimmt seine Patienten überaus ernst und bespricht alle Optionen. Ärzte können auch gut beraten und uns auf Irrglauben und Wunschvorstellungen hinweisen. Und uns im nächsten Schritt davor bewahren, viel Geld für Dinge, die nicht funktionieren, zum Fenster rauszuschmeißen.

Umgekehrt können Sie uns auch sagen, welche der Zaubermittelchen vielleicht doch funktionieren. Denn auch die Komplementärmedizin lässt sich wissenschaftlich untersuchen, und so kann man nicht nur herausfinden, wie etwas funktioniert, sondern auch, wie gut. Eine Vertrauensbasis zwischen Arzt und Patient ist der

Grundstein für erfolgreiches Kinderkriegen. Also: Fragen Sie Ihren Arzt um Rat, dann können Sie Kräuter, Nädelchen und Co. besser einordnen – und Ihren ganz eigenen Weg wählen.

Da die Auswahl an komplementärmedizinischen Verfahren schier unendlich ist, haben wir uns entschlossen, an dieser Stelle ein paar Verfahren zu benennen, die in der Medizin heute als wirkungsvoll beschrieben werden und dem Patienten keinen Schaden zufügen. Im Gegensatz zu manchem Unfug aus dem Mittelalter. Bei allen positiven Erwartungen bleibt jedoch stets zu beachten: Hundertprozentig funktioniert im Leben leider nichts.

Akupunktur

Zuerst zur vielleicht hilfreichsten Nadel im Heuhaufen der alternativen Praktiken: der Akupunktur. Sie entstammt der Chinesischen Medizin, beinhaltet mittlerweile jedoch eine Fülle verschiedenster (Nadel-)Techniken, nicht nur aus Asien, auch aus anderen Teilen der Welt. Ziel ist, mit einer dünnen Nadel – viel dünner als die, die Sie vom Blutabnehmen kennen und vielleicht zu Unrecht fürchten – bestimmte energetische Punkte des Körpers zu reizen und so auf oben beschriebenes Gleichgewicht einzuwirken.

Energetische Punkte? Das hört sich ja erst mal gut an, aber gibt es die denn wirklich? Aus der Wissenschaft weiß man, dass die Wirkung durchaus auf physiologischer, also körperlicher Ebene nachzuweisen ist. Das ist doch was. Also gibt es diese energetischen Punkte? Das ist nicht der Punkt, denn der liegt in dem, was diese Nadeln, an der richtigen Stelle gesetzt, bewirken können: Akupunktur schüttet beispielsweise Endorphine aus – körpereigene Glückshormone –, sodass wir uns besser fühlen und Stress reduzieren. Bezogen auf den weiblichen Körper, kann Akupunktur zu einer nachweislichen Verbesserung der Funktion der Eierstöcke und der weiblichen Hormone führen. Und das ist gut. Wenn sich Ihr Mann jetzt hinter vorgehaltener Hand kichernd abwendet und denkt: „Da hab ich ja mal wieder Schwein gehabt, der Kelch ist an mir vorbeigegangen!", hat er sich zu früh gefreut. Machen die männlichen Spermien schlapp, so konnte gezeigt werden, dass nach einer Akupunkturbehandlung wieder mehr „flotte Jungs" unterwegs sind und die Chance für eine glückliche Befruchtung steigt.

Akupunktur kann die Schwangerschaftsrate bei künstlichen Befruchtungen verbessern – in der asiatischen Bevölkerung ist laut Studien sogar eine höhere Geburtenrate nach Akupunkturbehandlung beschrieben. Ein weiterer Vorteil: Akupunktur ist ein nebenwirkungsarmes Verfahren. Piekst ein wenig, und man sieht aus wie ein unfertiger Igel, aber das ist eigentlich schon alles. Unser Tipp: Unbedingt ausprobieren! Aber achten Sie darauf, dass Ihr Akupunkteur erstklassig ausgebildet ist und gute Referenzen vorzuweisen hat.

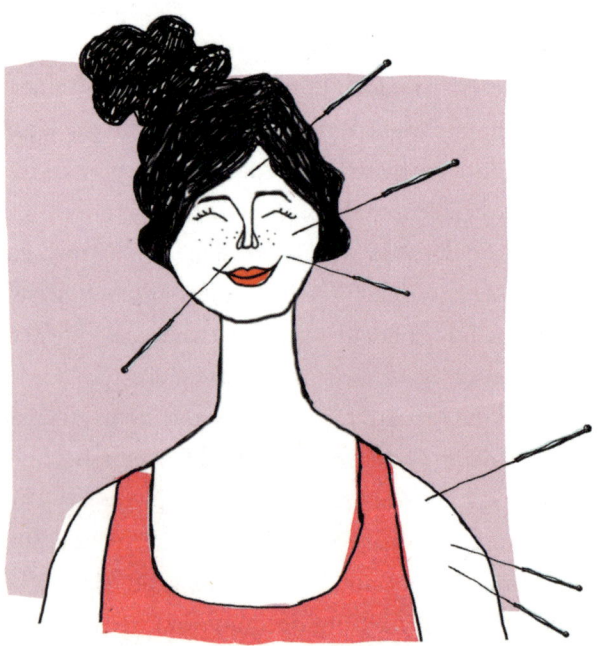

Am besten lassen Sie sich von Ihren Ärzten jemanden empfehlen. Unsere Freunde von der WHO empfehlen Akupunktur übrigens bei fast 30 Krankheitsbildern.

Ayurvedische Medizin

Noch so ein Schlagwort, das jeder kennt und nicht jeder erklären kann. Hierfür gibt es eine schöne wörtliche Übersetzung aus dem Sanskrit, also dem Altindischen: das Wissen vom Leben. Diese Therapie beinhaltet Umstellungen des Lebensstils und der Ernährung, hinzu kommen Kräuter, Yoga, Massagen und Spiritualität. Insbesondere Yoga (da kommen wir gleich noch gesondert zu) wurde von der Wissenschaft schon in vielen gesundheitlichen Zusammenhängen untersucht.

Alle Verfahren im Sinne der ayurvedischen Medizin scheinen als erfolgreiche Maßnahme bei Kinderwunsch denkbar. So wurde in einem Fachblatt berichtet, dass eine Frau nach unzähligen frustrierenden Kinderwunschbehandlungen dann doch schwanger wurde, als sie sich in eine ayurvedische Behandlung begab. Trotz dieser Hinweise gibt es bisher keinen, der beweist, dass ayurvedische Medizin die Wahrscheinlichkeit, schwanger zu werden, erhöht. Aber nochmal: Der Glaube versetzt manchmal Berge und manchmal auch das, was sich unter dem Venushügel so abspielt.

Wir bleiben im Fernen Osten und kommen dort zu weiteren Medizinschulen. Neben der Chinesischen Medizin als prominentesten Vertreter gibt es zahlreiche andere, jahrelang schon existierende medizinische Wissensgebiete in Asien. Die Japanische, Koreanische oder Tibetische Medizin zum Beispiel. Unter den einzelnen Systemen bestehen Gemeinsamkeiten, aber auch klare Unterschiede. Hier behandeln wir stellvertretend für alle anderen die Chinesische Medizin, deren Ergebnisse in gewissem Maße übertragbar sind.

Chinesische Medizin

Wird gerne auch als Traditionelle Chinesische Medizin (TCM) bezeichnet und ist ein mehrere tausend Jahre altes medizinisches System aus dem chinesischen Reich. Bei diesem alten Medizinsystem spricht man von einem sogenannten komplexen eigenständigen System, das lange Zeit einem Teil der Menschheit als einzige funktionierende medizinische Möglichkeit zur Verfügung stand. Sie besteht aus den fünf Säulen Ernährung, Bewegung, chinesische Arzneitherapie, Massagen und manuelle Medizin sowie der Akupunktur.

Säule eins: Ernährung. Hier werden die Nahrungsmittel an den Energiebedarf des Körpers angepasst. So stärken salzige Speisen beispielsweise das „Jin". Dies ist aus dem Chinesischen am ehesten unter dem deutschen Verständnis von Potenz und Empfängnisbereitschaft zu verstehen. Aber zu salzig darf es auch nicht sein, denn sonst wandeln sich diese guten Effekte in schlechte um. Also wieder mal das richtige Mittelmaß finden. Kalte Speisen haben in den komplementärmedizinischen Vorstellungen der asiatischen Schulen wiederum einen überwiegend lähmenden Charakter. Sofern man nicht unter Hitzewallungen leidet oder Hochsommer ist, sollte man damit eher zurückhaltend sein. Denn Kälte macht langsam. In Kombination mit Schleim wird das besonders deutlich. Verschleimende, kalte Speisen wie süße Joghurts, Quarks oder Sahnetorten machen langsam und zäh. Wie Schleim eben. Bildlich zappelt das Spermium seltener, ist durch den Schleim verklebt oder steckt fest. Und die Eizelle hat gar keine Lust zu springen. Das ist neu, das wussten wir bisher noch nicht.

Säule zwei: Zu den Bewegungen zählen klassischerweise Qigong oder Tai-Chi. Sie sollen unsere Mitte und das Gleichgewicht stärken.

Die chinesischen Arzneitherapien der Säule drei sind meist diverse Tees, die aus einer Vielzahl von Kräutern, aber auch Mineralien oder Tieren zusammengebraut werden. Hier ist durchaus Vorsicht geboten: Fragen Sie Ihren Arzt oder Apotheker – man sollte schon wissen, was sich in diesen Tees so befindet.

Nächste Säule: die medizinischen Massagen und manuellen Therapien – dazu gehört die Tuina. Das sind Maßnahmen, um Verspannungen zu lösen, und die vielleicht helfen, sich endlich mal wieder fallen zu lassen. Ähnlich der ayurvedischen Medizin führt eine Anwendung all dieser Therapien zu einem gesünderen Lebensstil und in der Folge zu weniger Stress und besserem Schlaf. Und wir wissen ja bereits, dass weder Stress noch Schlafmangel förderlich für das Kinderzeugen ist. Die einzelnen Therapien sind weniger gut belegt als die fünfte Säule, die reine Akupunktur (siehe oben). Jedoch gibt es im Bereich der chinesischen Kräuter gute Hinweise auf eine Verbesserung der Ergebnisse bei künstlicher Befruchtung. So haben Tai-Chi, Qigong und Massagen nachgewiesenermaßen eine Wirkung auf die Qualität von Spermien und Eizellen.

Biofeedback

Vielleicht haben Sie auch schon einmal das Wort Biofeedback gehört und schnell weitergeblättert, weil Sie gar nicht erst wissen wollten, was es damit auf sich hat? Wieso eigentlich? Das ist ein sehr interessantes Gebiet, bei dem es um Folgendes geht: Computer- oder smartphoneunterstützte Verfahren verhelfen, einem zu mehr Gelassenheit und Entspannung. Man versucht, durch Beobachten und Kontrollieren körpereigener (Stress-)Parameter wie zum Beispiel dem Puls selbst die Regulation zu übernehmen und zu optimieren. Das ist gut für Ei und Spermium.

Elektrotherapie

Ne, keine Angst, das ist nicht zu verwechseln mit Foltermethoden aus schrecklicher Vergangenheit und leider noch mancher-

orts Gegenwart. Eine Elektrotherapie wird häufig beim Physio-
therapeuten als zusätzliche Stimulation in der Akupunktur oder
durch aufgebrachte Aufkleber angewendet – und kann ebenfalls
zur Stressreduktion beitragen. Direkte Wirkungen auf die Funktion der Geschlechtsorgane sind nicht bekannt, aber auch nicht
auszuschließen.

Ernährung und Fasten

Ein wichtiges Thema beim Kinderzeugen und bereits an anderer
Stelle mehr als ausführlich besprochen. Und so finden sich Ernäh-
rungsanleitungen auch in den meisten komplementären Medizin-
systemen wieder. Dabei stärken insbesondere warme Speisen mit
leichter Süße und Bitterstoffen – wie etwa Süßholz – das energetische Zentrum. Vor allem bei Männern ist die ungesunde Ernährung ein häufiger Grund für Platzpatronen. Wissenschaftlich ist das
Thema Ernährung in der Komplementärmedizin bezüglich eines
Kinderwunsches jedoch noch sehr jungfräulich. Ebenso wenig existiert brauchbares Material zum Fasten und Heilfasten als fester Bestandteil in der klassisch naturheilkundlichen Ernährungstherapie.
Daher bleibt aus komplementärmedizinischer Sicht nur hinzuzu-
fügen: Iss, was dir schmeckt, aber in Maßen. Abwechslungsreich,
und vor allem möglichst keine kalten Speisen. Aber das haben wir
bei den Chinesen ja schon gehört.

Homöopathie

Eine wissenschaftlich und gesellschaftlich umstrittene, aber weit-
verbreitete Therapie, bei der durch eine Reihe von Verdünnungs-
schritten und Schütteln sogenannte potenzierte Substanzen hergestellt werden. Diese nimmt man häufig in Form von kleinen runden
Kügelchen, auch Globuli genannt, ein. Selbst wenn diese Methode
wenig wissenschaftliche Grundlage hat, so fügt sie dem Einneh-

menden auch keinen Schaden zu. Viele niedergelassene Hausärzte können bezüglich des richtigen Mittels beraten. Es gibt zwar keine großen Untersuchungen, jedoch Berichte, dass auch hier den Kinderwünschenden Gutes getan werden kann.

Hypnose

Mag für den/die ein oder anderen/andere ein wenig spooky daherkommen, weil man nie so genau weiß, ob und wie das eigentlich funktioniert. Ist man dem Thema aber offen gegenüber, wirkt sich das klassische Entspannungsverfahren aus der Schmerztherapie positiv auf Fruchtbarkeit, Schwangerwerden, künstliche Befruchtung und – na logo – Stressabbau aus.

Körperliche Aktivität

Es wird Sie verwundern, das hier zu finden. Trotz der Wiederholung findet man es auch im Formenkreis der Komplementärmedizin wieder, und zwar in Form der Bewegungstherapien komplexer Medizinsysteme – Beispiel Chinesische Medizin. Der Vollständigkeit halber findet es also nochmal Erwähnung. Allerdings ist Bewegung für viele noch ein Fremdwort und ein exotisches Treiben sowieso. Wer nur sitzt, hat schlechtes Sperma. Gleiches gilt für die Qualität der weiblichen Eizellen. Außerdem: Wer fit ist, der hat auch mehr Freude am Liebesspiel – und es wird mehr als eine auf wenige Minuten reduziert dauernde Angelegenheit. Nur mal so unter uns: Der europäische Schnitt liegt bei circa fünf Minuten, jeder leckere grüne Tee zieht länger, als Sie sich lieben! Sport führt auch zu einem besseren Körperbewusstsein. Dann macht auch Sexualität mehr Spaß, wie Studien zeigen.

Die aktuellen Empfehlungen lauten: Pro Woche 150 Minuten moderate bis leicht anstrengende Bewegung. Da zählt auch das Radfahren zum Badesee (aber bitte: kein Rennrad!) dazu, wobei die Betätigung mindestens zehn Minuten dauern soll. Zweimal die Woche sollte man etwas für die Muskeln machen – darunter fällt auch das Wasserkisten-Hochtragen. Vielleicht ziehen Sie fürs eigene Wohlbefinden einfach in eine Altbauwohnung in den fünften Stock, ohne Fahrstuhl, und satteln wie in guten alten Zeiten auf Glasflaschen um, die sind schwerer. Sportelt man mehr, so ist das natürlich auch erlaubt – man darf den Umfang verdoppeln, aber nicht übertreiben. Zu guter Letzt: Gemeinsamer Sport kann auch einer Partnerschaft, gerade in stressigen Zeiten wie dem Kindermachen, guttun.

Naturheilverfahren

Was den Indern ihr Ayurveda, sind den Deutschen beziehungsweise Europäern ihre Naturheilverfahren: Sie entstammen der Tradition der komplementären Therapien und beinhalten eine Bandbreite an vor allem diätetischen und physikalischen Maßnahmen. Es wird viel mit manuellen, sensorischen und psychischen Reizen gearbeitet. Bekannte Beispiele sind die Atemtherapie, Massagen, die Phytotherapie (Pflanzenheilkunde), Balneotherapie (Heilbäder), ausleitende Therapie (wie Schröpfen oder Blutegel) oder das Heilfasten. Während einzelne dieser Verfahren Hinweise zur Symptomreduktion in der Schwangerschaft (zum Beispiel Minze bei Erbrechen und Übelkeit) oder der monatlichen Regel (Schröpfen bei Regelschmerzen) liefern, so stehen effektive Ergebnisse zum Thema Kinderwunsch und Geburt größtenteils völlig aus. In Deutschland werden diese Verfahren häufig nicht ärztlich angeboten. Dies soll nicht heißen, dass sie nicht doch wirken können, erschwert aber die Kontrolle von Qualität, Ergebnis und Preisgestaltung. Sprich, hier ist Abzocke möglich. Besprechen Sie diese Verfahren unbedingt mit Ihrer Ärztin/Ihrem Arzt, und vertrauen Sie auf deren Urteil.

Neuraltherapie

Diagnostisches und therapeutisches Spritzen bestimmter Punkte, wie Narben und Nervenschaltstellen, mit lokalen Betäubungsmitteln (wie die Spritze beim Zahnarzt). Hier können die sympathischen und parasympathischen Nerven direkt auf die Geschlechtsorgane Einfluss nehmen.

Sie wussten gar nicht, dass Sie sympathische Nerven haben? Es heißt auch nicht, dass Sie unsympathische haben, sondern parasympathische. Sympathikus und Parasympathikus sind der unbewusste Teil des Nervensystems, der für Stress und Relaxen zuständig ist. Für Flucht oder Entspannung. Dabei müssen sich beide rege abwechseln. Das Thema Gleichgewicht ist auch hier bedeutend. Sind beide aufeinander abgestimmt und spielen sie im Körper richtig mit, klappt das auch mit der Empfängnis. Begehrt einer der beiden auf, so ist das meist der Sympathikus (vom griechischen Wort „mitleiden"), er macht uns also noch mehr Stress. Das schadet – wie wir wissen – dem Kinderkriegen ganz enorm.

Der Mechanismus der Neuraltherapie ist ganz einfach: Man schaltet die Nerven (bevorzugt den stressigen Sympathikus) aus. Wie mit der Resettaste den Computer oder aber auch das Smartphone. Wenn nichts mehr geht, wird das System auf null zurückgestellt: Negative Einflüsse auf die Produktion von Eiern und Spermien und nebenbei auf die erogene Zone werden eliminiert. Das Ungleichgewicht wird beseitigt. In der Schmerztherapie funktioniert das schon sehr gut.

Beim Kinderthema gibt es derzeit nur vereinzelt Berichte aus der Praxis. Die sind jedoch durchaus positiv, aber noch kein wissenschaftlicher Beweis. Vorteil dieser Therapie: Sie darf nur von Ärztinnen und Ärzten durchgeführt werden. Mögliche Nebenwirkungen sind selten. Tipp: Einfach mal ausprobieren!

Phytotherapie

Nein, das hat nichts mit Physiotherapien oder großen Pythonschlangen zu tun. „Phyto" ist das griechische Wort für Pflanze. Die Phytotherapie ist aus den oben genannten Verfahren auszuklammern – sei es die ayurvedische, chinesische oder tibetische Medizin beziehungsweise die Naturheilverfahren. Egal welcher Herkunft, man versucht, in Pflanzen irgendetwas zu finden, was sich begünstigend auf Körper, Ei und Spermium, sexuellen Antrieb und Erotik auswirkt.

Und: Phytotherapie ist Pharmazie, es geht also um Arzneimittel. Nur weil diese aus Pflanzen hergestellt werden, sind sie nicht frei von Nebenwirkungen. Auch dann nicht, wenn ein Mittelchen als nettes Gastgeschenk mitgebracht wurde: „Das habe ich einem Heiler im Urwald abgekauft, ihr wollt doch Kinder kriegen?!"

Das Spektrum an pflanzlichen Heilmitteln ist groß: Es reicht von der Stinkfrucht (sie macht übrigens ihrem Namen alle Ehre und ist zur Behandlung weiblicher Unfruchtbarkeit beim polyzystischen Ovarsyndrom gedacht), dem Macapulver (aus der Wurzel eines lustanregenden peruanischen Kressegewächses zur Behandlung der männlichen Unfruchtbarkeit), über ugandische Strauchgewächse und Sommerflieder als Teil eines somalischen Fruchtbarkeitsrituals, bis hin zur Kanonierblume (ein Brennnesselgewächs, das die Spermienqualität zumindest von Ratten verbessern kann – keine Ahnung, ob daher der Begriff rattenscharf herrührt).

Auch hier gilt: Der Markt ist unüberschaubar, und Versprechungen lauern an allen Ecken und Enden. Lassen Sie sich beraten, nur Ihre Ärztin/Ihr Arzt weiß, welcher wissenschaftliche Mehrwert und welche Gefahren hinter einem vermeintlich biologischen Produkt stecken.

Yoga und andere Mind-Body-Therapien

Das Yoga steht hier als Bestandteil der ayurvedischen Medizin, aber auch stellvertretend für weitere Mind-Body-Therapien. Das sind Behandlungen, bei denen eine Verbindung von Körper und Geist angestrebt wird, wie etwa bei bestimmten Meditationen. Aber auch Qigong und Tai-Chi fallen darunter. Diese Therapien bestehen aus einer Reihe von Übungen, die körperliche und geistige Funktionen in gleicher Weise ansprechen. Yoga ist hier der Inbegriff für sich entspannen und fallen lassen können, ein Gefühl für den eigenen Körper zu entwickeln, Freude am Leben zuzulassen, sexuelle Energien zu spüren und auch teilen zu wollen. Yoga beugt einer vorzeitigen „Entladung" bei den Männern vor. Und es gibt Studien, die beschreiben, dass, wenn der Mann länger kann, Mann und Frau einfach mehr Zeit haben, sich besser ineinanderzufügen, was wiederum zu einer verbesserten Empfängnisposition (Schlüssel-Schloss-Prinzip) führt. Yoga reduziert insbesondere Stress und Nervosität – einer Studie nach zum Beispiel auch bei den empfangsbereiten Frauen vor einer künstlichen Befruchtung.

Was nun? Nun ja, wie das Kapitel Kräuter, Nädelchen und Co. – ein wilder Haufen an Möglichkeiten – schon sagt: Was hier beschrieben wurde, ist zumindest plausibel und in Teilen erklärbar. Das heißt nicht, dass eine besondere Massagetechnik in Ihrem nächsten Urlaub nicht auch dazugehören kann. Oder alles hier Beschriebene immer funktioniert. Aber mit den vielen Tipps ist die Palette an Möglichkeiten noch größer geworden. Und es ist durchaus erlaubt, erst mal das auszuwählen, was einem am besten gefällt. Denn vieles von dem hier Beschriebenen führt zu Entspannung und Stressabbau. Zwei nützliche Begleiter, nicht nur auf dem Weg, Eltern zu werden.

17 ZUM VERRÜCKTWERDEN!

Warum es so wichtig ist, sich neben dem Körperlichen auch um die Psyche zu kümmern

Ach, was wäre das Leben als Patient, Mensch, Arzt oder Buchautor doch einfach, wenn, ja wenn da nicht noch die Psyche eine Rolle spielen würde. Und die spielt gerade bei unserer Thematik eine ziemlich große Rolle. Deshalb bekommt sie sogar ein eigenes Kapitel. Egal zu welcher Gruppe Sie im Karussell der Kinderwünschenden gehören, eins haben alle Frauen und Männer gemein: Wir müssen uns mit diesem existenziellen und zuweilen hochbrisanten Thema zumindest einmal im Leben beschäftigen. Denn es gilt, eine grundsätzliche Entscheidung zu treffen: Will ich Kinder?

Die meisten von uns fallen ziemlich eindeutig in die Kategorie Vater-Mutter-Kind und empfinden es als ganz natürlich und selbstverständlich, irgendwann einmal eine Familie zu gründen. Am unkompliziertesten scheint da das Paar, das sich kennenlernt und dann mit der Familienplanung beginnt. Vielleicht sogar noch mit romantischer Traumhochzeit im Vorfeld. Muss nicht, kann aber. Und dann, durch pure Willenskraft – na gut, nicht ganz, aber von der Entscheidung bis zur Realität vergehen nur etwas mehr als neun Monate – kommt schon das erste Wunschkind. Ganz ohne den Stress, darüber diskutieren zu müssen, wann wer zu welchem Zeitpunkt überhaupt bereit ist für die Familienplanung. Und ohne den Stress, dass es nicht sofort klappt. Oder noch komplizierter, es nach einem Jahr immer noch nicht geklappt hat und plötzlich das Thema Reproduktionsmedizin aufploppt … Aber auch hier ist die grundsätzliche Entscheidung für ein Kind oder sogar mehrere Kinder ja schon mal gefallen.

Schwieriger wird es bei den Paaren, die zwar einen Kinderwunsch haben, der sich aber nicht so einfach erfüllen will. Allein schon die Erkenntnis, dass es da wohl ein Problem geben könnte, trifft viele Paare vollkommen unvorbereitet und kann zu einer echten Krise führen. Egal welcher Fehler im System vorliegt, ob er die weibliche oder männliche Seite betrifft, womöglich sogar beide oder kein eindeutiger Grund gefunden werden kann, jetzt geht so einiges los. Allerdings kann auch an dieser Stelle nur noch einmal wiederholt werden: Definitionsgemäß sollte man nach einem Jahr des Herumprobierens schwanger sein.

Aber was scheren uns schon Definitionen? Nicht bei allen Paaren, denen dies in der genannten Zeitspanne nicht gelingt, liegt gleich ein Problem vor. Trotzdem sollte man sich als Paar jetzt ruhig mal ernsthaft mit dem Thema auseinandersetzen. Denn so ganz ohne ist der unerfüllte Kinderwunsch nicht. Vielleicht war es Ihnen gar nicht bewusst, bevor Sie es in diesem Buch hier gelesen haben, aber von der Weltgesundheitsorganisation wird unerfüllter Kinderwunsch als Krankheit definiert. Manche Therapeuten vergleichen ihn gar mit einer lebensbedrohlichen Erkrankung, deren Diagnose das Paar in eine existenzielle Krise führt. Sich durch diese Krise hindurchzuarbeiten – mit welchem Ergebnis auch immer – kann eine durchaus dramatische Angelegenheit sein. Es zeigt, wie wichtig eine professionelle Begleitung nicht nur auf medizinischer Seite, sondern womöglich auch auf psychologischer ist. Das sollte auf keinen Fall unterschätzt werden.

Übrigens sollten wir Frauen nicht denken, dass die emotionale Belastung des unerfüllten Kinderwunsches bei uns höher ist als bei unseren männlichen Artgenossen. Nein, die emotionale Belastung ist bei Frauen und Männern gleich hoch. Männer leiden genauso stark unter der Situation wie ihre Partnerinnen, allerdings nehmen Frauen nach unserer Erfahrung die Belastung stärker wahr und sprechen vermehrt darüber. Mit Freundinnen oder/und ihrem Frauenarzt. Dabei ist Reden (auch das eines Mannes) unabdingbar, um miteinander – womöglich unter Zuhilfenahme von Ratschlägen anderer – auszuloten, wie es denn nun eigentlich weitergehen soll mit dem Fortpflanzungswunsch.

Zuerst einmal muss man für sich als Paar entscheiden, ob man die zahlreichen Möglichkeiten der modernen Kinderwunschmedizin überhaupt ausschöpfen und sich der stressigen Prozedur einer Kinderwunschbehandlung unterziehen möchte. Dabei ist eine ausführliche Aufklärung über die Behandlungsmöglichkeiten, die Durchführung, die Risiken und nicht zuletzt die Erfolgsaussichten unerlässlich. Hinzu kommt, dass kaum jemand, der keinen Kinderwunsch hat, sich überhaupt im Leisesten vorstellen kann, was unerfüllter Kinderwunsch bedeutet. Vielleicht gab es mal im Freundeskreis so einen Fall, aber weiß man wirklich, was da alles vor sich gegangen ist? Viele Paare können sich schon die technische Prozedur einer Kinderwunschbehandlung gar nicht vorstellen und versuchen zunächst, mit der ungerechten Laune der Natur fertigzuwerden. Sehr, sehr oft ist so ein nicht erfüllter Kinderwunsch eine echte Belastungsprobe für jede Beziehung, angefangen bei der drängenden Frage „Warum muss es ausgerechnet uns treffen?", bis hin zu den wohlwollenden Nachfragen der mitfühlenden Umgebung. Manchmal ist es auch die blanke Neugier oder gar Sensationslust, die Unbeteiligte und auch die eigenen Eltern zu Fragen veranlassen wie: „Wollt ihr nicht mal langsam loslegen, ihr werdet ja auch nicht jünger?", beziehungsweise „Bei uns hat es auch etwas gedauert, ihr müsst nur Geduld haben." Oder: „Bist du immer noch nicht schwanger?" Das macht es in dem verdammten Teufelskreislauf, in dem man sich sowieso schon befindet, nicht besser. Ganz im Gegenteil! Nicht nur, dass besserwissende Belehrungen, Nachfragen oder auch Mitleidsanflüge, die man nicht gebrauchen kann, massiv nerven, die eigene Situation verschlimmert sich durch den Druck von außen noch mehr.

Am schlimmsten sind wohl die Anrufe der Freundinnen, die sich ab einem bestimmten Alter mehren: „Hallo Süße, ich rufe nur an, um dir zu sagen, dass wir ein Kind bekommen. Ich weiß auch nicht, aber es ging ganz plötzlich, wir haben gerade erst darüber gesprochen, und ich habe die Pille erst letzten Monat abgesetzt, und schon ist es passiert …!" ARGH! Nicht, dass Sie ihr das nicht gönnen würden. Aber warum sie und nicht ich!?

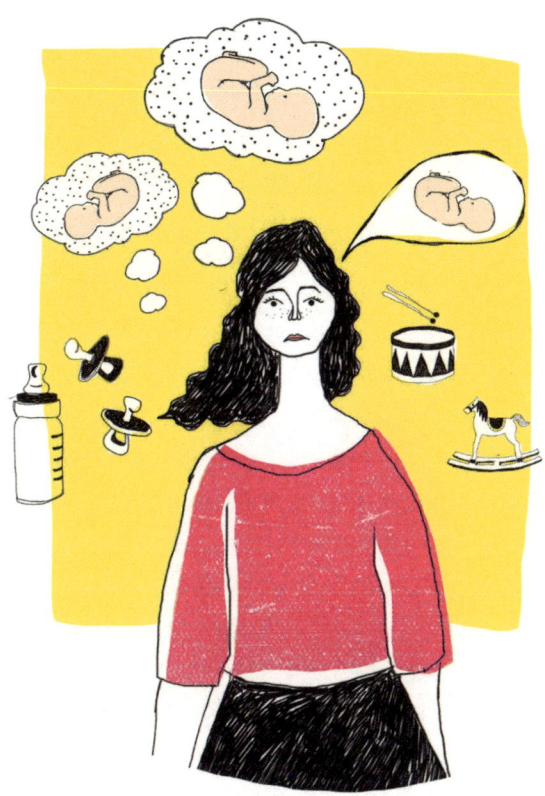

Deshalb steigt mit jedem neuen negativen Schwangerschaftstest und dem vielleicht immer drängenderen Kinderwunsch die Bereitschaft vieler Paare, sich in die vertrauensvollen Hände eines Reproduktionsmediziners zu begeben – um eben doch ein Kind zu bekommen. So schnell wirft man ja nicht die Flinte ins Korn und verabschiedet sich mal eben mir nichts, dir nichts vom langgehegten Lebenstraum. Auch wenn die romantische Vorstellung des Liebesakts, mit leidenschaftlichem und erfolgreichem Kinderzeugen auf der Hochzeitsreise unter der Palme dem Zusammenbasteln im Reagenzglas weichen muss...

Dabei spielen neben den emotionalen Problemen auch zeitliche, rechtliche und, man muss es klar sagen, finanzielle eine Rolle. Sie verschärfen die ganze Situation weiter. Denn es kann ganz schön ins Geld gehen, was unter Umständen eine weitere Krise hervorzurufen vermag. Kredite werden aufgenommen, um dann am Ende vielleicht gar kein Kind zu haben...

Vielleicht ist es nicht ganz unwichtig, hier zu erwähnen, dass laut zahlreicher Studien psychosomatische Beschwerden („Psyche", griechisch, bedeutet unter anderem „Seele"; „Soma", griechisch, heißt „Körper" – also frei übersetzt: „körperliche Beschwerden, die von der Seele ausgehen") dennoch nicht die Ursachen für eine Kinderlosigkeit sind. Immer wieder geistern solche Vermutungen durch die Presse, das Internet oder Selbsthilfegruppen. Leider versuchen auch Scharlatane, mit falschen Versprechungen an das Geld der zahlungsbereiten Wuncheltern zu kommen. Und auch die betroffenen Frauen selbst denken mit der Zeit, eine nicht eintretende Schwangerschaft liege nur an ihnen und ihrer Psyche. „Ihr konzentriert euch zu sehr auf den Job, das kann ja nicht klappen." – „Ihr dürft euch nicht so unter Druck setzen, das spürt ein Kind." Hallo? Welches Kind? Es gibt keine psychogene ungewollte Kinderlosigkeit.

Natürlich ist es unbestritten, dass Stress eine angespannte und ungewollte Situation nicht verbessert und es schöner wäre, sich nicht verrückt machen zu lassen. Aber der psychogene Stress ist nicht der Grund für Kinderlosigkeit.

Paare mit unerfülltem Kinderwunsch, die zunächst noch abgewartet haben oder einer assistierten reproduktionsmedizinischen Prozedur bislang skeptisch bis ablehnend gegenüberstanden, tasten sich häufig erst langsam an das Thema künstliche Befruchtung ran. So ist – wie schon beschrieben – der erste Schritt oft eine Stimulation, gefolgt von einer Insemination, bevor auf die aufwendigeren Verfahren wie IVF (Befruchtung im Glas) und ICSI (Einbringen des Spermas in das Zytoplasma der weiblichen Eizelle) zurückgegriffen wird. Und schließlich lässt man sich mit fortschreitender Behandlung und aufgrund des steigenden Drucks von innen und außen nicht nur einen Embryo, sondern vielleicht zwei oder sogar gleich drei einpflanzen, um die Chance auf ein Kind nicht verstreichen zu lassen. Nach dem Motto: Viel hilft viel.

Das ist in manchen Situationen nicht ganz falsch, aber auch nicht ungefährlich und bedarf immer einer ausführlichen ärztlichen Beratung. Stellt sich weiterhin keine Schwangerschaft ein, dann ist vielleicht im Laufe der Zeit auch eine Samen- oder Embryospende, theoretisch gar eine Eizellspende oder Leihmutterschaft im Ausland eine Option. Der Druck steigt, und damit die Bereitschaft, sich mit Alternativen auseinanderzusetzen. Auch eine Adoption oder die Aufnahme eines Pflegekinds ist eine Möglichkeit, die viele Paare allerdings oft erst nach einigen erfolglosen Behandlungen in einem Kinderwunschzentrum in Betracht ziehen.

Und diese Prozedur soll man so ganz allein mit seinem Partner durchstehen? Sie merken schon, da nimmt man sich als Paar wirklich sehr viel vor. Denn die meisten, die eine Therapie in einem Kinderwunschzentrum in Anspruch nehmen, halten diese lieber geheim. Und das erhöht den Stress natürlich zusätzlich. Denn es müssen ständig neue Ausreden erfunden werden – sei es im Job, in der Familie oder im Freundeskreis. Mit der Ansage: „Ich komme morgen etwas später, ich habe einen Arzttermin", macht man sich spätestens nach dem dritten Mal verdächtig. Aber die vielen Behandlungstermine erfordern eben viel Zeit. Oder die ständigen Nachfragen müssen pariert werden: „Wir wollen uns noch ein bisschen Zeit lassen." Oder aber: „Im Augenblick passt ein Kind gerade nicht."

Aber gerade weil ein unerfüllter Kinderwunsch und eine mögliche Kinderwunschbehandlung so komplex und belastend sind, ist aus unserer Sicht eine psychosoziale Begleitung umso wichtiger. Diese wird zwar meistens im Rahmen einer Behandlung angeboten, aber leider nur von wenigen Paaren – in etwa 14 Prozent – wirklich angenommen. Trotzdem sind wir der Meinung, dass sie mehr als sinnvoll ist. Übrigens nicht nur vor, sondern auch während und nach einer Kinderwunschbehandlung. Denn es müssen verschiedene Aspekte beleuchtet und auch verschiedene Konflikte gelöst werden. Das Warten, ob es dieses Mal wohl geklappt hat, zählt genauso dazu wie der Umgang mit Enttäuschungen, wenn es eben mal wieder nicht funktioniert. Oder auch das Tolerieren der eigenen Machtlosigkeit, das Akzeptieren des nicht erfüllten Kinderwunsches und das Suchen nach Alternativen.

Selbst wenn es allen kinderwünschenden Paaren unverständlich erscheinen mag, gibt es zunehmend Paare – oder auch Frauen beziehungsweise Männer –, die überaus zufrieden kinderlos bleiben. Ob es sich dabei um Paare handelt, die sich nach erfolgloser Kinderwunschbehandlung damit abgefunden haben oder einfach noch nie Kinder wollten, kommt in der Statistik nicht immer eindeutig heraus. Das mag für Kinderwünschende unglaublich klingen, ist aber eine Tatsache.

Außerdem gibt es die heiß diskutierte Studie der an der Universität Tel Aviv lehrenden Soziologin Orna Donath, die sich mit dem Begriff „Regretting Motherhood" auseinandersetzt und damit für großes Aufsehen gesorgt hat. In dieser Studie geht es um Frauen, die ihre Mutterschaft als negativ empfinden oder sie sogar bereuen. Frauen gaben in dieser Forschungsarbeit an, ihre Kinder durchaus zu lieben. Aber der Schwangerschaft und der Rolle als Mutter konnten sie nichts Positives abgewinnen. Als Beispiele wurden Nachteile in der Karriere und eine veränderte Partnerschaft als schwerwiegende Einschnitte im eigenen Leben empfunden. Hätten diese Frauen nochmal die Wahl, so die Studie, würden sie sich wahrscheinlich bewusst gegen Kinder entscheiden.

Ohne dies in irgendeiner Weise bewerten zu wollen, zeigt es einfach, dass das Thema Kinder beziehungsweise Kinderwunsch und die Auseinandersetzung damit vielschichtig ist, bei dem es – wie ja eigentlich immer, auch wenn man es nicht hören mag – mehr als eine Sicht der Dinge gibt. Und auch mehr als zwei.

Zurück zu den Kinderwünschenden und den Paaren, die es bis in die Kinderwunschbehandlung geschafft haben, weil sie ja Kinder haben wollen. Wichtig ist es, sich frühzeitig mit Alternativen und dem berühmten Plan B auseinanderzusetzen. Denn Paare, deren Kinderwunschbehandlung am Ende ohne Erfolg bleibt, akzeptieren dies leichter, wenn sie die Gesamtsituation positiv umbewerten können. Also aktiv nach Alternativen suchen, soziale Kontakte aufrechterhalten beziehungsweise aufrechterhalten haben und sich nicht im Rahmen der Behandlung vollkommen eingeigelt haben.

Studien konnten auch aufzeigen, dass es auf lange Sicht keine Unterschiede in der empfundenen Lebensqualität zwischen kinderlosen Paaren und Eltern gibt. Das ist doch eine beruhigende Aussicht.

Nichtsdestotrotz ist der Stress im Rahmen einer Kinderwunschbehandlung enorm. Die Erkenntnis, dass man medizinische Hilfe in Anspruch nehmen muss, „etwas nicht stimmt", und vor allem die emotionale Achterbahnfahrt zwischen Hoffen und Bangen nach jeder Behandlung zehren an den Nerven. Mal ganz abgesehen von den Hormonen, die die Frau zu sich nimmt und die für eine weitere Achterbahnfahrt – auch gern mit unfassbar schwindelerregenden Loopings – sorgt. Es ist sehr wahrscheinlich, dass die Hormone die Frau verändern. Das ist dann auch nicht immer ganz einfach für den Partner.

Und auch die Sexualität in einer Beziehung kann unter so einer Kinderwunschbehandlung leiden. Für viele Paare ist Sex auf Kommando – und das mit der klaren Zielvorgabe, es möge bitte Nachwuchs daraus resultieren –, aber auch nicht zu viel Sex und keinesfalls zu wenig, ein echter Lustkiller.

Neben einer psychosozialen Beratung oder gar einer Therapie hilft vielen Frauen, Männern oder Paaren der Austausch mit anderen Betroffenen. Dafür stehen zahlreiche Selbsthilfegruppen zur Verfügung. Es tut vielen gut, dass man mit seiner Situation eben doch nicht ganz alleine dasteht. Man erfährt praktische Hinweise für das eigene Handeln durch die Erfahrung anderer.

Wir empfehlen, offen und ehrlich mit sich, seinem Partner und auftretenden psychosozialen Problemen umzugehen. Allzu leicht kann man in den Strudel der Kinderwunschtherapie geraten, und der Kinderwunsch wird zum Kinderwunschwahn. Die ganze Therapie kann zur Obsession werden: Alles andere tritt in den Hintergrund, sei es Job (nein, man muss nicht gleich kündigen, um sich voll und ganz auf das Kinderkriegen zu konzentrieren), Freunde, Partnerschaft, Entspannung, Hobbys, Reisen, Familie oder ein bereits vorhandenes Geschwisterkind. Alles wird nur noch nach der Therapie ausgerichtet. „Wir sind am Samstagabend bei Marga und Andreas eingeladen!" – „Geht nicht, da müssen wir das Kind zeugen!" Puh. Also aufgepasst, dass man sein Leben außerhalb des Kinderwunschzirkus nicht total aus den Augen verliert. Stichwort Plan B!

Darunter fällt vielleicht ein neu gefundenes Hobby. Oder die fast verlorene Zeit des Lebens und Erlebens als Paar wiederzuentdecken. Wie wäre es mit exotischen Reisen oder immer mal wieder spontanen Wochenendtrips? Vielleicht werden Sie eine begeisterte und engagierte Tante? Oder pflegen Ihre Freundschaften und sozialen Kontakte? Vielleicht starten Sie auch in Ihrem oder einem neuen Job nochmal so richtig durch? Oder aber Sie entscheiden sich für ein Haustier? Oder für soziales Engagement? Der Fantasie sind keine Grenzen gesetzt ...

Selbst wenn heutzutage vieles, wenn nicht eigentlich alles möglich scheint, der bloße Wunsch nach einem Kind ist keine Garantie, ein solches auch zu bekommen. Und hat man sich in seinem Kinderwunschkosmos nicht total isoliert, so kommt einem doch auch nach einer Geburt der ein oder andere außerfamiliäre zwischenmenschliche Kontakt und vielleicht sogar der ein oder andere Babysitterdienst nicht ganz ungelegen. Natürlich soll der nicht erfüllte Kinderwunsch und alles damit Verbundene nicht verharmlost werden. Aber seien wir doch mal ehrlich: So ist das Leben. Man bekommt nicht immer, was man will, selbst wenn man es sich noch so sehr wünscht.

Allerdings wäre es falsch, so zu tun, als könnte man sich von diesem unerfüllten Wunsch ganz leicht verabschieden. Im Gegenteil, die Auseinandersetzung damit und auch das Trauern bei Nichterfüllung ist ganz normal. Und auch normal ist, dass unerfüllte Wünsche sich immer mal wieder melden. Sei es, weil wieder eine gute Freundin eine Schwangerschaft verkündet oder man am Geschäft für Babyklamotten vorbeischlendert. Oder die Schwiegermutter schon wieder daran erinnert, dass es doch nun langsam mal an der Zeit wäre, sie zur Oma zu machen. Oder wieder ein dicker Bauch den Weg kreuzt oder sich vielleicht sogar ein mehrfach bestückter Kinderwagen vorbeischiebt oder, oder, oder …

Wir wollen das Thema gar nicht so negativ und katastrophal darstellen. Denn es gibt genug Paare, die ganz einfach und ohne ärztliche Hilfe oder Unterstützung durch ein Kinderwunschzentrum schwanger werden. Zum Glück! Und natürlich gibt es viele Paare, die die gesamte Kinderwunschprozedur in einem Zentrum wunderbar allein hinkriegen – mit medizinischer Hilfe, aber ohne Therapeuten. Vielleicht auch, weil die Behandlung recht schnell von Erfolg gekrönt ist. Oder die Paare für sich andere Wege finden, mit der Situation umzugehen. Wir möchten Sie einfach nur bitten, im Hinterkopf zu behalten, dass es manchmal guttut, überhaupt mit jemand Außenstehendem zu sprechen. Das können Familie und Freunde, aber eben auch ein Therapeut sein.

8 NICHTS IST UNMÖGLICH!
Geht noch was, wenn nichts mehr geht?

Für die meisten Paare ist es ganz klar, dass sie irgendwann ein Kind bekommen – und sie gehen auch davon aus, dass dies problemlos klappt. Aber was ist, wenn alle Möglichkeiten hierzulande vermeintlich ausgeschöpft sind? In diesem Kapitel geht es also um Plan B oder C. Wussten Sie, dass die Vereinten Nationen 1948 festgelegt haben, dass es ein fundamentales Recht des Menschen ist, eine Familie zu gründen? Ein fundamentales Recht! Schon allein deswegen sollte von ärztlicher Seite natürlich alles getan werden, um jedem Paar dabei zu helfen, zu diesem Recht zu kommen. Und es ist ja auch wirklich einiges möglich. Vor jeder Kinderwunschtherapie sollte sich das Paar genau überlegen, wie weit es gehen möchte und wo die persönlichen und auch die medizinischen Grenzen liegen. Denn natürlich gibt es sie, die Paare, die nach Ausschöpfen aller zulässigen Methoden wie Insemination, IVF oder ICSI noch immer nicht auf dem Weg sind, Eltern zu werden. Das betrifft vor allem Paare, von denen ein Partner völlig unfruchtbar ist. Auf der männlichen Seite werden gar keine Spermien produziert (Azoospermie). Bei der Frau können Organe fehlen wie zum Beispiel die Eierstöcke oder die Gebärmutter. Meist aber ist der Grund, dass altersbedingt keine befruchtungsfähigen Eizellen mehr existieren.

Dass jedes Paar ein Anrecht darauf hat, eine Familie zu gründen, ist die eine Seite der Medaille. Auf der anderen Medaillenseite steht wiederum die Ethik, die wir an dieser Stelle nicht vergessen wollen. Auch da stoßen wir an Grenzen des Möglichen beziehungsweise des unmöglich Möglichen – und manchmal ist der Übergang erschreckend fließend. Innerhalb Europas beschäftigen sich nicht nur die einzelnen Länder damit, sondern auch der Europäische Gerichtshof. Es gibt in den verschiedenen europäischen Ländern vollkommen uneinheitliche Gesetze zur Reproduktionsmedizin.

Bei uns in Deutschland regelt das Embryonenschutzgesetz, was verboten und was erlaubt ist. Verboten ist es demnach, eine Eizellspende durchzuführen, genauso wie auf eine Leihmutterschaft zurückzugreifen. Weiterhin sind Geschlechtsauswahl der Spermien (außer bei besonderen Erbkrankheiten), die Verwendung von Spermien verstorbener Männer sowie das Klonen verboten. Die Zentrale Ethikkommission (ZEKO) bei der Bundesärztekammer hat sich in einer Stellungnahme im November 2016 klar festgelegt, wie sich Ärzte in Deutschland zu den geltenden Gesetzen und Verboten verhalten sollen. Natürlich können sie den Patienten nicht verbieten, sich im Ausland behandeln zu lassen. Allerdings steht dort auch, dass sich die Ärzte an die hiesigen Gesetze halten müssen, selbst wenn sie vielleicht persönlich anderer Ansicht wären. Das wird Pflicht zur Rechtstreue genannt, der Patient soll durch den Arzt auch geschützt werden vor beispielsweise schlechten Standards oder falschen Versprechungen im Ausland.

Für viele Paare, die jahrelang versuchen, ein Kind zu bekommen, in diverse Kinderwunschzentren gepilgert sind und jede Form der teils zermürbenden Therapie mitgemacht haben, ist es schon hart, die hier geltenden Grenzen zu akzeptieren. Diese Paare und die, bei denen von Anfang an feststeht, dass sie keine Chancen bei uns haben, sollten aber darüber informiert sein, dass es in anderen Ländern teilweise durchaus Alternativen gibt. Jenseits der Grenze kann manchmal alles ganz anders sein: Dort sind Gesetze anders, haben Ethikkommissionen andere Auffassungen. Und für Paare kommt dann als letzte Chance auf ein Wunschkind nur noch der soge-nannte Medizintourismus ins Ausland infrage. Europa wäre nicht Europa, wenn es nicht immer irgendwo ein Schlupfloch gäbe. Und so haben wir in Europa die sogenannte Dienstleistungsfreiheit. Sie besagt, dass EU-Bürger in allen Mitgliedsstaaten ärztliche Leistungen in Anspruch nehmen dürfen. Egal wie in diesen Ländern die Gesetze sind.

Lassen Sie uns das also näher betrachten. Was geht? Was geht nicht? Was bleibt uns? Verschiedene Szenarien sind denkbar: Die meisten Optionen haben wir schon im Kapitel zehn bei den Möglichkeiten für homosexuelle Paare besprochen, trotzdem werden sie hier nochmal kurz in Erinnerung gerufen.

Die Samenspende

Zufälligerweise haben wir wieder ein Beispiel parat. Matthias ist 38 Jahre alt, raucht wie ein Schlot, BMI 30. Sie wissen jetzt also, dass er eine ziemliche Wampe im Gepäck hat. Seine Frau Andrea ist 27, BMI bei 25, also gerade an der Grenze. Sie stellen sich in unserem Kinderwunschzentrum mit einem katastrophalen Spermiogramm vor. Das nimmt er aber nicht wahr. Sie beschreiben, dass sie seit Jahren versuchen, ein Kind zu zeugen, es aber nicht klappt. Was sie getan haben bisher, war Sex, und das mehr oder weniger regelmäßig in der Zyklusmitte. Immerhin.

Alle Befunde von Andrea sind eins a, außer das grenzwertig erhöhte Gewicht. Bei Matthias zeigt ein neues Spermiogramm weiterhin schlechte Werte. Das versuchen wir zu erklären, kommt aber bei Matthias nicht so ganz an: „Frau Doktor, ich habe verstanden, dass die Spermien nicht so gut sind. Aber eine Frage: Kann es nicht auch an meiner Frau liegen?" – „Nein. Ganz eindeutig ist die Ursache das schlechte Spermiogramm." Wir erklären nochmal ausführlich, warum es nur an den Spermien liegen kann … „Gut, habe ich verstanden. Nur noch eine Frage: Es kann nicht auch an meiner Frau liegen, oder? Sie ist ein bisschen schwierig manchmal …" – „Nein, kann es nicht, wie wir schon gesagt haben, liegt es an der Qualität Ihrer Spermien. Das Rauchen und das Übergewicht sind auch nicht gerade förderlich." – „Ach so, Übergewicht? Also kann es vielleicht doch an meiner Frau liegen? Sie ist ja auch ein bisschen kräftiger!" – „Nein, es liegt an Ihnen!!!" Das Ganze wiederholt sich noch zwei-, dreimal.

Um es auf den Punkt zu bringen: Er will leider nicht einsehen, dass seine Spermien zu nichts zu gebrauchen sind. Das ist natürlich sehr bitter, aber liebe Männer, manchmal ist es halt so … Es kommt dann auch, wie es kommen muss: Die ICSI-Verfahren scheitern. Wir sind an unsere Grenzen gestoßen. Als Option bliebe unter Umständen die Samenspende. Die beiden können sich nun noch überlegen, ob sie eine Samenbank aufsuchen oder den Kinderwunsch sausen lassen. Das kommt für Matthias aber auf gar keinen Fall infrage, und er bleibt auch nach wie vor dabei, dass es nicht an ihm liegen kann …

In Deutschland kann man auf die Samenspende eines fremden unbekannten Mannes zurückgreifen. Die Samen kommen durch eine Spende aus einer Samenbank, dort wurden sie eingefroren und warten auf ihren Einsatz. Steht dieser bevor, werden sie aufgetaut und mittels Insemination, IVF oder ICSI der Frau übertragen. Was man unternehmen muss, wenn man Interesse an einer Samenspende hat, haben wir im Kapitel zehn auf Seite 110 unter dem Abschnitt über homosexuell lesbische Paare ausführlicher beschrieben. Sie sollten ruhig noch einmal zurückblättern.

Und wenn wir schon erwähnen, dass die Samenspende von unbekannt in Deutschland erlaubt ist, dann ist Ihnen klar: Es gibt auch so einiges, was in Deutschland verboten ist. Da wäre zunächst die Eizellspende – die haben wir bereits bei den homosexuell schwulen Paaren besprochen. Aber selbstverständlich kann es auch sein, dass die Frau in einer heterosexuellen Beziehung wegen ihres Alters, einer erschöpften Eizellreserve, Voroperationen oder Krebserkrankungen selbst keine Eizellen mehr produzieren kann. Dass sie also unfruchtbar ist. Man kann dann theoretisch auf Eizellen einer anderen Frau zurückgreifen. Die Spenderin wird wie bei einer IVF oder ICSI stimuliert, unterzieht sich auch einer kleinen Operation, und die Eizellen werden gewonnen. Die Eizellen werden mit dem Sperma des kinderwünschenden Mannes über künstliche Befruchtung zusammengebracht. Danach wird der Embryo der kinderwünschenden Frau eingesetzt, die dann die Schwangerschaft in ihrem eigenen Körper austragen kann (dafür benötigt sie die Gebärmutter) und das Kind selbst zur Welt bringt.

Kann die kinderwünschende Frau keine Schwangerschaft austragen, weil sie beispielsweise keine Gebärmutter hat oder nicht mehr hat, so würde sie eine Leihmutter benötigen. Dann würde also der Embryo aus der Ei- und Samenzelle des kinderwünschenden Paares, welcher künstlich im Labor entstanden ist, einer fremden Frau, der Leihmutter, übertragen werden. Eine Leihmutter trägt also für eine kinderwünschende unfruchtbare Frau die Schwangerschaft aus. Dabei sind die Kinderwünschenden aber die genetischen Eltern.

Sich um eine Leihmutterschaft im Ausland zu bemühen kann auch eine Überlegung sein, wenn zum Beispiel keine Mutter vorhanden ist – im Falle von zwei Vätern. Das hatten wir schon. Dann braucht man allerdings eine Eizellspende. Sie stammt oft von einer weiteren Frau, der Eizellspenderin oder eben der Kinderwünschenden.

Es gibt aber auch eine unglaubliche Entwicklung, die uns nicht nur als Ärztinnen ethisch zusammenschrecken lässt. Zunehmend sind Fälle zu beobachten, bei denen gesunde gebärfähige Frauen sich überlegen: „Hm, so eine Schwangerschaft ist doch eine recht lästige Angelegenheit. Sie bedeutet, ich muss bestimmte Dinge, Gewohnheiten, Partys, Arbeit oder was auch immer bleiben lassen. Und überhaupt: Schwangerschaftsstreifen und körperliche Veränderungen. Nicht mit mir!" Daher überlassen sie diese Aufgabe jemand anderem, der dafür bezahlt wird. Die berühmtesten Beispiele kommen meist aus der Welt der Stars und Sternchen. Solche Fälle finden sich leider zunehmend nicht mehr nur in Hollywood oder im Jetset, sondern auch bei Menschen, die es sich einfach leisten können. Wobei man mit Gerüchten natürlich vorsichtig umgehen muss – unsere Praxis steht ja nicht in Beverly Hills.

Ob es bei den Stars und Sternchen vielleicht nicht auch medizinische Gründe gegeben oder einfach das Alter eine Rolle gespielt hat, können wir als Außenstehende natürlich genauso wenig ausschließen wie die Möglichkeit, dass sie einfach keine Lust hatten. Aber wenn man sich mal im entfernteren Patienten- und Bekanntenkreis umhört, so gibt es tatsächlich immer wieder Frauen, die diese Option ohne medizinischen Grund für sich in Anspruch nehmen …

Das Ganze ist eine kostspielige Angelegenheit: Zwischen 20.000 und 45.000 Dollar muss es einem schon wert sein. Aber glauben Sie uns, es gibt genügend Klientel, die bereit ist, das zu investieren. Selbst wenn natürlich die wenigsten beim Friseur darüber sprechen, bei uns Frauenärzten wird es immer häufiger von Patientinnenseite thematisiert. Ehrlich gesagt, sorgt das Thema bei uns für Kopfschütteln – vielleicht ja auch bei Ihnen. Zumindest sorgt es zu Recht für massive ethische Diskussionen. Nicht nur aufgrund der psychischen Situation, in der alle Beteiligten stecken, sondern auch weil es nachgewiesenermaßen medizinische Risiken für alle gibt. Man darf nicht vergessen, dass die Leihmutter hundert Prozent genetisch fremdes Material in sich trägt wie bei einer Organspende – nur dass dabei das Immunsystem medikamentös darauf vorbereitet wird, damit es das Organ nicht abstößt. Bei einer normalen Schwangerschaft sind es nur 50 Prozent, die vom Mann stammen. Damit muss der Körper erst mal klarkommen.

Ganz zu schweigen von dem Leben, welches die Leihmutter dann nach den Ansagen der Kinderwünschenden führen soll. Wir kennen beispielsweise ein männliches Paar, das seine Samen jeweils mit Zellen von Eizellspenderinnen in Leihmüttern austragen ließen, die sich allerdings in Miami befanden. Dann kam die Zikavirus-Epidemie, und die Leihmütter sollten das Gebiet auf Wunsch der beiden Väter verlassen. Natürlich wollten sie aber nicht aus ihrer gewohnten Umgebung weg. Ist ja auch verständlich. So eine Leihmutter darf nicht zum Spielball der zahlenden Kinderwünschenden werden. Mal abgesehen davon, dass es schnell mal zur Diskussion zwischen den einzelnen Parteien kommen kann, wer denn eigentlich die zusätzlich anfallenden Kosten übernehmen soll? Und ist es gesetzlich überhaupt möglich, solche Forderungen zu stellen? Da kommt plötzlich eins zum anderen – und an die meisten Probleme hat man im Vorfeld gar nicht gedacht. Oder glauben Sie, das kinderwünschende Paar in Deutschland hatte zuvor jemals vom Zikavirus gehört? Ziemlich schwierig und ethisch sowieso ein sehr diffiziles Thema.

Eine weitere Möglichkeit zur Kinderwunscherfüllung ist die Embryospende. Sie ist mittlerweile in Deutschland nicht mehr ausdrücklich verboten, beziehungsweise es existiert eine rechtliche Grauzone. Bei der Embryospende werden überzählige Embryonen, die durch eine künstliche Befruchtung im Glas entstanden sind, einem Paar übertragen, das selbst keine Kinder bekommen kann. Wer jetzt das große Geschäft wittert, liegt falsch, denn das Ganze ist eine kostenlose Spende. Es ist allerdings wirklich selten, dass überzählige Embryonen für eine Spende zur Verfügung stehen. Meistens braucht das eigentliche Elternpaar diese selbst – oder aber gibt die Überzähligen nicht zur Spende frei.

Was dann mit diesen Embryonen passiert, ist gar nicht so leicht zu entscheiden. Versucht man es nochmal, obwohl die Familienplanung eigentlich abgeschlossen ist? Lässt man die sogenannten Eisbären auf ewig eingefroren? Was ist, wenn man sich in der Zwischenzeit trennt? Wer entscheidet in diesem Fall? Oder lässt man die Embryonen auftauen und überlässt sie damit ihrem Schicksal? Oder spendet man sie vielleicht doch einem anderen Paar? Auf jeden Fall muss man sich darüber seine Gedanken machen und eine Entscheidung treffen.

Die Spender- und auch die Empfängerpaare müssen wie bei den anderen beschriebenen Verfahren verschiedenste Angaben über sich machen. Zum Beispiel über Augen- oder Haarfarbe, Körpergröße, Blutgruppe sowie Erbkrankheiten. Ähnlich wie bei der Samenspende auch. So wird versucht, die Paare zu matchen, die also möglichst gut zusammenpassen. Selbstverständlich unterliegt das Ganze strengen rechtlichen Vorgaben und muss auch notariell beglaubigt werden. Auf diesem Weg bekommen betroffene Paaren hier in unserem Land auch die Chance, sich den Kinderwunsch zu erfüllen. Wenn das Paar nicht verheiratet ist, muss nur der Vater das Kind adoptieren, denn die rechtliche Mutter ist die, die das Kind zur Welt bringt. Die Empfängermutter darf nicht älter als 45 und der Vater 55 Jahre alt sein. Leider steht diese Option, die Möglichkeit der Embryospende, Singlefrauen und gleichgeschlechtlichen Paaren noch nicht zur Verfügung – zumindest nicht in Deutschland. Sie können nur den Weg zu einer Samenbank einschlagen. Denn rechtlich gesehen, dürfen Kinderwunschzentren hierzulande grundsätzlich nur zweigeschlechtliche Paare, die in fester Beziehung leben, behandeln.

Wenn keines der bisher beschriebenen Verfahren geklappt hat beziehungsweise nicht infrage kommt, ein Leben ohne Kind aber unvorstellbar ist, dann ist die Adoption oder Aufnahme eines Pflegekinds in die Familie eine gute weitere Option. Auf Fragen wie: „Warum adoptiert ihr nicht einfach ein Kind?", muss man sich schon während der Kinderwunschbehandlung einstellen. Aber alle, die im Bekanntenkreis Adoptiveltern kennen, wissen, dass das erst einmal alles andere als leicht ist. Das Paar muss gemeinsam dazu bereit sein, einem „fremden" Kind genauso viel Liebe und Zuneigung zu geben wie dem leiblichen. Kann man das im Vorfeld überhaupt ehrlich einschätzen? Viele würden sagen: „Ja, klar werde ich das." Sollte das so sein, dann kann man diese Alternative durchaus überdenken. Es handelt sich schließlich um einen Menschen und nicht um eine „Notlösung" des gescheiterten Projekts „eigenes Kind". Es ist kein Ersatz für das leibliche Kind. Das sollte ganz klar sein. Allerdings kennen wir fast nur Adoptiveltern, die ein inniges, liebendes, fantastisches Verhältnis zu ihren genetisch nicht verwandten Kindern haben. Aber es ist eben auch eine große Aufgabe für die neuen Eltern: Offenheit, Geduld und auch das Auseinandersetzen mit der Vergangenheit und Geschichte des kleinen Menschen sind hier nötig.

Schon von Anbeginn eines Adoptivwunsches an müssen die Adoptiveltern viele Auflagen erfüllen. Ein einfacher Weg ist das leider wirklich nicht. Es gibt Vermittlungsstellen, die Paare zunächst beraten, ob es überhaupt der richtige Weg für sie ist. Dann werden die rechtlichen Voraussetzungen besprochen und das Adoptionsverfahren erklärt. Es wird überlegt, ob die Eltern passend für das Kind sind, und nicht, ob das Kind den unerfüllten Kinderwunsch erfüllen kann. Der Leitgedanke ist dabei das Wohl des Kindes: „Seine Lebensbedingungen sollen sich im Vergleich zur bisherigen Situation durch die Annahme so verbessern, dass eine stabile und positive Persönlichkeitsentwicklung erwartet werden kann." So heißt es in der siebten Fassung der „Empfehlungen zur Adoptionsvermittlung" der Bundesarbeitsgemeinschaft Landesjugendämter 2014. In Deutschland wurden in den 90er-Jahren circa 8.000 Kinder jährlich adoptiert, 2015 waren es unter 4.000. Die Anträge auf Adoption sind aber um ein Vielfaches höher. Das heißt, auch beim Thema Adoption gehen viele Paare frustrierter aus der Sache raus, als sie sich das am Anfang vorgestellt haben – mit dem Ergebnis, kein Kind adoptieren zu können. Das ist schlimm, bedenkt man, dass hierzulande circa 50.000 Kinder in Kinderheimen und anderen betreuten Einrichtungen untergebracht sind. Die Zahlen der Auslandsadoptionen seien hier gar nicht mitbetrachtet und liegen oft auch im Dunkeln.

Manche Paare machen sich keine Gedanken darüber, dass viele persönliche Details offengelegt werden müssen, seien es Finanzen, Job oder Lebensstil. Ein bisschen wie ein Eignungstest. Das kann auch mal unangenehm sein für das Paar, das sich vorher nur selbst gefragt hat, ob es ein Kind möchte, und nicht, ob es geeignet ist, die Rolle der Eltern zu erfüllen. Wenn man diesen „Test" bestanden hat – und das schaffen nicht alle –, kommen ganz banale Dinge zur Eignung hinzu. Einer der Partner muss mindestens 25 Jahre alt sein, ein Maximalalter gibt es gesetzlich nicht. Allerdings wird darauf geachtet, dass der Altersunterschied zwischen Kind und Eltern nicht mehr als 40 Jahre beträgt. In manchen Jugendämtern sind die Grenzen sogar noch strenger. Das bedeutet, die Chance auf ein Neugeborenes sinkt über 40 deutlich. Meistens wünschen sich Paare aber ein gesundes Neugeborenes ohne „Altlasten" beziehungsweise ohne zu viel Vorgeschichte. Kinder, die älter sind, krank, traumatisiert oder behindert, werden deutlich seltener vermittelt. Das ist so bitter, wie es klingt. Obwohl sich bei diesen Kindern die Chancen erhöhen würden, sie adoptieren zu können.

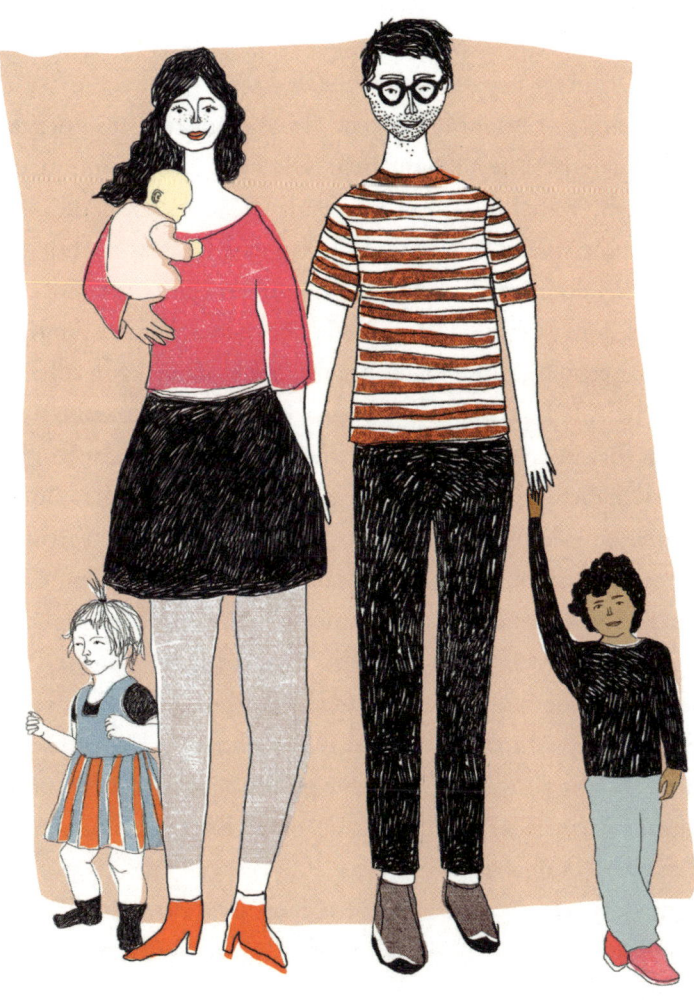

Wie kann man überhaupt ein Kind bekommen? Als Ehepaar adoptiert man gemeinsam ein Kind, ist man nicht verheiratet, dann adoptiert in der Regel eine Einzelperson das Kind – nicht beide. Seit dem 1.10.2017 dürfen das mit dem Inkrafttreten des „Gesetzes zur Einführung des Rechts auf Eheschließung für Personen gleichen Geschlechts" auch verheiratete, gleichgeschlechtliche Paare. Alleinstehende haben eher geringe Chancen, ein Kind zu adoptieren. Das ist eben gar nicht so einfach…

Alternativ zur Adoption besteht die Möglichkeit, ein Pflegekind in die eigene Familie aufzunehmen. Die Pflegekinder kommen aus schwierigen Verhältnissen. Das Jugendamt versucht oft, die eigentliche Familie wieder so weit zu bringen, dass sie die Erziehung und Versorgung ihrer Kinder bewältigen kann, und gibt die Kinder währenddessen an Pflegefamilien. Das heißt, man bekommt die Kinder nur für einen bestimmten Zeitraum. Manchmal kann allerdings auch eine Adoption folgen. Für manche Paare ist dies eine weitere Option für ein Leben als Familie. Pflegekinder sind meist Kinder in Not, sie haben schwere Lebenswege hinter sich. Misshandlungen, Missbrauch oder Vernachlässigung sind oft Teil ihrer Vergangenheit. Sie benötigen ein sicheres Zuhause, in dem vor allem Geborgenheit, Liebe, Vertrauen und unter Umständen die Möglichkeit auf individuelle Förderung besteht. Das kann für manche Pflegeeltern eine sehr große Herausforderung sein, der man gewachsen sein muss, die sich am Ende aber meist lohnt. Das Jugendamt unternimmt sehr viel, um für alle eine gute Balance hinzubekommen, inklusive finanzieller Unterstützung sowie Kurse zur Vorbereitung auf die neue Aufgabe.

Ein Beispielsfall zeigt aber auch hier, dass man sich gar nicht genug Gedanken über alle Eventualitäten machen kann: Ein uns bekanntes Paar kann keine Kinder kriegen, kümmert sich um ein

Pflegekind und bekommt eines. Das Kind stammt aus einer Familie, bei der die Mutter vier Kinder von drei Vätern hat. Die Mutter selbst hat starke Drogenprobleme, der neue Lebensgefährte – selbst keiner der Väter – ist gewalttätig. Ein Segen für das Kind, da rausgekommen zu sein und tolle Pflegeeltern zu haben, liebevolle „normale" Eltern, die sich kümmern. Immer wieder steht auf der Kippe, ob und wie lange sie das Kind bei sich behalten dürfen. Die leibliche Mutter fordert es zurück, behauptet, sie könne für das Kind sorgen, ihr Freund sei nicht mehr gewalttätig, und sie habe alles im Griff. Nicht leicht für das Kind. Aber eben auch nicht leicht für das Amt und die „neuen" Eltern. Psychisch ein sehr hoher Druck, an dem die Beziehung schließlich fast zerbrochen wäre. Das Happy End ist aber ein Beispiel dafür, dass immer weiterzukämpfen ein wichtiger Punkt beim Thema Kinderwunsch ist. Die leibliche Mutter hat das Interesse an ihrem Kind verloren, und der Kleine lebt bei den Pflegeeltern, ist inzwischen acht Jahre alt und die Adoption nur noch eine Frage der Zeit.

Weil all die oben beschriebenen Punkte nicht immer zu einer Lösung führen, sollte man sich deshalb rechtzeitig auch mit der Frage beschäftigen: Wäre es eine Alternative, kein Kind zu haben? Manchmal kann dieser Entschluss zum Therapieende sehr erleichternd sein. Das Akzeptieren und Zulassen des nicht erfüllten Kinderwunsches, das Ende des Hoffens, Bangens und der Gefühlsup und -downs ist oft auch hilfreich. Aber wir wissen: Das liest sich für Paare, die sich nichts sehnlicher wünschen, als Eltern zu werden – es aber nicht können –, ein wenig wie ein schwacher Trost. Falls es überhaupt einer ist.

Und in Zukunft? Bringt diese vielleicht schon bald Hoffnungen? Hoffnungen, die wir heute noch nicht erfüllen können? Weitere

Hoffnungen auf ein Kind? Worauf müssen wir uns einstellen? Was erwartet uns? Vielleicht dies: Frauen, die Geld brauchen, werden zu Gebärmaschinen, und andere zahlen dafür, weil sie keine Lust auf Schwangerschaft haben. Wo ist unsere romantische Vorstellung, aus Liebe ein Kind zu zeugen und zu bekommen, bloß hin? Ist damit zu rechnen, dass Sex nur noch Spaß macht und keinem „höheren Zweck" dient? Ist dies das Ende unserer bisherigen Fortpflanzung? Ja! Das denkt beispielsweise Henry T. Greely, der an der Stanford University in Kalifornien Ehrenprofessor für Genetik ist, in seinem Buch „The End of Sex and the Future of Human Reproduction". Man hat tatsächlich mittlerweile die Schreckensszenarien aus dem Science-Fiction-Film „Gattaka" oder Aldous Huxleys Roman „Schöne neue Welt" von 1932 in greifbare Nähe rücken lassen. Die Stammzellgewinnung aus normalen Körperzellen ist möglich geworden. Was heißt das denn?

Ganz einfach: Wir erinnern uns an 1996 und das Schaf Dolly, das erste Klonschaf. Man kann aus jeglicher Zelle des erwachsenen Körpers, zum Beispiel der Haut oder wie bei Dolly einer Euterzelle der Schafmutter, eine Zelle entnehmen. Dann gibt man bestimmte Faktoren, sogenannte Reprogrammierungsfaktoren hinzu, und diese Zelle tut so, als wäre sie eine Embryozelle. Sie wächst also heran wie ein Embryo. Man kann sich klonen, eine genetische Kopie seiner selbst erstellen – die jungfräuliche Fortpflanzung sozusagen. Das ist ein sehr gespenstischer Ausblick. „Dank" der modernen Forschung ist es möglich, künstliche Eizellen zu erzeugen, Samenzellen oder bereits Embryovorstufen. Das klappt nicht nur im Tierexperiment. Und wenn wir dann auch noch die Präimplantationsdiagnostik mit ins Boot holen, mittels derer momentan noch bestimmte Erbkrankheiten ausgeschlossen werden, wird es erst recht gruselig. Denn die kann sich auch dahin entwickeln, dass man sich die Embryonen wie bei Aschenputtel aussuchen kann.

Dann heißt es: „Die guten ins Töpfchen …", und folglich auch:
„… die schlechten ins Kröpfchen."

Da das alles schon passiert und nicht mehr nur das Hirngespinst eines Autors ist, sind wir dankbar, dass es bei uns eine funktionierende Ethikkommission gibt, die diese Horrorszenarien der menschlichen Reproduktion immerhin eindämmt. Denn das alles ist hierzulande verboten! Noch. Allerdings kann man sich dem Fortschritt auch nicht ganz verschließen. Das will keiner. Aufpassen muss man aber, das ist alles nämlich ein Riesenbusiness, es geht ums Geldverdienen im großen Stil, und wo das hinführt, werden wir und unsere Kinder – wenn wir sie denn dann bekommen – wohl oder übel erleben …

Mit unserem und Ihrem Alltag hat das Ganze aber noch nichts zu tun, und ein Hoffnungsschimmer sei hier abschließend erwähnt. Wahrscheinlicher als das gerade Beschriebene ist Folgendes: Es kann grundsätzlich während einer Kinderwunschbehandlung immer sein, dass eine Frau auch spontan, also behandlungsunabhängig, schwanger wird – es sei denn, beim Paar besteht definitiv Unfruchtbarkeit. Und das passiert gar nicht so selten: Besonders bei jungen Frauen konnte während ICSI-Behandlungen nachgewiesen werden, dass sich in circa 11,5 Prozent eine spontane Schwangerschaft innerhalb von zwei Jahren nach erfolgloser Therapie einstellte.

19 ENDLICH SCHWANGER!
Wie haben wir das nur geschafft?

Endlich schwanger! Unfassbar! Hört man da nicht gleich die himmlischen Heerscharen lautstark „Freude, schöner Götterfunken" aus dem Badezimmer jubilieren, wo auf dem Schwangerschaftstest endlich die ersehnten zwei Streifen aufgetaucht sind? Zumindest gilt: „Ein Hoch auf uns!" Es heißt zwar nicht, wie viele werdende Väter stolz, aber medizinisch dann doch nicht ganz korrekt ausrufen: „Wir sind schwanger", sondern: „Ich bin schwanger". Also, solange der weibliche Teil von beiden es ausruft. Ihr Partner hat aber einiges dazu beigetragen, wie uns die letzten Kapitel gezeigt haben. Was heißt einiges? Mitentscheidende 50 Prozent! Also freuen Sie sich beide: Sie sind schwanger. Wir auf jeden Fall freuen uns mit Ihnen! Herzlichen Glückwunsch.

Nicht nur, dass Sie bis hierher durchgehalten haben – Sie mussten ja sehr viel Fachchinesisch durchlesen und einige Belehrungen über sich ergehen lassen –, nein, Sie haben auch das erste große Etappenziel auf Ihrem Weg zum Wunschkind erreicht. Neben aller Freude heißt es jetzt erst mal: Ruhe bewahren. Wir kennen das nur allzu gut, dass Frauen, die Mütter werden wollen, bei der Begutachtung der Symbole auf dem Schwangerschaftstest kurz in Panik geraten. Das ist normal. Aber zunächst können Sie nicht allzu viel tun, außer weiterhin auf Alkohol und Nikotin verzichten, Stress reduzieren und – brüten. Wenn Sie sich jetzt so sehr freuen, dass Sie alle Freunde und Verwandte auf einen netten Umtrunk einladen: bitte. Und denken Sie daran, O-Saft schmeckt eben auch! Seien

Sie dennoch nicht zu voreilig mit dem Verkünden der frohen Botschaft, dazu gleich mehr.

Als ersten Schritt vereinbaren Sie ganz entspannt einen Termin bei Ihrem Frauenarzt, aber seien Sie nicht enttäuscht, wenn der Sie nicht gleich für den kommenden Tag in seine Praxis einlädt. Für den ist eine Schwangerschaft ein wenig mehr mit Routine verbunden als für Sie. Weil Sie ja recht ungeduldig waren und sicherlich sehr früh per Schwangerschaftstest wussten, dass Sie schwanger sind, müssen Sie sich leider jetzt in Geduld üben. Denn eine Schwangerschaftsbestätigung per Ultraschall ergibt erst ab ungefähr der siebten Schwangerschaftswoche einen Sinn.

Sie fragen sich jetzt bestimmt: Wie rechnet man das aus? Müssen Sie jetzt die Tage rückwärts zählen, wann Sie mit Ihrem Partner im Bett oder sonst wo...? Hatten Sie sogar mehrfach...? Nein, so natürlich nicht. Die Rechnung beginnt mit dem ersten Tag der letzten Periode. Alles klar? Also von diesem ersten Tag Ihrer letzten Periode nach sechs vollendeten Wochen beginnt die siebte Schwangerschaftswoche. Das ist wie bei den Jahrhunderten: Das 18. Jahrhundert ist 1700 und irgendwas. Das heißt, die siebte Woche ist sechs Wochen plus irgendwas. Jetzt klar?

Dann erst sieht man in der Ultraschalluntersuchung die Fruchthöhle und im besten Fall schon einen kleinen Embryo mit Herzaktion: „Bum, bum! Bum, bum!" Das sieht aus wie ein kleines Gummibärchen in einer Blase. Nun weiß man genau, die Schwangerschaft sitzt nicht nur am rechten Fleck, nämlich in der Gebärmutter und nicht im Eileiter oder sonst wo, sondern sie ist auch intakt – wie man das medizinisch so schön nüchtern formuliert. Das entspricht vielleicht nicht ganz Ihrem euphorischen Gemütszustand, aber einer muss ja einen kühlen Kopf bewahren und mit

Ihnen die weiteren Schritte besprechen. Also noch einmal: herzlichen Glückwunsch! Nachdem wir Ihnen in den vergangenen Wochen und Monaten als Ratgeberinnen zur Seite stehen durften, liegt uns natürlich sehr am Herzen, Ihnen einen kleinen Ausblick auf das zu geben, was bis zur Geburt noch alles ansteht…

Im Rahmen der sogenannten Mutterschaftsrichtlinien fallen jetzt einige Untersuchungen an. „Mutterschaftsrichtlinien" – das hört sich ja schon wieder so bürokratisch an! Was ist das denn bitte? In den Mutterschaftsrichtlinien ist die Betreuung während und nach der Schwangerschaft gesetzlich geregelt. Es geht also auch um den besonderen Schutz, den Sie als werdende Mutter genießen. Ab jetzt können Sie sich auf regelmäßige Frauenarztbesuche freuen: Nicht mehr nur der jährliche Krebsvorsorgeabstrich, nein, bis zur Entbindung stehen zunächst mindestens vierwöchentliche und dann zweiwöchentliche Routineuntersuchungen an. Und jeder Frauenarztbesuch gibt weitere Details über Ihr Wunschkind preis. Doch zunächst der Reihe nach…

Hat Ihr Frauenarzt Ihre Hoffnung und das Ergebnis Ihres womöglich hektisch ausgeführten Schwangerschaftstests bestätigt, wird erst mal abgeklärt, wie viele Herzen denn überhaupt schlagen. Es ist natürlich von wesentlichem Interesse – nicht nur für Sie und Ihren Partner, sondern auch für Ihren Frauenarzt –, ob sich vielleicht mehr als ein kleiner Embryo in Ihrer Gebärmutter befindet. Zwillinge sind gar nicht sooo selten, Drillinge oder gar Vierlinge schon eine echte Rarität.

Was kann man noch in einem ersten Ultraschall sehen? Aus der Größe des Embryos und zusammen mit Ihrer sorgfältig geführten Zyklusdokumentation (wir sind stolz auf Sie, dass Sie auf uns gehört und das so gut gemacht haben!) errechnet sich der zu erwartende Entbindungstermin. Aber auch hier wieder: Vorsicht. Was die Deutsche Bahn, die meisten Fluggesellschaften oder Bauherren von großen Projekten wie der Elbphilharmonie in Hamburg oder dem künftigen Flughafen in Berlin nicht hinbekommen, können Sie auch nicht von Ihrem zukünftigen Kind erwarten. Denken Sie mal daran, was für ein Wunderwerk der Natur so ein Mensch ist, dagegen ist der Flughafen Berlin ein Klacks. Die allerallerwenigsten Kinder sind wirklich so pünktlich, dass sie auch tatsächlich an diesem magischen Datum, ihrem errechneten Geburtstermin, das Licht der Welt erblicken. Es sei denn, ein punktgenau geplanter Kaiserschnitt hilft ihnen dabei. Aber selbst der wird in aller Regel etwas früher durchgeführt.

Unser alter Chef gab den Frauen dabei immer den Tipp, niemals, aber wirklich niemals den errechneten Entbindungstermin im Bekanntenkreis zu verraten, lieber einige Zeit draufzuschlagen. Bei sechs bis acht Wochen wird's natürlich unglaubwürdig, aber mindestens ein bis zwei Wochen sollten es schon sein. Verspätet sich der Nachwuchs nämlich etwas, können die gut gemeinten Nachfragen ganz schön an den Nerven zehren – die liegen meist eh schon blank. Das soll Sie nicht beunruhigen, denn das ist normal, und spätestens wer dieses anstrengende Nachgefrage bei der ersten Geburt mitgemacht hat, ist bei der zweiten ein bisschen schlauer. Dasselbe gilt übrigens auch für das zu frühe Verkünden der freudigen Botschaft an Gott und die Welt, Freunde, Nachbarn, Landsleute, die Bäckersfrau, den Postboten oder vielleicht sogar die eigenen Eltern.

Es ist, wie es ist: In den ersten 12 Wochen einer Schwangerschaft kann leider noch so einiges passieren. Und nicht aus jeder in Woche sieben unauffälligen Schwangerschaft wird am Ende ein Kind. Bitte lassen Sie sich davon nicht verunsichern, doch beinahe jede zweite Frau hat im Laufe ihres Lebens eine Fehlgeburt. Das ist in jedem einzelnen Fall natürlich sehr traurig, aber es kommt viel häufiger vor, als wir alle uns das wünschen. Hier greift die Natur frühzeitig ein, und weder Sie noch Ihr Partner sind schuld daran. Wenn das passiert, dann reden Sie darüber, mit Ihrem Partner, Ihren Ärzten, auch mit professionellen Helfern. Gerade nach einer langen Wunschphase ist das ein herber Rückschlag. Aber die Welt geht davon nicht unter. Vor allem haben Sie bewiesen: Schwanger werden, das können Sie. Erholen Sie sich, und starten Sie dann gemeinsam nochmal durch – gerne auf Seite eins dieses Buches, auch wir sind dann wieder dabei. Doch jetzt genug mit der Schwarzmalerei! Gehen wir positiv an Ihr Schwangerschaftsprojekt ran.

Beim Frauenarzt geht es zunächst nach Plan weiter. Alles, was gemacht wird, dient dazu, Probleme frühzeitig zu erkennen. Es werden verschiedene Blutwerte bestimmt, dazu gehört auch die Blutgruppe. Wir überprüfen Ihren Impfschutz, vor allem gegen Röteln. Verschiedene Infektionen wie HIV und Syphilis werden ausgeschlossen. Doch nicht nur im Blut, auch von der Scheide aus wird noch einiges nachgesehen: Ein aktueller Krebsvorsorgeabstrich ist fällig, und das Scheidenmilieu wird untersucht. Wird sich Ihr Kind wohlfühlen in seiner Umgebung? Oder sind da Keime? Vielleicht sogar die zuvor beschriebenen unerwünschten Chlamydien (das sind Bakterien, die das Kind nicht mag)? Oder ist alles bestens? Ab jetzt werden Ihr Blutdruck, Gewicht, Urin und der Eisenwert im Blut regelmäßig kontrolliert. Und eines können wir Ihnen jetzt schon versprechen: Zumindest Ihr Gewicht wird sich verändern. Der Frauenarzt bespricht mit Ihnen das richtige Verhalten in der Schwangerschaft, was Ernährung und Sport angeht – da ist es wieder... Ist es nicht schön, dass Sie jetzt sagen können: „Das wissen wir schon."

Sie sind jetzt schwanger, und eine Schwangerschaft ist einer der schönsten Gründe, einen Arzt aufzusuchen, ohne krank zu sein. Denn das ist ganz wichtig: Eine Schwangerschaft ist keine Krankheit. Das sagt auch die Weltgesundheitsorganisation! Dabei ist es für einige Neuschwangere oft eine Überraschung, dass sie durchaus abwechslungsreich essen (abgesehen von Klassikern wie rohes Fleisch, roher Fisch, Rohmilchkäse) und ebenso ausreichend Sport treiben dürfen. Dabei ist klar, dass Bungeejumping und Tiefseetauchen nicht zu den optimalen Sportarten gehören, im Gegensatz zu Yoga, Schwimmen oder Radfahren. So viel ändert sich anfänglich also in Ihrem Alltag als Schwangere nicht, und das ist gut so. Leben Sie gesundheitsbewusst in den Tag – dann geht es Wunschkind und werdender Mama am besten.

Wie besprochen, sollte die Folsäure weiter eingenommen werden – übrigens auch während der gesamten anstehenden Stillzeit. Manchmal ist auch ein Eisenpräparat notwendig. Ihr Frauenarzt wird Ihre Situation am Arbeitsplatz ansprechen und bei Bedarf die Arbeitsbedingungen anpassen lassen. Steinmetzinnen werden diese womöglich schneller ändern müssen als Callcenter-Mitarbeiterinnen. Aber für alle Berufstätigen (und überhaupt jede werdende Mutter) gilt: Sie sollten auf einen geregelten Alltag achten und ausreichend schlafen. Allerdings ist oft in den ersten Wochen die bleierne Müdigkeit so schwer, dass zumindest das mit dem Schlafen gar kein Problem darstellen sollte. Und hoffentlich werden Sie die ersten Wochen ohne die unangenehme Schwangerschaftsübelkeit überstehen. Diese ist uns ja nun allen aus Funk und Fernsehen, nicht zuletzt aus dem englischen Königshaus bekannt. Leider kommt sie

bei manchen werdenden Müttern einfach vor. Genauso wie Heißhungerattacken auf Dinge, die Sie bislang verachtet oder vernachlässigt haben. Alles schon hundertfach erlebt. Glauben Sie mal nicht,
Sie seien was Besonderes und kommen drumherum.

Und dann ist es so weit. Nein, noch nicht die Geburt, sondern,
großer Tusch: Sie werden offiziell als schwanger erklärt. Als Beweis
erhalten Sie den Mutterpass, den Sie jetzt stolz in Ihren Händen halten. Aus eigener Erfahrung wissen wir, dass das Überreichen dieses
Dokuments immer ein besonderer Moment für jede Schwangere ist.
Dieses wunderschön blaue wichtige Dokument enthält alle aktuellen medizinischen Informationen, die Sie und die Schwangerschaft
betreffen. Bitte denken Sie daran, ihn immer, immer, immer bei sich
zu tragen. Na okay. Er ist nicht wasserdicht. Unter der Dusche oder
in der Badewanne erlauben wir Ausnahmen. Er muss übrigens auch
nicht nach außen hin sichtbar sein, es steht Ihnen wahrscheinlich
sowieso auf die Stirn geschrieben. Es reicht tatsächlich aus, wenn
Sie ihn in Ihrer Hand- oder Jackentasche immer dabeihaben. Auf
der ersten Seite steht geschrieben: „Schwangerschaft und Geburt
sind natürliche Vorgänge und stellen keine Krankheit dar. Manchmal können sie allerdings mit einem erhöhten Risiko für Mutter
und Kind belastet sein. Eine sorgfältige Schwangerschaftsbetreuung
hilft, einen großen Teil dieser Risiken zu vermeiden oder rechtzeitig
zu erkennen, um Gefahren abzuwenden." Klingt doch alles ganz
logisch, oder? Daher nehmen Sie bitte regelmäßig an den empfoh-
lenen Vorsorgeuntersuchungen teil, um Ihnen und Ihrem Kind nur
Gutes zu tun.

Eine davon ist die Untersuchung auf den Schwangerschaftszucker.
Ihr Partner findet Sie sicherlich während der gesamten Schwangerschaft zuckersüß. Selbst wenn Sie aufgrund des Hormonhurrikans

auch manchmal unberechenbar oder kaum wiederzuerkennen sind. In Bezug auf Schwangerschaftszucker ist das allerdings nicht immer nur gut, denn ein zu hoher Zuckergehalt im Blut schadet Mutter und Kind. Ob das bei Ihnen der Fall ist, wird in der 24. bis 28. Schwangerschaftswoche getestet. Und zwar mittels des oralen Glukosetoleranztests. Hört sich nach einem größeren Spektakel an, Sie trinken im Grunde aber nur ein Zuckerwasser, und dann wird geschaut, wie Ihr Körper damit umgeht. Das funktioniert über Blutabnahmen zur Blutzuckerbestimmung. Sollten auffällige Werte gefunden werden, reicht oft eine Ernährungsumstellung als Therapie aus, selbst wenn der Heißhunger auf Marzipantorte gerade dieser Tage aufflammen könnte. Allerdings muss manchmal auch Insulin gespritzt werden. Das sollten Sie sehr ernst nehmen, denn ein dauerhaft zu hoher Blutzucker kann gefährlich für Mutter und Kind sein.

Zusätzlich zu den gesetzlich vorgeschriebenen Untersuchungen gibt es eine Vielzahl an weiteren Leistungen und Möglichkeiten, die wenn Sie sie wahrnehmen, oft aus eigener Tasche bezahlt werden müssen. Dabei haben Sie die Qual der Wahl. Es können weitere Blutuntersuchungen durchgeführt werden – vielleicht haben Sie von Zytomegalie und Toxoplasmose schon einmal gehört. Zytomegalie ist eine Erkrankung, die durch ein Virus ausgelöst wird und für gesunde Menschen (und dazu zählen ja die meisten Schwangeren) recht harmlos ist – für deren kommenden Nachwuchs hingegen nicht. Bei einer Infektion kommt es zu grippeähnlichen Beschwerden, oder aber sie bleibt unbemerkt. Es kann zu vermehrten Fehlgeburten bis hin zu einer geistigen Behinderung des Kindes kommen. Oder Ihr Kind kann später nicht richtig hören. Da Zytomegalie durch Speichel und Urin übertragen wird, sollte besonders auf Hygiene geachtet werden. Also Hände waschen! Gefährdet sind

Sie vor allem, wenn Sie viel mit Kindern bis drei Jahren zu tun haben oder mit Patienten arbeiten. Dann sollten Sie sich unbedingt testen lassen. Hatten Sie die Erkrankung in der Vergangenheit bereits, ist die Gefahr gebannt. Ansonsten: Abstand halten. Das kann bis zu einem Arbeitsverbot gehen.

Toxoplasmose befällt zwar in erster Linie Katzen, da aber seit den 60er-Jahren des vergangenen Jahrhunderts nachgewiesen ist, dass es vom Haustier aus auch auf den Menschen übertragen werden kann, spielt es gerade für Schwangere und insbesondere das Ungeborene eine große Rolle. Toxoplasmose ist eine Infektionskrankheit des Parasiten Toxoplasma gondii. Ein Parasit ist eine Art winzig kleines Würmchen. Für eine Schwangere gibt es bei einer ersten Ansteckung das Risiko, die Infektion auf das Kind zu übertragen. Es kann zu Fehlgeburten, geistiger Behinderung, Organschäden oder sogar einer Erblindung kommen. Um sich zu schützen, reicht es, kein rohes Fleisch oder gekühlte Fertiggerichte aus der Frischetheke zu essen. Bei Letzteren weiß man nie, wie lange die schon offen rumlagen und welche Keime sich darauf vermehrt haben. Obst und Gemüse sollten Sie gründlich mit Wasser reinigen. Immer wieder Hände waschen – auch vor dem Essen oder Kochen. Bei der Gartenarbeit sollte man Handschuhe tragen. Falls Sie eine Katze besitzen, bitte oft die Hände waschen und den Kontakt mit Katzenkot vermeiden. Das Katzenklo ist ab jetzt Aufgabe Ihres Partners. Ist doch ein netter Nebeneffekt. Da die meisten Frauen nicht wissen, ob sie eine Infektion hatten oder nicht und es nicht routinemäßig in der gynäkologischen Praxis getestet wird, sind die Hygienemaßnahmen auf jeden Fall zu befolgen.

Auch hier gilt: Sind Sie in der Vergangenheit schon mal mit Toxoplasmose in Kontakt gekommen, können Sie in der Schwangerschaft ganz beruhigt sein.

Außerdem: Sie haben Anspruch auf drei Basis-Ultraschalluntersuchungen. Diese Termine sind immer besonders aufregend und emotional, denn dabei können Sie Ihr Baby live und manchmal auch in Farbe sehen. Oft ist dieses Highlight auch für den Partner spannend. Nehmen Sie ihn unbedingt mit. Es ist Ihr gemeinsames Kind. Und er soll doch auch was Spannendes am nächsten Morgen im Kollegenkreis rumzeigen können. In diesen drei Untersuchungen wird abgeschätzt, ob die kindliche Entwicklung so weit ist, wie sie sein soll.

Im ersten Ultraschall zwischen der neunten und 12. Schwangerschaftswoche wird die Schwangerschaft bestätigt. Das haben wir Ihnen oben schon beschrieben.

In der 19. bis 22. Schwangerschaftswoche folgt dann die zweite Ultraschalluntersuchung. Hier werden Größe, Länge und Wachstum der einzelnen Körperteile des Kindes betrachtet und auch nachgesehen, wo sich der Mutterkuchen befindet. Das ist wichtig, auch wenn die Lage vom Zufall abhängt. Liegt er vorn, hinten, rechts oder links, ist es egal, wächst er aber unten direkt über dem Geburtskanal, muss die Schwangerschaft intensiver betreut werden.

Bei der dritten Ultraschalluntersuchung in der 29. bis 32. Schwangerschaftswoche beurteilt der Arzt nochmal die Größe und das Wachstum des Kindes. Er gibt eine Gewichtsschätzung ab. Er schaut sich (Bum, bum! Bum, bum!) den Herzschlag an, die Fruchtwassermenge und die Kindslage. Vielleicht hat sich Ihr Kind ja schon in Geburtsposition gebracht und liegt für die nächsten Wochen mit dem Kopf nach unten und wartet auf den Startschuss. Aber machen Sie sich keine Gedanken, wenn dem noch nicht so ist. Ihr Kind kann sich auch in den folgenden Wochen noch in die richtige Position drehen. Und wenn man sich überlegt, man müsse für circa zehn Wochen kopfüber liegen, dann wird einem ja selbst ohne Schwangerschaft schon ganz übel.

Über zusätzliche Ultraschalluntersuchungen kann man sich Gedanken machen. Besonders beliebt und gern genommen sind dabei die qualitativ immer besser werdenden 3-D-Aufnahmen. Sie können erste Hinweise darauf geben, wie Ihr Kind tatsächlich aussehen könnte. Außerdem kann man in der elften bis 14. Schwangerschaftswoche das sogenannte Ersttrimesterscreening (ETS) mit Nackentransparenzmessung in Anspruch nehmen. Es soll das Risiko für das Downsyndrom (Trisomie 21) und andere Fehlbildungssyndrome abschätzen. Dabei werden über eine Ultraschalluntersuchung die Nackenfalte gemessen und verschiedene Blutwerte bestimmt. Das errechnet zusammen mit dem Alter der Mutter ein statistisches Risiko für ein solches Syndrom.

Eine weitere Möglichkeit der Pränataldiagnostik ist ein relativ neuer Test, der NIPT. Der NIPT? Wer ist das denn? Das ist ein nicht invasiver Pränataltest: ein Test ohne Eingriff (lateinisch „invadere", eindringen). Denn ausschließlich über eine mütterliche Blutentnahme kann das Erbgut des Kindes hinsichtlich verschiedener Erbkrankheiten untersucht werden (Trisomie 13, 18, 21). Dabei ist er ergänzend zum ETS sinnvoll. Bei auffälligen Befunden können invasive Verfahren, wie zum Beispiel die Fruchtwasserpunktion (Amniozentese) oder die Entnahme von Gewebe des Mutterkuchens (Chorionbiopsie), zusätzlich wertvolle Informationen liefern.

Ob Sie diese Optionen in Anspruch nehmen, liegt nicht nur an Ihrer medizinischen Vorgeschichte, sondern ist eine sehr individuelle Entscheidung, die Sie als Paar gemeinsam mit dem Frauenarzt treffen. Dieser wird Sie dahingehend ausführlich beraten, und er ist auch von Ihrem Alter abhängig. Vorher muss man sich allerdings überlegen, welche Konsequenzen im Falle einer Erkrankung des Ungeborenen für Sie und Ihren Partner infrage kommen.

Eine weitere Ultraschalluntersuchung kann das große Organscreening sein. Dieses findet um die 20. Schwangerschaftswoche herum statt. Dabei werden alle Organe im Einzelnen genau unter die Lupe genommen. Meist geschieht dies durch einen ausgewählten Spezialisten, der auch einen schönen Berufsnamen hat, der nennt sich nämlich Pränataldiagnostiker (ein lateinisches Wort am Ende war doch Ihr sehnlichster Wunsch, oder?).

Doch neben all diesen für die Entwicklung des Kindes wirklich wichtigen Dinge interessieren Sie und Ihr Partner sich vielleicht für etwas viel Banaleres: Was wird es eigentlich? Und auch aus dem Familien- und Freundeskreis kommen recht schnell die Fragen: „Wisst ihr schon, was es wird?" – „Und wie soll es heißen?" Die Antwort „ein Kind" oder ein „egal, Hauptsache der Bub ist gesund" reicht den meisten werdenden Eltern nicht aus. Großeltern schon gar nicht. Es gibt zwar einige wenige Paare, die es schaffen, sich erst bei der Geburt überraschen zu lassen. Aber das ist eher die Ausnahme, denn man will ja schließlich den Kinderwagen und die Erstausstattung in der richtigen Farbe besorgen. Im Ultraschall ist es oft ziemlich gut zu erkennen, aber eine hundertprozentige Sicherheit kann nur der bereits oben erwähnte NIPT bringen – und der kostet leider extra. Das Risiko eines sich täuschenden Gynäkologen ist zwar durch immer besser werdenden Ultraschall sehr selten. Wie wir aus dem eigenen Bekanntenkreis wissen, kann es jedoch schon mal vorkommen. Und dann wird aus der erwarteten Johanna eben ein Benedikt.

Und damit Ihnen in den nächsten langen, langen Wochen und Monaten nicht langweilig wird – es müssen noch viele wichtige und unwichtige Dinge erledigt werden. Dazu zählen: das Verkünden im Freundeskreis und in der Familie, Schwangerschaftsklamotten kaufen. Denn der Bauch wächst und wächst und wächst, und selbst mit dem praktischen Gummizug ist nur eine Hose für die gesamte Schwangerschaft zu wenig. Für manches Paar auch wichtig: Kann vielleicht doch noch schnell der Ring an den Finger? Unseretwegen. Nutzen Sie die Gunst der Stunde, und heiraten Sie! Das spart nicht nur Steuern, sondern lässt Sie schon mal vor der Geburt den Familiennamen ausdiskutieren. Neben dem Honeymoon können Sie dann gleich noch den Babymoon anschließen. Das ist nämlich der letzte Urlaub zu zweit. Damit liegen Sie total im Trend – das macht man heutzutage. Genießen Sie in jedem Fall Ihre Zeit als Paar.

Denn der Bauch wächst und wächst und wächst einfach weiter … Sie werden Ihr Kind spüren, irgendwann sieht man die Kindsbewegungen auch von außen, und Ihr Partner kann sie tasten. Viele noch so harte Kerle haben dabei schon wie Schlosshunde vor Freude zu heulen begonnen. Schließlich beginnt der „Nestbau": Ein Kinderzimmer wird eingerichtet, und das erste eigene Fahrzeug des Nachwuchses muss her. Einen Kinderwagen zu kaufen ist manchmal schwieriger als einen Pkw. Klamotten, Wickelkommode, Spielsachen, Nanny, Kita … Alles kann, nichts muss, und vor allem nicht gleich mit positivem Schwangerschaftstest.

Vielleicht steht auch noch die immer populärer werdende „Baby Shower" an? Wie so schöne Errungenschaften wie Halloween oder der 1,5-Liter-Pappbecher Cola im Kino kommt auch diese bei uns noch recht junge Tradition aus den USA. Ungefähr zwei Monate vor dem errechneten Geburtstermin werden alle Freundinnen und oft auch Freunde eingeladen und bringen im Idealfall ein paar kleine Geschenke mit – oft auch eine Windeltorte. Wenn Sie im Internet nach Windeltorte suchen, werden Sie merken, dass sich das schlimmer anhört, als es wirklich aussieht. Aber egal, was Sie veranstalten, denken Sie daran: Nehmen Sie sich jetzt Zeit für sich, denn danach geht erst mal nichts mehr. Gehen Sie zum Yoga, Schwimmen oder was Sie sonst gern machen. Treffen Sie sich mit Freundinnen auf einen Kaffee in der Sonne oder ein Schokoladeneis mit Gurke. Sie dürfen alles, was sich Ihre Gelüste wünschen. Na ja, fast alles…

Nutzen Sie auch die Zeit des Mutterschutzes, um sich auf die Geburt vorzubereiten. Dazu zählt auch der Geburtsvorbereitungskurs. Sehr beliebt ist eine geburtsvorbereitende Akupunktur. Die hilft gegebenenfalls sogar, wenn Ihr Kind nicht richtig liegt. Zumindest mindert sie die Belastungen der letzten Wochen wie Rückenschmerzen und dicke Beine. Im Kommen sind wassertherapeutische Verfahren: Das hört sich nach ausgedehnten Badeanstaltsbesuchen an und verspricht so wohlklingende Dinge wie Floating oder Watsu. Nein, Letzteres ist keine neumodische Abkürzung für „Watt hastu", sondern ein Kofferwort aus den Begriffen Wasser und Shiatsu. Shiatsu ist – für die, die es nicht wissen – eine entspannende Massageanwendung. Beim Watsu treiben Sie im warmen Wasser mit oder ohne Therapeut und entspannen sich durch und durch.

Wenn Sie dann den Frauenarzt Ihres Vertrauens, eine Hebamme (die Sie vor und nach der Geburt begleitet) und eine Geburtsklinik gefunden haben, kann eigentlich nichts mehr schiefgehen. Und der Bauch wächst weiter, weiter und immer weiter: von der kleinen Kugel bis zum Megabauch. Das wird zunehmend beschwerlicher. Schließlich so beschwerlich, dass man sich irgendwann auch auf die Geburt einstellt, weil es einem einfach reicht. Sonst gäbe es auch gar keinen Grund, sich aus der schwangeren Komfortzone auf eine nicht unanstrengende Geburt einzulassen. Egal ob man eine spontane „natürliche" Geburt anstrebt oder doch den Wunschkaiserschnitt wählt. Die Geburt steht an, und wenn Sie diesen „winzigen" Schritt zu Ihrem Wunschkind auch noch gegangen sind, dann halten Sie es endlich, endlich in Ihren Armen…

Natürlich können wir nicht garantieren, dass jede Frau mit Kinderwunsch schwanger wird oder Sie mit dem Lesen dieses Buches wie von Zauberhand schwanger geworden sind. Aber wenn Ihnen dieses Buch ein wenig dabei geholfen hat, besser zu begreifen, was da eigentlich vor sich geht und wie viele Möglichkeiten es für Sie gibt, dann haben wir schon eine Menge erreicht. Vielleicht haben wir es sogar geschafft, dass Sie sich etwas unterhalten gefühlt haben beim Lesen der vergangenen Seiten. Und wenn das zu ein wenig Entspannung und neuen Erkenntnissen geführt hat, dann haben wir hoffentlich einen kleinen Beitrag dazu geleistet, dass Sie eines Tages Ihr Wunschkind oder vielleicht Ihre Wunschkinder in den Armen halten. Sie müssen Ihre Zwillingsmädchen ja nicht gleich Antje und Anne-Sophie nennen, dürfen Sie aber gerne.

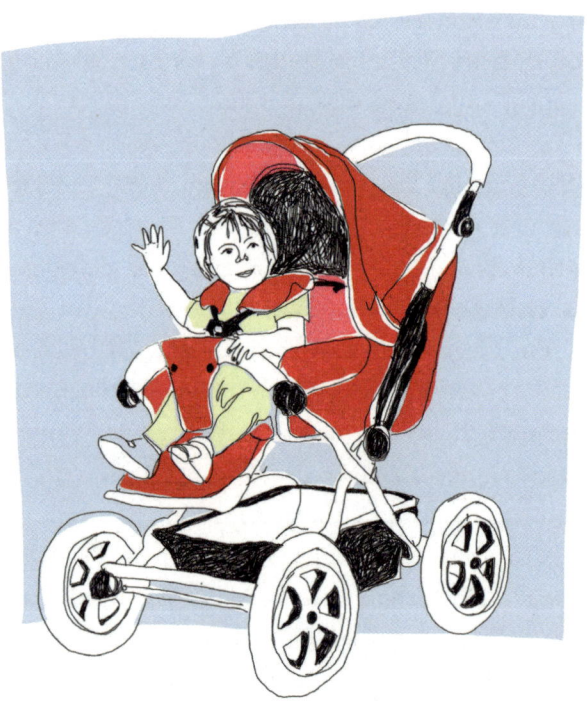

Falls Sie und Ihr Partner sorgfältig und auch zwischen den Zeilen gelesen haben, werden Sie nicht nur abgespeichert haben, dass Entspannung wichtig ist, um schwanger zu werden. Nein, auch sich mehr Zeit füreinander zu nehmen. Vielleicht wird Ihr Partner Ihnen ab sofort die perfekt zusammengestellten Vitaminpräparate morgens ans Bett bringen... Während er zuvor in der Küche schon Vorbereitungen getroffen hat, einen Nierenentopf allererster Güte aufzusetzen (möge Ihnen das erspart bleiben). Vielleicht revanchieren Sie sich ja, indem Sie ihm in Erinnerung rufen, dass auch die Zubereitung von Eidechsen ihm helfen könnte, ein Kind zu zeugen – aber nur, sofern der männliche Teil Ihrer Beziehung ein verdammt alter Ägypter ist und daran glaubt. Denn positiv denken hilft bekanntlich auch.

Was haben Sie sonst noch mitgenommen? Sie waren mit uns im Weinkeller, der beste Rotwein war gerade gut genug, machen jetzt mehr Sport – aber nicht zu viel – und wissen, dass Gianna Nannini eher ein Ausnahmetalent in Sachen später Mutterschaft war. Denn Sie kennen die Zeitfenster bei Frau und Mann nun besser und wissen, wie stark diese überschätzt werden. Dass Ihr Körper, um schwanger zu werden, auf Hochtouren laufen muss, haben Sie verstanden. Sie können kinderleicht nachvollziehen, wie hochkomplexe Hormonachsen ähnlich eines Krankenhauses mit Chefärzten, Oberärzten und Assistenzärzten funktionieren. Und schön, dass Sie wissen, welch unfassbar schwierigen Weg jedes Spermium vor sich hat, um ans Ziel seiner beziehungsweise unserer Träume zu kommen.

Sie haben gelesen, welch riesiges Wunder es ist, dass eine Schwangerschaft überhaupt entsteht – und es dafür erstaunlicherweise doch recht häufig klappt. Sie sind nicht mehr weit entfernt vom kleinen Latinum, und beim nächsten Urlaub auf Kos, Samos oder Lesbos werden Sie mit griechischen Wörtern nur so um sich werfen. Das blasse und vielleicht kinderlose Pärchen auf der Nachbarliege könnte vor Neid noch blasser werden. Geben Sie denen einfach unser Buch. Sie brauchen es wahrscheinlich nicht mehr. Sie wissen ja jetzt alles.

Wir danken Ihnen. Sie waren eine wunderbare Leserin. Und Ihr Partner hat hoffentlich mitgelesen. Wir wünschen Ihnen viel Glück bei der Erfüllung Ihrer Schwangerschaftswünsche.

Ihre

Anne-Sophie Fleckenstein & Antje Mainka

DANKSAGUNG

Wir danken Regina Denk, die uns mit ihrer stets positiven Art für dieses Buchprojekt begeistert und immer wieder aufs Neue motiviert hat, sowie dem gesamten Team des Gräfe-und-Unzer-Verlages für die hervorragende Betreuung.

Besonderer Dank gilt unserer Lektorin Alexandra Bauer sowie den Illustratorinnen Eva Wünsch und Luisa Stömer, die all unseren Wünschen nachgekommen sind.

Christian Löwendorf danken wir für seine Erfahrung und die Inspiration zum Augenzwinkern.

Nicht zu vergessen unsere Ratgeber, die wir während der Erstellung dieses Buches konsultieren durften, insbesondere Dr. David Sauer aus dem Kinderwunsch- und Hormonzentrum Frankfurt, der für die Fragen der Reproduktionsmedizin jederzeit ein offenes Ohr hatte. Und Laura Felten, die uns bei psychologischen Fragen zur Seite gestanden hat.

Spezieller Dank gilt auch Anne-Sophies Mann Johannes, der uns mit seinem Fachwissen über Komplementärmedizin sehr weitergeholfen hat.

Unseren Eltern und Familien danken wir für die emotionale Unterstützung während der Bucherstellung.

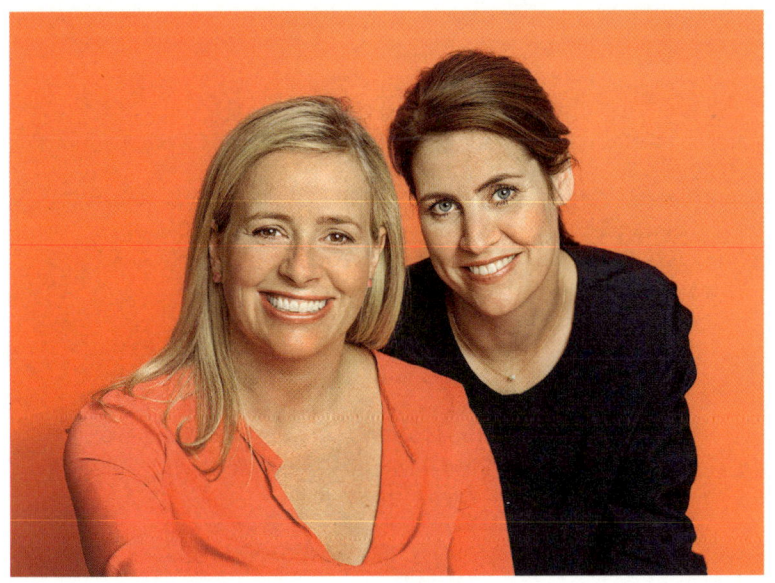

Anne-Sophie Fleckenstein (li.) weiß nicht nur aus Sicht der Mutter zweier Töchter, wie das mit dem Kinderkriegen geht. Sie berät auch als Oberärztin für Gynäkologie und Geburtshilfe in einer Frankfurter Klinik Patientinnen in allen Lebenslagen – nicht nur die mit Kinderwunsch. Eine ihrer großen Leidenschaften ist das Kochen. Zugute kamen ihr dabei Stationen in München, Berlin, Bologna und an der südfranzösischen Küste, wo sie neben den ärztlichen auch ihre kulinarischen Fähigkeiten verbesserte. Und sogar als Kochbuchautorin firmierte.

Antje Mainka ist aufgewachsen in Köln. Nach dem Studium der Humanmedizin lebt sie heute in München und arbeitet als Gynäkologin. Sie ist sowohl als Oberärztin in einer Münchner Klinik als auch in einer gynäkologischen Praxis tätig.

IMPRESSUM

© 2018 GRÄFE UND UNZER VERLAG GmbH, München

Alle Rechte vorbehalten. Nachdruck, auch auszugsweise, sowie Verbreitung
durch Bild, Funk, Fernsehen und Internet, durch fotomechanische
Wiedergabe, Tonträger und Datenverarbeitungssysteme jeder Art
nur mit schriftlicher Genehmigung des Verlages.

Projektleitung: Regina Denk
Lektorat: Alexandra Bauer (textwerk, München)
Text: Christian Löwendorf
Umschlaggestaltung und Layout: Martina Baldauf, München
Herstellung: Markus Plötz
Satz: Björn Fremgen, Kontraste
Reproduktion: Repro Ludwig, Zell am See
Druck und Bindung: CPI Books GmbH, Ulm

ISBN 978-3-8338-6412-4
1. Auflage 2018

Die GU-Homepage finden Sie unter www.gu.de

 www.facebook.com/gu.verlag

Bildnachweis
Cover, Seite 253: Gräfe und Unzer Verlag / Gaby Gerster
Illustrationen: Luisa Stömer & Eva Wünsch

Umwelthinweis
Dieses Buch wurde auf PEFC-zertifiziertem Papier
aus nachhaltiger Waldwirtschaft gedruckt.

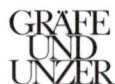

GRÄFE
UND
UNZER

Ein Unternehmen der
GANSKE VERLAGSGRUPPE

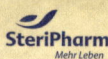
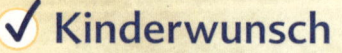
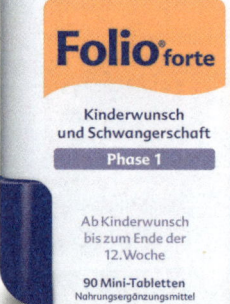
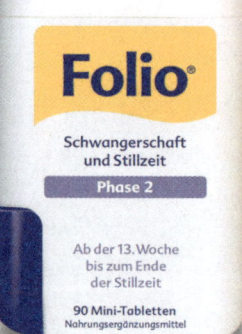
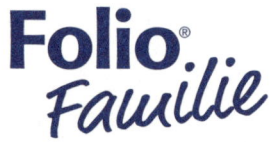